치과 개원의를 위한 임플란트 이야기

치과 개원의를 위한

임플란트 이야기

이 광 훈 · 라 성 호

dh 대한나래출판사

목차

CHAPTER 1 어버트먼트 / 1

01 어버트먼트가 중요한 이유 2
02 어벗은 길고 날씬하게, 잇몸은 두껍게 4
03 크라운의 형태와 마진 위치 16
04 어벗 체결과 스크류 루스닝 25
05 리타이트닝 34

CHAPTER 2 수술 / 53

01 수술의 기본 54
02 상악동 103
03 Bone height가 부족한 경우 109
04 Bone width가 부족한 경우 114
05 상악 전치부 126

CHAPTER 3 보철 / 135

CHAPTER 4 픽스쳐 / 163

01 픽스쳐의 직경과 길이는 얼마가 적절할까 164
02 헥스 픽스쳐 vs 넌헥스 픽스쳐 165

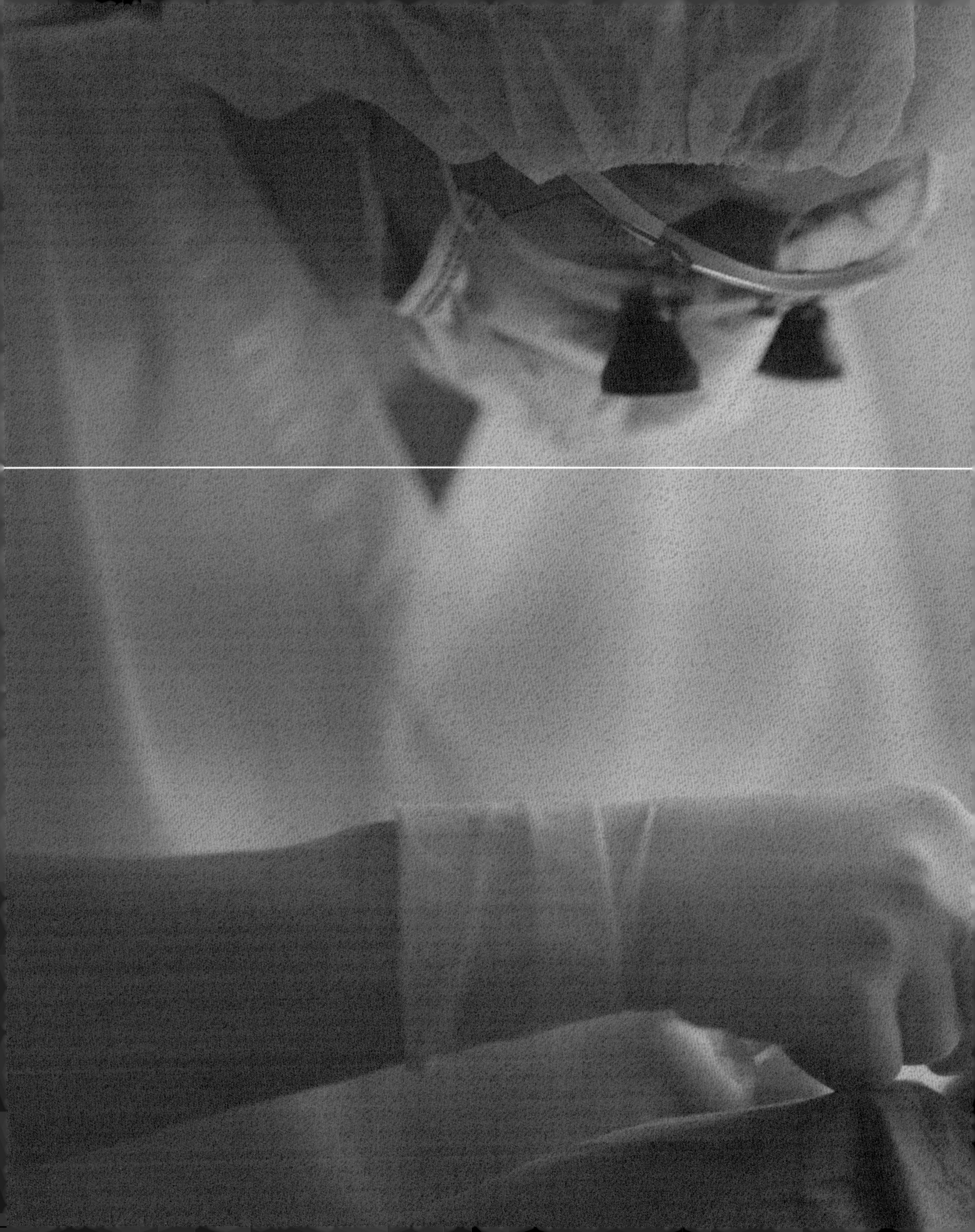

ABUTMENT

CHAPTER 1 어버트먼트

01- 어버트먼트가 중요한 이유

02- 어벗은 길고 날씬하게, 잇몸은 두껍게

03- 크라운의 형태와 마진 위치

04- 어벗 체결과 스크류 루스닝

05- 리타이트닝

01 어버트먼트가 중요한 이유

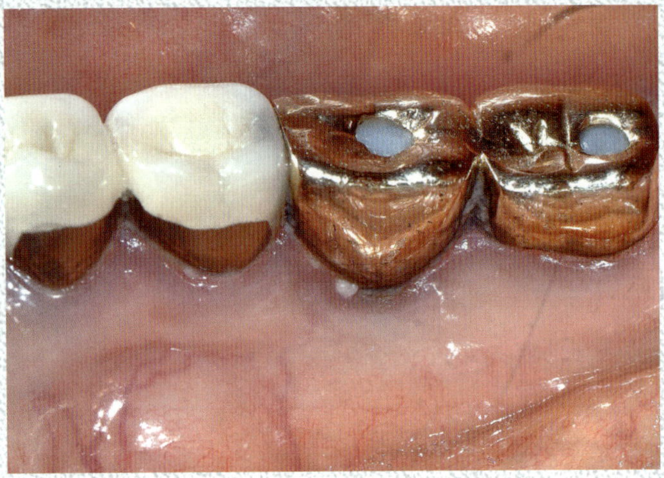

사진은 동네 치과의 흔한 임플란트입니다.

구석구석 치석과 플라그가 풍부하게 쌓여있고,

치간칫솔 등 구강위생용품과는 담을 쌓았으며,

스케일링 한 지 수년은 된 것 같은

비주얼입니다.

그럼 실제 골반응은 어떨까.

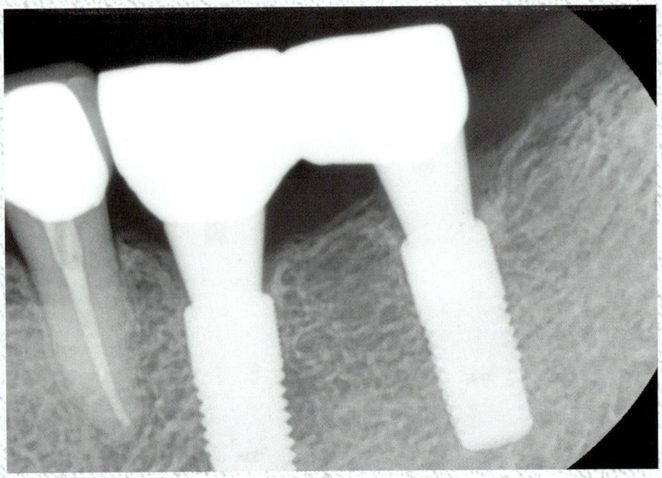

보철한 지 8년이 지난 상태지만,

구강위생에 비해 골반응도 양호하고

아직까지 별 임상적 문제없이 잘 사용하고 있습니다.

어떻게 이렇게 운이 좋은 걸까.

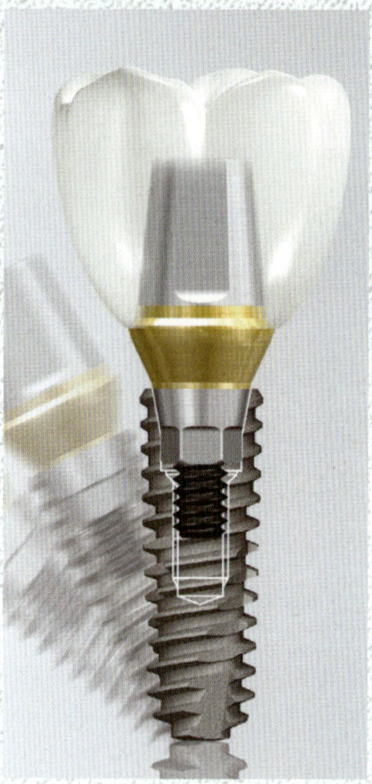

임플란트라고 하면 흔히들

- 긴 픽스쳐를 최대한 뼈에 많이 접촉하도록 심고
- 크라운 마진을 치은높이에 맞추고
- 어버트먼트는 그 픽스쳐와 크라운을 연결하는 역할에 불과하다고 생각하기 쉽습니다.

그래서 회사 카탈로그에도 어버트먼트를 이렇게 짧게 그린 경우가 많죠.

(이하 '어벗'으로 통칭.)

그런데, osseointegration 상태의 픽스쳐를 구강내 세균으로부터 보호하는 일은

치은관통 부위의 잇몸조직이 하게 됩니다. 즉, protective barrier 역할을 하는 거죠.

자연치에서와는 다르지만 Hemi-desmosome이 어벗 표면에 결합되어 있습니다.

그래서

- 잇몸이 두껍고 튼튼한지가 중요하고,
- 잇몸과 어벗의 결합이 얼마나 잘 유지되느냐가 중요합니다.

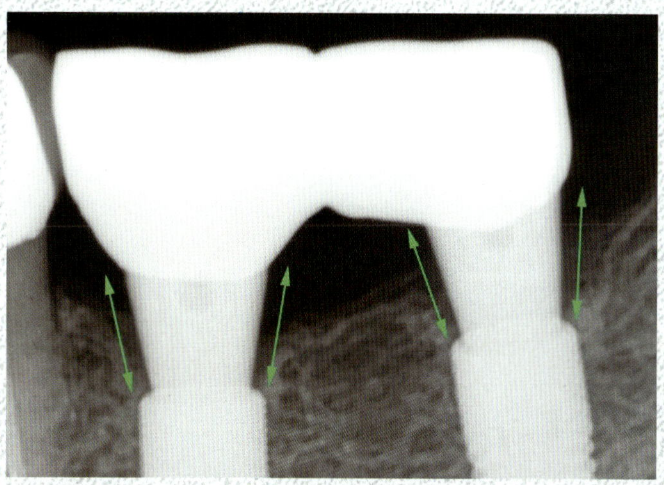

임상에서 이를 결정하는 가장 중요한 요소는 바로 잇몸이 어벗과 결합하는 수직적 길이입니다. 길이가 길수록 방어벽이 두꺼워진다고 봐야 하겠죠.

02 어벗은 길고 날씬하게, 잇몸은 두껍게

치조골 자체에 가해지는 응력이 임플란트의 골소실을 일으키는 경우는 드뭅니다.

그보다는 치조골을 보호하는 연조직에 문제가 생길 때... 그제서야 골소실이 일어나죠.

무엇보다도 임플란트를 둘러싸는 잇몸이 건강해야 하고,

그를 위해서 어벗은 그 길이와 직경과 디자인이 적절해야 합니다.

그래야만 그 주위 잇몸이 숨을 제대로 쉴 테니까요.

결국 두 가지 원인 모두 어벗과 깊은 연관이 있습니다. ^^

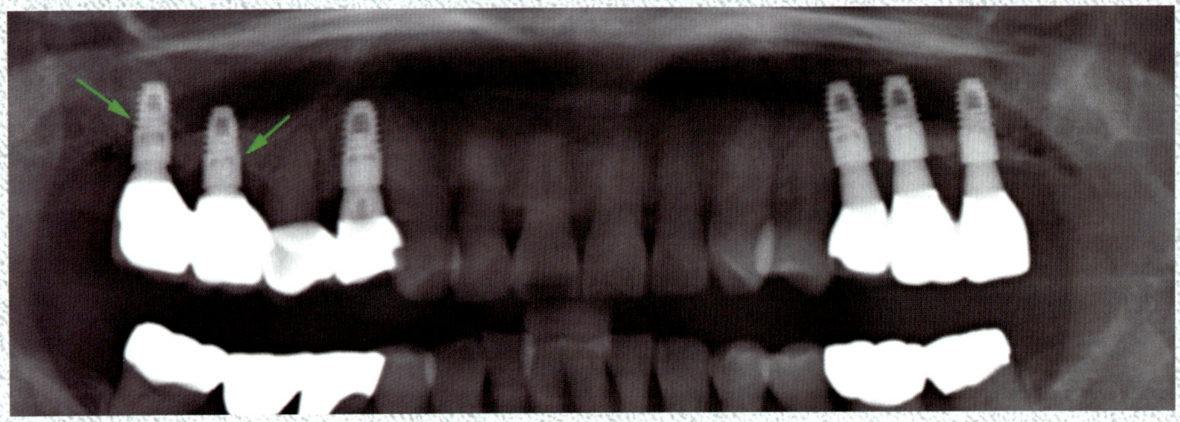

절대적인 법칙은 아니지만

일반적으로 어벗 길이(G/H)가 짧고 뚱뚱하면 뼈가 녹기 쉽고, (#16/17)

어벗 길이가 길고 날씬하면 골반응이 좋은 경우를 많이 봅니다. (#14 & #25/26/27)

(물론 개인별 편차도 있고, 예외적인 경우도 있겠죠.)

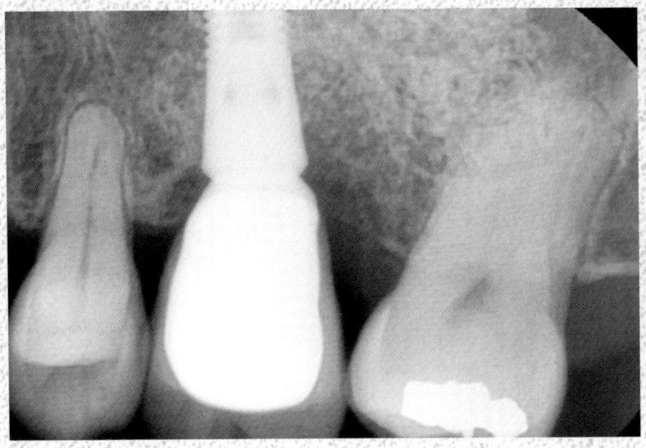

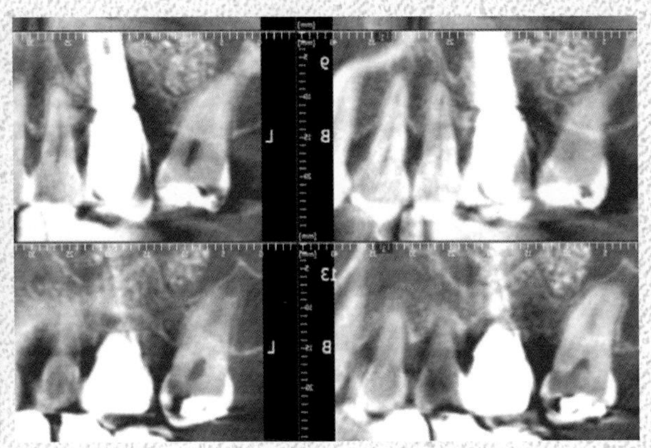

아무리 명품으로 소문난 임플란트라도 어벗이 짧고 뚱뚱하면

(게다가 크라운 마진이 서브로 깊으면)

이처럼 골반응이 좋지 않은 경우가 많습니다.

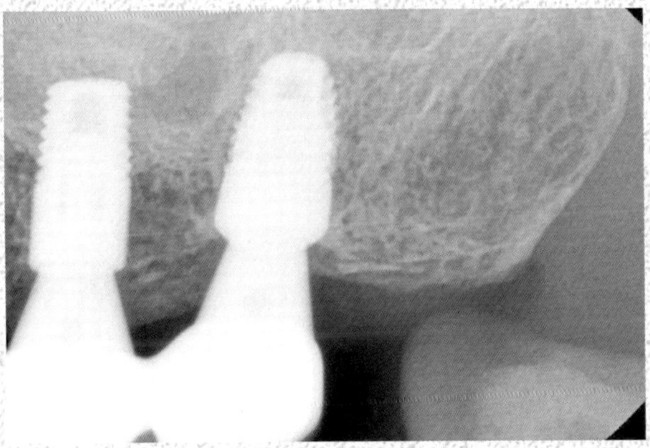

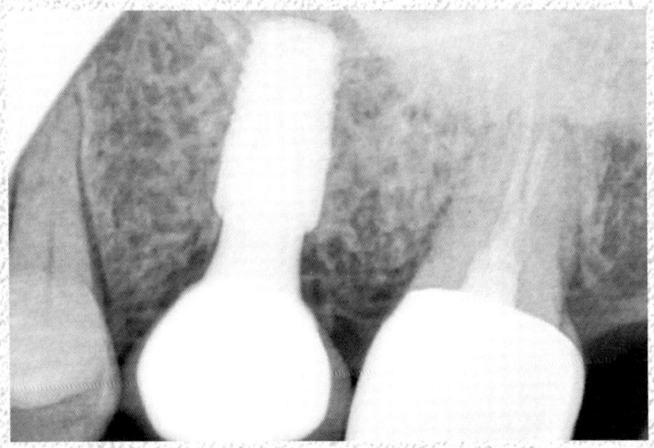

어벗 G/H(gingival height) 5mm의 5년/10년 후 골반응입니다. (좌/우 각각.)

연조직이 두꺼우면 자칫 포켓으로 작용하지 않을까 염려가 될 수도 있는데,

실제로는 정반대인 셈입니다. (아스트라 타입에서.)

Q 긴 어벗을 둘러싸는 치은이 왜 포켓으로 작용하지 않을까요?

포켓으로 작용하려면 hemi-desmosome에 의한 결합이 깨져야 할 겁니다.

그러면 어떻게 결합이 깨지게 될까요?

이 결합은 결합력이 강하지는 않습니다. 그래서

1. 잇몸이 움직이거나 (특히 수평방향의 움직임에 더 취약하겠죠.)

2. 어벗이 움직이면

결합이 깨져서 세균이 아래로 파고들기 쉬워집니다.

결국 포켓이 형성된 것과 같은 결과가 생기게 될 겁니다.

하지만 어벗이 미세동요가 없고 잇몸이 움직이지 않는다면 포켓으로 작용하지 않을 겁니다.

과거 External hex type 임플란트에서는 측방압에 취약한 연결 구조 탓에 어벗의 미세동요를 막기가 어려웠습니다. 그래서 깊게 심으면 낭패 보는 경우가 많았죠. 하지만, 지금의 아스트라 타입은 다릅니다.

즉, 어벗의 'micromobility'가 가장 중요한 차이로 보입니다. 아스트라 타입 임플란트에서는 어벗과 픽스쳐가 미세한 움직임 없이 확실하게 결합되면, 원바디처럼 기능합니다. 하지만, 아스트라 타입이라 할지라도 재조임이 아주 중요합니다. 권장 토크로 한 번만 조여서는 확실한 보장이 되지 않습니다. 스크류 조임 상태를 여러 번에 걸쳐 반복적으로 확인해야 합니다. (리타이트닝.)

그리고 굵고 짧은 어벗은 잇몸을 얇게 만들고 결합의 길이도 짧아지게 해서, 잇몸이 움직이게 되어 결합을 잃기가 더 쉬워집니다. 어벗이 날씬하면 그만큼 잇몸은 더 두껍고 튼튼해져서 덜 움직일 겁니다. 길이가 길어지면 포켓이 길어지는 게 아니고 protective zone이 수직적으로 길어져서 세균층과 뼈의 간격을 멀게 하겠죠.

어벗이 길어도 좋은 이유는 어벗은 titanium으로 되어서 bio-compatibility가 좋은 점이 큰 역할을 합니다. 주조하는 어벗의 경우에는 gingival cuff가 길더라도 좋지 않은 결과가 나오기 쉽습니다. 그래서 주조 어벗을 추천하지 않습니다.

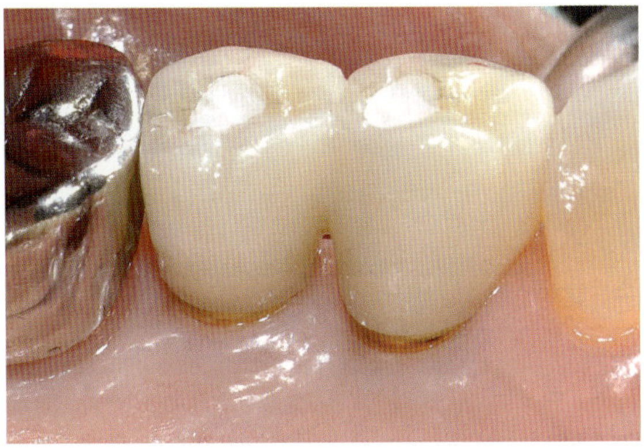

자연치아에 준하는 emergence profile을 임플란트에서 제대로 구현하려면 캐드캠으로 어벗을 직접 깎아서, 협/설/근원심 방향으로 각각 그 형태를 지정해주어야 합니다. 그런데 깊게 심지 않고 잇몸이 두껍지 않다면 잇몸을 너무 누르는 결과가 될 수도 있을 겁니다.

뚱뚱한 어벗으로 잇몸을 자꾸 밀어내기보다는 잇몸이 있어야 할 제 공간을... 잇몸이 온전히 차지하도록... 가급적 비워 두는 것이 더 현실적이고 안전한 방법인 것 같습니다.

Q 카탈로그에 보면, 어벗 G/H가 보통 1,2,3,4,5mm 있습니다. - 절대 사용 안할 어벗은 뭐가 있을까요?

G/H 1mm는 never. 그 정도면 보통 재수술해야죠.

2mm rarely, 3mm sometimes, 4-5mm usually.

하지만, 모든 일에는 예외도 가능하죠. 아래 사진처럼.

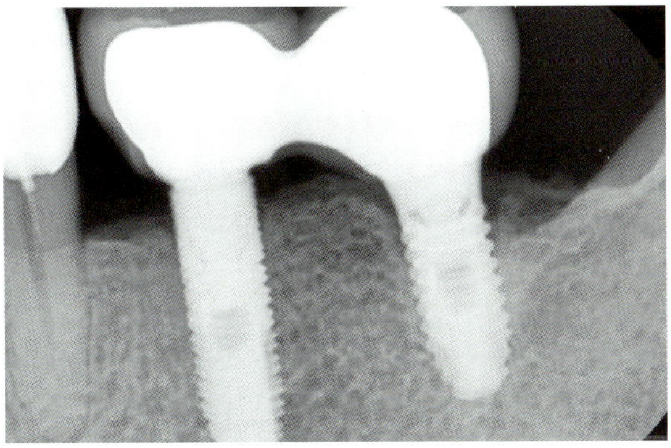

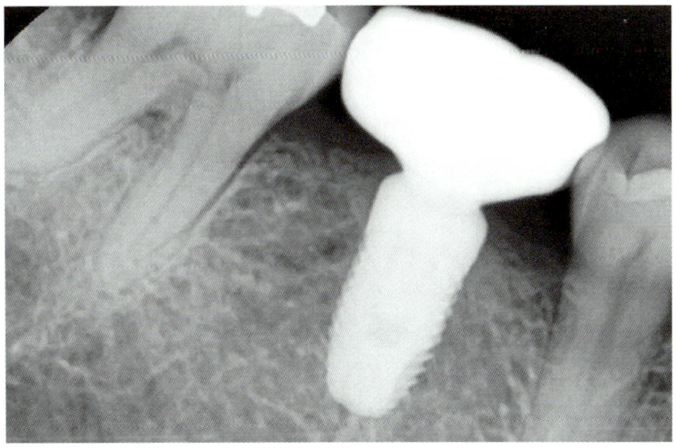

이렇게 1-2mm G/H로도 별 탈 없이 잘 쓰는 경우도 분명히 있습니다.

하지만, 항상 그럴 수 있느냐... 그건 아니라고 생각합니다. 그보다는, 훨씬 짧은 픽스쳐를 깊게 심어서 긴 G/H를 확보하는 것이 protective barrier 확보에 지금보다 훨씬 유리하겠죠.

Q 직경별로는 4.5/5.0/6.0/7.0mm가 있습니다. 앞의 답변으로 보면 기본 5.0 쓰고 좀 넓으면 6.0 고려해보기~! 일까요?

그렇죠. 기본 5.0, 좀 넓고 여유 있다 싶으면 6.0... 그 정도로 정리가 되네요. 소구치 부위 등에서 가끔은 4.5를 쓸 때도 있죠.

Q 인접한 임플란트 어벗 사이의 최소 거리는 몇 mm 이상이 필요한가요?

어벗 사이의 거리라 하시면 마진-마진 간 거리를 이야기하시나요? 수평적으로(수직적으로 같은 높이라고 가정할 경우) 최소 1.5-2mm는 되어야 보철물의 embrasure 형성이 되는 것 같습니다. 저는 적절한 embrasure 형성이 가능한 거리를 원합니다.

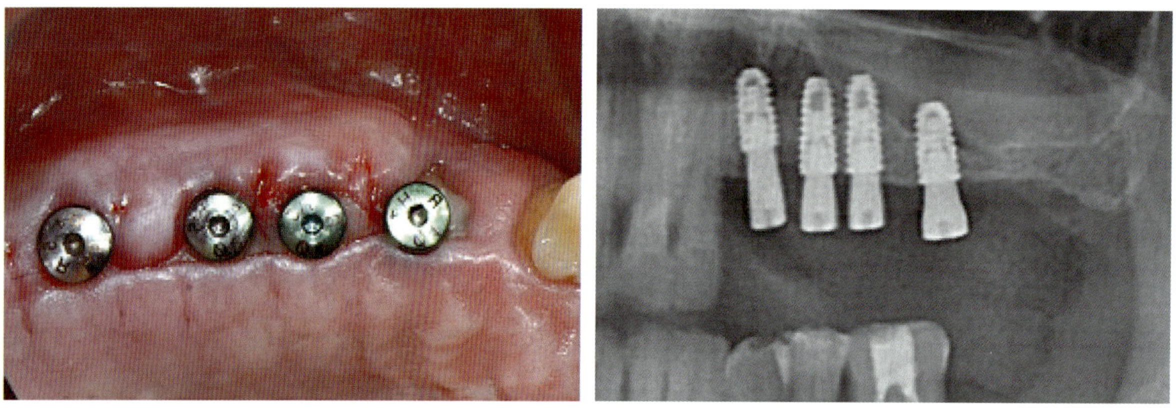

즉, 이 사진처럼 픽스쳐 사이가 너무 가깝다 싶을 때, 보철이 가능한지 여부를 살펴보면, 두 번째와 세 번째가 직경 4.0짜리 픽스쳐라면,

- 가장 가는 어벗 4.5를 쓰면, 양쪽으로 0.5mm씩 → 1mm

- 어벗 사이 최소 공간 → 1.5mm

총 2.5mm가 최소한 필요하겠죠. 2피스 어벗을 쓴다는 가정하에. 그래서, 수술할 때 픽스쳐 사이 최소 간격을 3mm 정도로 잡을 때가 많고, 실제로는 4mm 이상으로 잡는 것이 안전합니다. 혹시 픽스쳐 식립 위치나 직경이 예상과 달라질 수도 있으니까.

Q 직경 4.5 어벗을 메인으로 안 쓰는 이유가 궁금합니다. 가장 잇몸이 두꺼울 수 있는 어벗일 텐데요.

어벗이 가늘고 길수록 꼭 가장 좋다고 볼 수만은 없습니다. 크라운 크기 하고 어느 정도 어울리는 것도 중요하죠. 우선 수프라 마진이 될 경우에 음식 잔류량의 문제나 플라그 관리의 난이도 등의 면도 배려할 필요가 있다고 생각합니다.

어벗이 가늘어진 만큼 보철물 두께가 두꺼워지게 될 텐데, 보철물 두께가 너무 두꺼운 것도 보철물 기공할 때 불리합니다.

스크류홀이 있는 상태에서 최소 사이즈로 만든 게 4.5입니다. 4.5는 소구치부 포세린의 심미성 달성이 주 목적입니다. 4.5 직경 어벗은 보철 마진부 직경이 중요한 게 아닙니다. 직경 5.0 하고 한쪽에 0.25mm밖에 차이가 나지 않습니다. 중요한 부분은 가운데 몸통입니다. 스크류가 지나가는 통로를 만드는 데 한계가 있습니다. 그 최소한의 직경으로 만들어져 있는 것이 직경 4.5입니다.

– 그렇군요.

잇몸 반응이 4.5 * 5는 좋고 5.0 * 5는 나쁘고... 그렇지는 않을 것 같습니다. 그 차이는 잇몸 반응에 큰 영향을 줄 범위는 벗어나 있을 것 같습니다.

우리가 어떤 걸 평가하고 그 목적을 추구할 때, 적절한 범위에 있느냐 아니냐는 매우 중요하며 결과 차이가 크겠지요. 하지만 적절 범위 안에서라면 약간의 차이에까지 목맬 이유는 없다고 생각합니다.

하지만, 실제 현실에서는 그런 멍청한 상황이 많이 보입니다. 정작 중요한 건 대충 하고 사소한 건 심하게 신경 쓰는... 픽스처 크기도 뼈가 힘을 견딜 만한 충분히 여유 있는 크기면 더 이상 욕심낼 필요가 없는데 자꾸 '그래도 큰 게 좋겠지!'라고 생각하거나... 힘 받기에 충분한데 또 뼈를 더 만들려고 하거나... 수학은 이미 충분한 실력이고 영어가 부족한데 자꾸 잘하는 수학 공부만 하거나...

세상에서 제일 좋은 건, 전부 100점이 아니고 부족한 부분이 없으면서 균형이 잡혀서 조화를 이루는 거라 생각합니다.

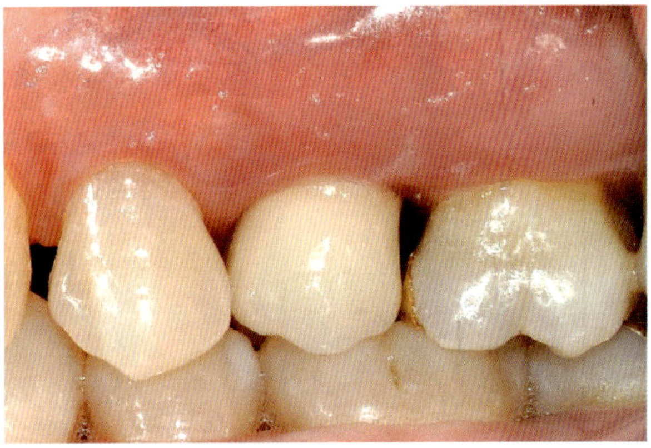
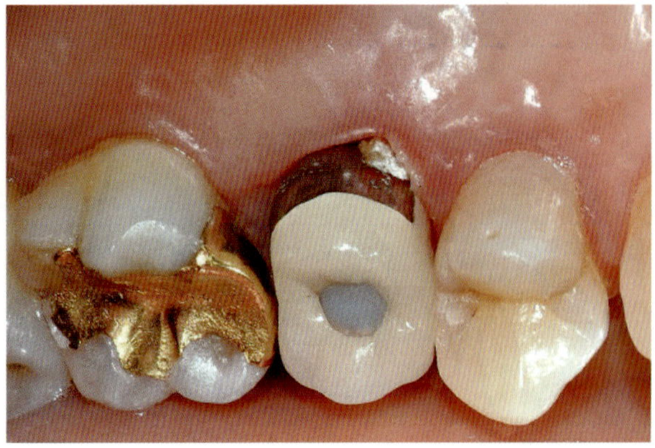

큰 직경(5.8mm) 짧은 G/H(3mm)의 어벗으로 보철한 지 5년 후입니다.

- 직경이 크면 길이라도 길든가

- 길이가 짧으면 직경이라도 작든가

둘 다 아니라면 잇몸이 고생을 할 수도 있습니다.

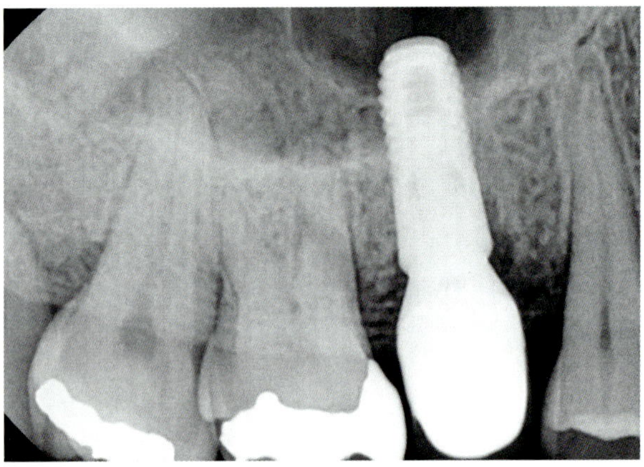

게다가 불량한 구강위생과 서브마진, 덜 제거된 시멘트, 환자의 no show까지 겹쳐서 유의할 만한 골소실이 관찰됩니다.

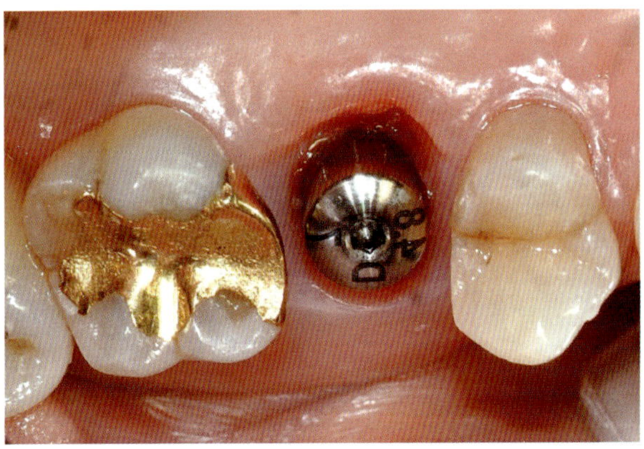
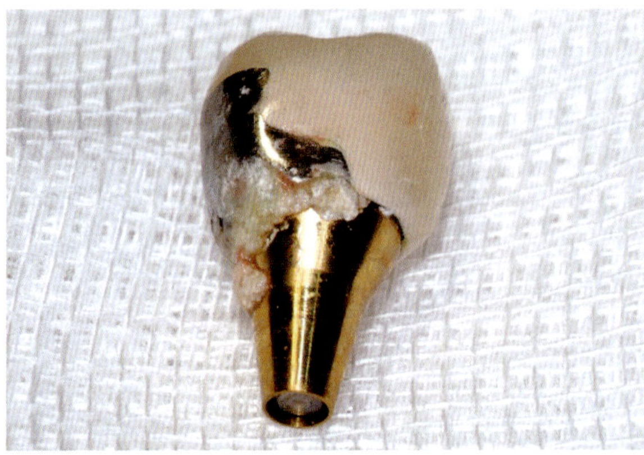

어벗을 제거해보니, 잇몸의 swelling과 잔존 시멘트 주위의 과량의 plaque를 확인할 수 있습니다.

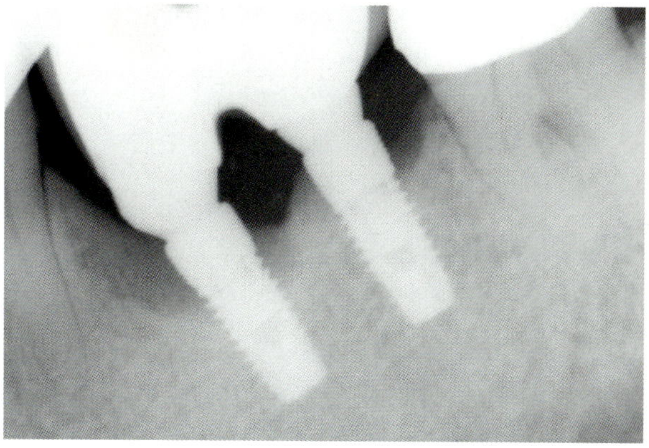

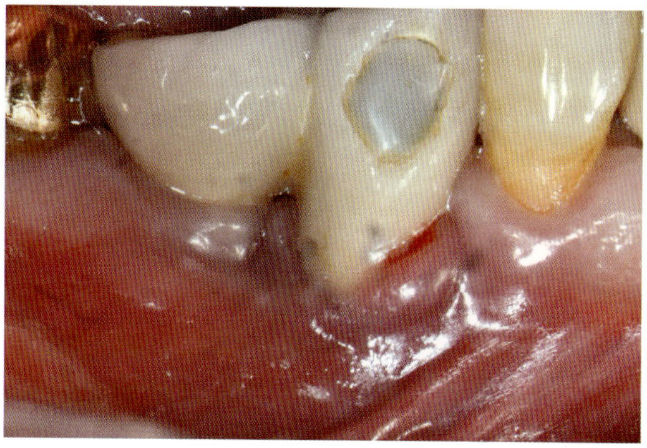

또 다른 증례입니다.

너무 짧은 G/H, 굵은 직경, 서브마진, 게다가 식립 각도의 문제(angled abutment) 등 여러 요소가 합쳐져 역시나 심한 골소실을 불러왔습니다.

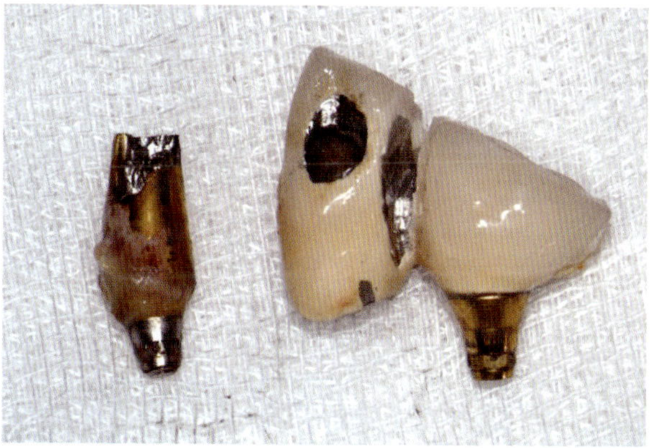

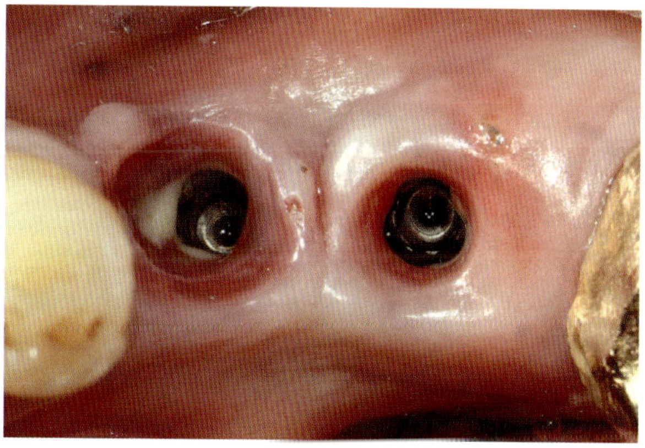

어벗을 제거해보니, 이미 시멘트가 wash out된 상태군요. 앵글드 어벗의 마진 주위로 아주 두꺼운 plaque가 있습니다.

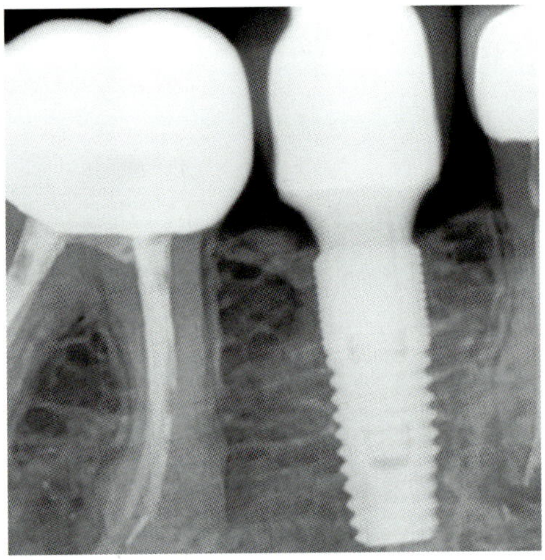

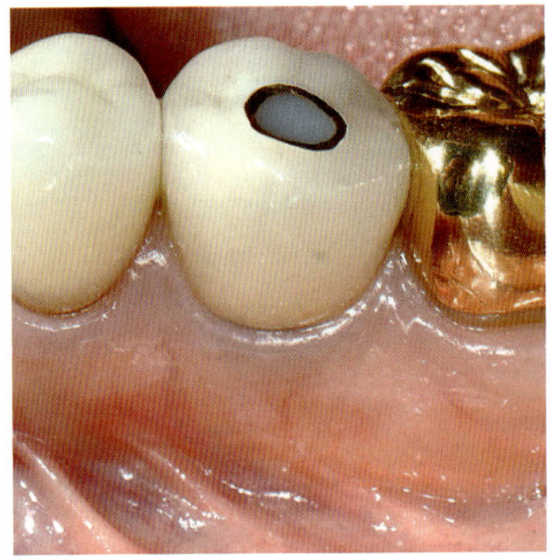

그렇다면, 이 증례는 어벗 직경(6mm)도 크고 G/H(3mm)도 비교적 짧은데...

왜 10년간 별 문제가 없었을까.

픽스쳐 바로 위의 어벗 직경은 가늘다가... 위로 올라오면서 나팔꽃처럼 벌어지는 형태라서 잇몸공간을 덜 침범해서 나름 유리했을 거라고 추측하고 있습니다.

Q 어벗의 형태가 이렇게 얄팍하면서 옆으로 퍼지는 형태랑, TS3의 S-line 어벗처럼 좀 두툼하게 올라오는 거랑, 아예 직선 형태인 것... 세 가지 중 어느 것이 바람직할까요?

그러니까 시작 점과 끝나는 점의 직경은 다 같은데 중간 라인을 어떻게 그리느냐?

1. 나팔꽃, 2. S-line, 3. 직선,

이렇게 크게 세 가지로 나누고 골라라. 이 얘기죠?

그렇다면, 저는 1.5!

즉, 중심이 올라간 S-line에 마음이 갑니다. 그런데 크게 상관없는 상황도 있고... 약간 영향이 있는 상황도 있고... 아주 절대적인 요건은 아니에요.

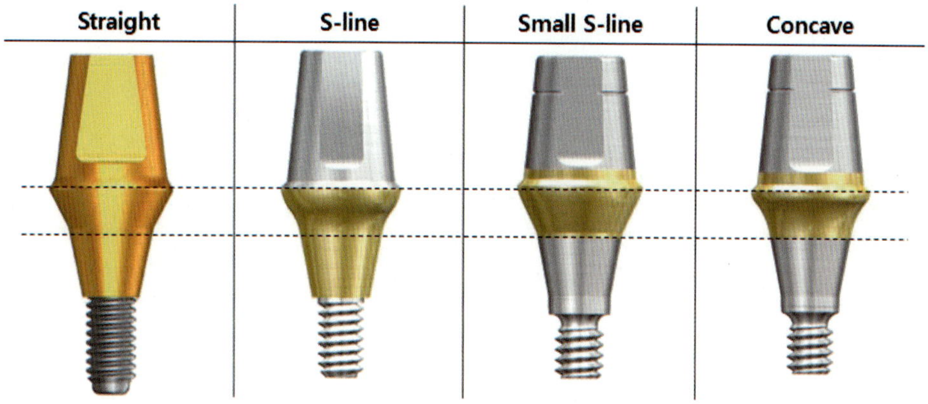

– 이 자료에서 Concave 타입이 '중심이 올라간 S-line'인 셈인가요?

네, 그렇죠. 요즘은 이런 디자인으로 바뀌었죠. 잇몸에 최대한의 공간을 허용하는 쪽으로.

위 도면의 'S-line' 은 어벗 마진 부위의 삭제할 볼륨이 있기를 원하는 선생님들의 의견이 반영된 형태입니다. 나팔꽃 같은 형태가 되면 어벗의 마진 부위를 밀링 하기에 부적절하거든요. 깊이 심어서 지수의 건강을 유지한다는 개념과 다른 접근이지요.

이렇게 어떤 개념으로 치료하느냐에 따라서 설계가 달라지게 됩니다. 모두 만족하는 디자인은 없습니다. 그러니 치료개념이 어떤지가 중요합니다. 사소한 차이 같지만 그 개념에 따라 여러 가지가 달라지게 됩니다.

그래서 어떤 회사의 시스템을 쓸지 결정할 때 그런 부분도 고려해야 합니다. 자기가 추구하는 개념인지, 또 회사가 그런 개념을 가지고 설계를 하였는지... 물론 회사들이 다 그런 개념에 따라서 시스템을 개발하지는 않습니다.

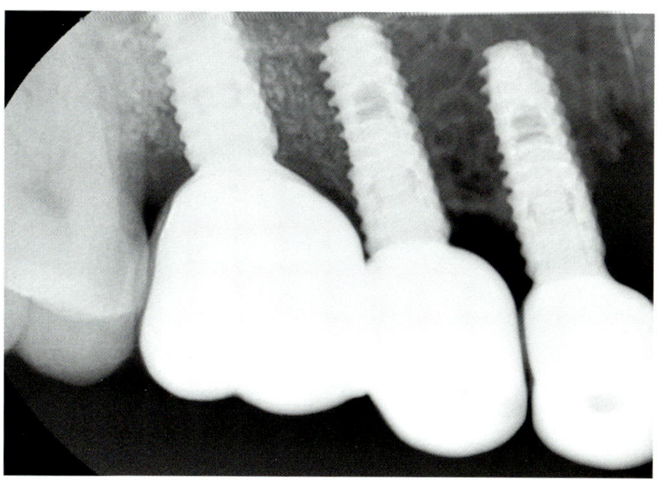

열심히 이식한 뼈에 픽스쳐를 식립하고, 캐드캠 어벗을 사용해 자연치 같은 emergence profile을 만들어보려 한 증례입니다만... 이렇게 잇몸공간을 어벗이 과도하게 침범하면, 잇몸이 눅눅하고 출혈이 잘되며 결국 골반응도 좋지 못할 때가 많습니다. 물론 철저한 구강위생관리가 이뤄진다면 훨씬 양호할 수는 있겠죠.

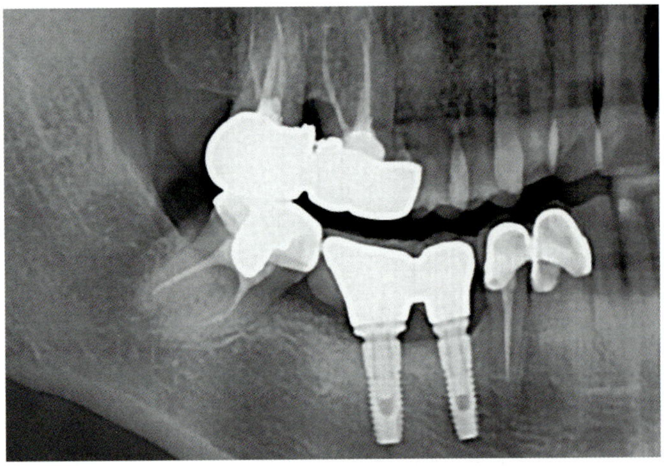

5년 전쯤 타 치과에서 임플란트 치료를 받은 환자입니다. 뚜렷한 골소실은 보이지 않지만, 어벗과 크라운이 둘 다 너무 뚱뚱하고 마진까지 깊어서, 환자는 잇몸의 통증을 계속 호소하는 상태입니다.

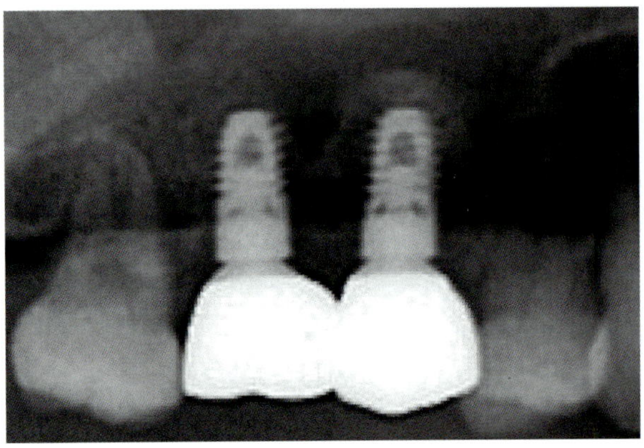

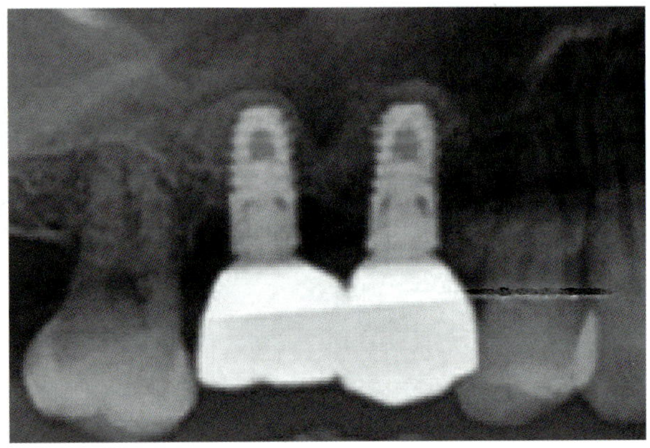

Crestal로 상악동을 올려서 어렵게 뼈를 만들었지만(좌),

occlusal clearance가 턱없이 부족해 너무 짧은 G/H의 어벗을 선택한 결과로 5년 후 심한 골소실이 보입니다(우).

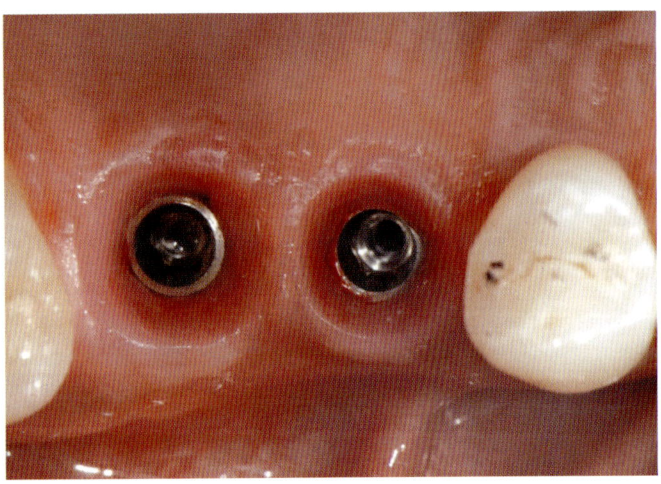

보철물을 제거해 봤습니다. 어벗을 둘러싸는 잇몸이 거의 사라진 상태로, 이렇게 보호막이 사라지면... 구강내에서 픽스쳐까지 세균의 고속도로가 열리는 셈입니다.

Q 이 증례를 다시 하신다면 어떤 어벗을 선택해야 할까요. 어벗 G/H를 길게 하고 크라운을 더 짧게 제작하는 방법이 있을까요.

그게 참 어려운 케이스입니다. 전체적으로 고경이 낮아요. 대합치는 은근히 솟구쳐 올라와 있구요. 그렇다고 대합치 삭제하기도 어렵고...

- 조금 더 깊게 심고,

- 대합치도 조금 더 삭제해 보고,

- 좀 더 가는 어벗을 고르고...

- 그래도 모자라면 리텐션에서 손해 보더라도 지대치 높이도 조금 삭제하고,

- 보철물도 메탈 교합으로 하고,

- 어벗을 대합치에 직접 닿도록 보철물 교합면 위에 노출시키고,

- 캐드캠 어벗으로 짧은 길이에서 리텐션을 높이도록 axial 각도와 groove 등을 디자인하고...

이렇게 티끌 모으듯이 조금씩 모아서 G/H를 길게 해봐야겠죠.

03 크라운의 형태와 마진 위치

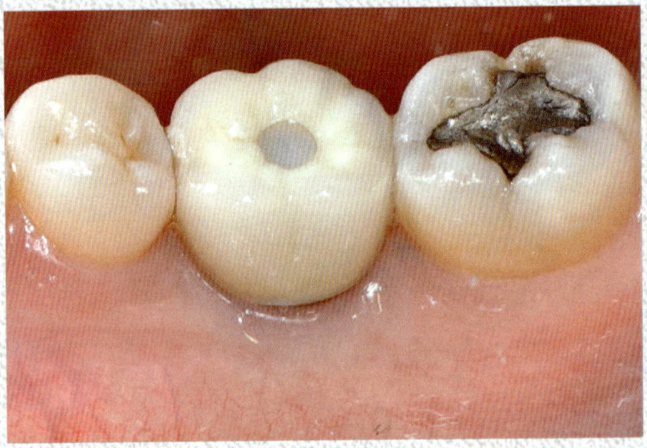

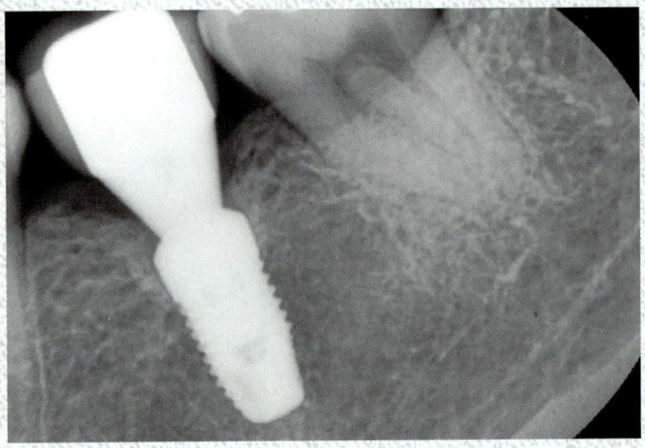

6년 전 보철 증례입니다. 어벗과 크라운이 만나는 지점인… 보철물 마진에는 바이오필름이 잘 끼고, 그 바이오필름이 지속적으로 뿜어내는 세균은 골흡수의 원인이 됩니다. 따라서, 수프라 마진 혹은 너무 깊지 않은 마진이 잇몸에 유리한 것은 당연하겠죠.

그럼 이렇게 수프라 마진으로 해주면 되지 뭐가 문제냐.

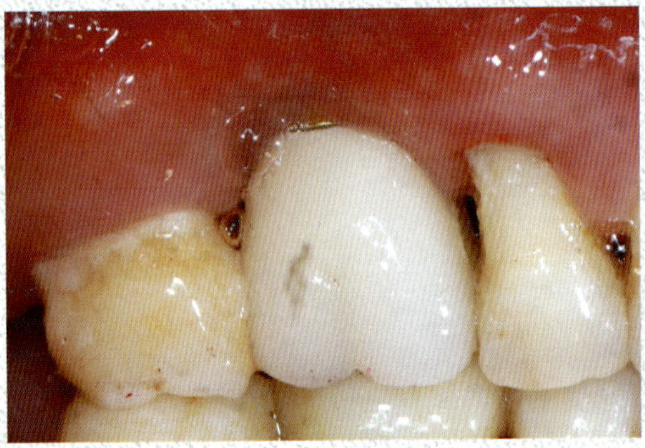

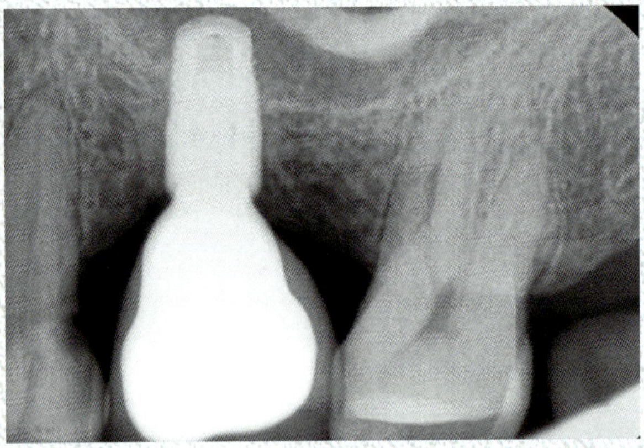

9년 전 제작 당시에는 수프라 마진이었겠으나, 발치한 부위 잇몸이 다시 차오르면서 서브 마진이 되어버린 상태입니다. 거기에 두꺼운 컨투어와 불량한 구강위생까지 맞물려 염증과 골소실이 서서히 진행 중입니다.

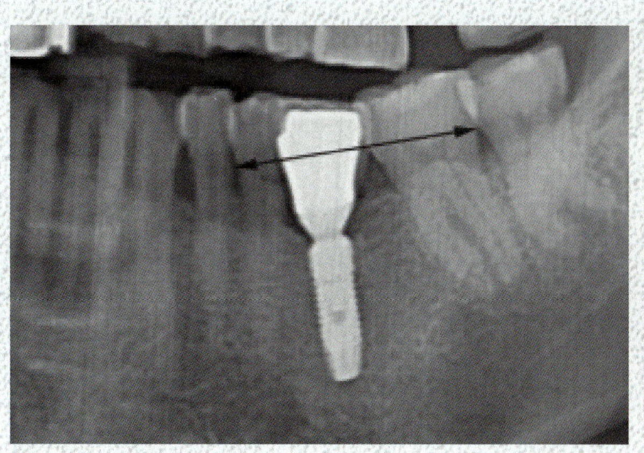

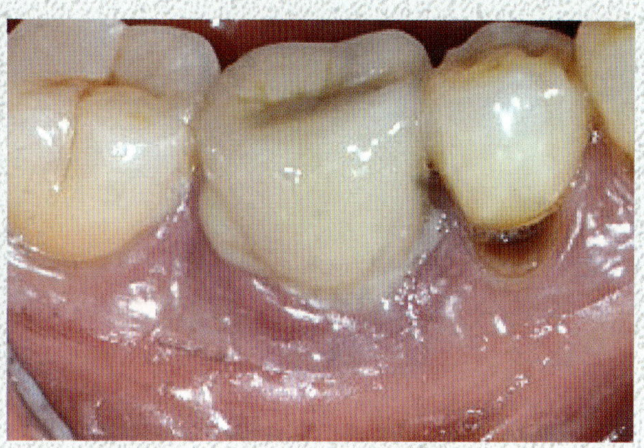

뚱뚱한 어벗, 인접치아 크라운에 비해 심한 서브마진, 불량한 구강위생 등이 합쳐지면, 심한 경우 이처럼 pus까지 관찰되기도 합니다. 사진의 화살표 레벨로 마진을 위로 올리는 게 좋겠습니다.

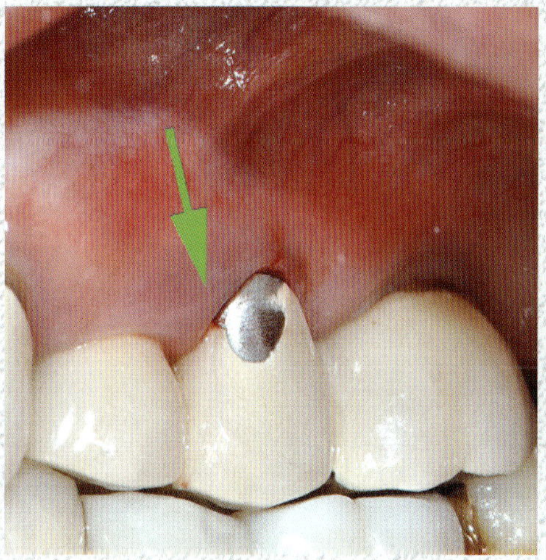

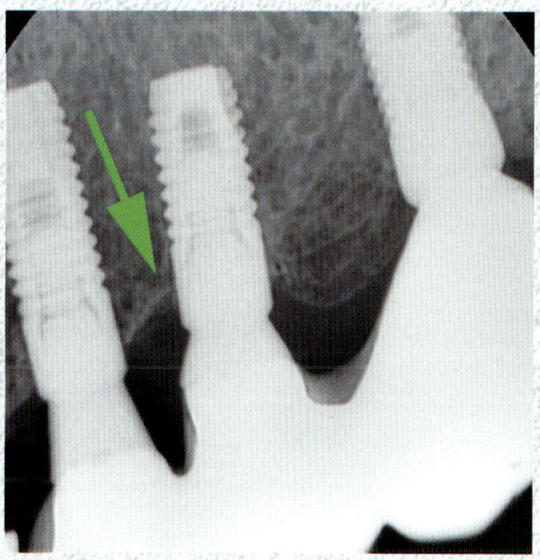

멀티플 케이스에서는... 크라운 마진의 높이가 인접치와 조화를 이루어야 합니다.

인접 임플란트와 달리 낮은 어벗 G/H와 심한 서브마진으로 인해,

swelling과 함께, 가운데 픽스쳐의 본 레벨도 함께 내려가고 있습니다.

크라운 마진은 - 보철 당시의 잇몸높이보다는 - 향후 미래의 잇몸형태를 예상해서 만들어주는 것이 필요합니다.

Q **증례에서 왜 어벗 선택이 앞과 같이 되었을까요? 잇몸높이에 맞춰 마진을 잡고자 인접치의 마진과 달리 더 서브로 잡으셨나요? 다시 그때로 돌아간다면, 어떤 선택을 하실는지요.**

신환으로 오신 분이라서 구체적인 이유까지는 모르겠습니다만... 인접치 크라운의 연장선을 그려봐서, 그 높이에 어벗/크라운 계면이 위치하도록 하는 게 좋습니다. 물론 당장 심미적으로 문제가 된다면, 어느 정도는 타협해야겠지만요.

Q **진짜 궁금한 거요~!! 멀티플케이스에서 한 곳이 뼈가 푹 내려간 상황이라면, 그곳에는 픽스쳐를 좀 더 깊게 심게 될 텐데요. 이런 경우에 보통 잇몸도 그 부분이 꺼져있을 거구요. 당장은 어벗이 좀 노출되더라도, 인접 임플과 어벗 마진 높이를 맞춰야 할까요.**

저는 그게 맞는 거 같아요. 단, 미래의 본하우징과 연조직 높이라는 게 완벽하게 예상할 수 있는 게 아니라서, 안전하게 가야죠. 픽스쳐는 일단 깊게 심는 게 맞고... 그 다음은 어벗의 높이가 관건인데, 어벗 G/H가 너무 짧으면 염증이 잘 생겨서 위험하고, G/H가 너무 길면 심미적으로 아쉬움이 남을 수 있겠죠. 그 적정선은 경험과 시행착오로 알게 되구요.

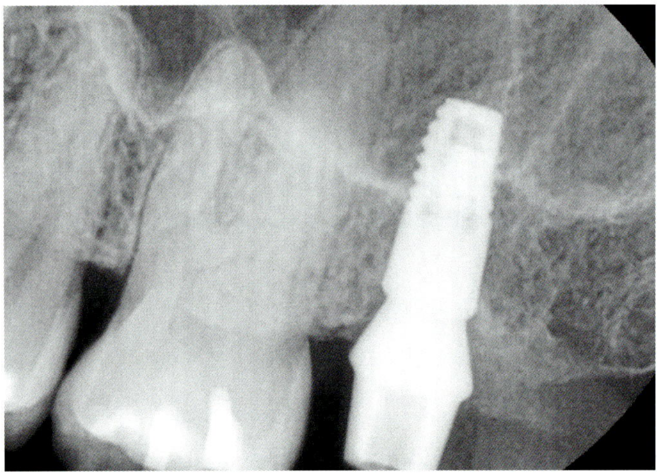

4mm 칼라로 어벗의 직접인상을 가까스로 성공했으나, 다음 주에 보철물 세팅하러 내원 시, 냄새와 출혈이 보입니다. 이미 기공물까지 완성된 상태지만, 조금 번거롭더라도 1mm 더 높은 어벗으로 바꾸어... 다시 인상 떠서 리메이크했습니다.

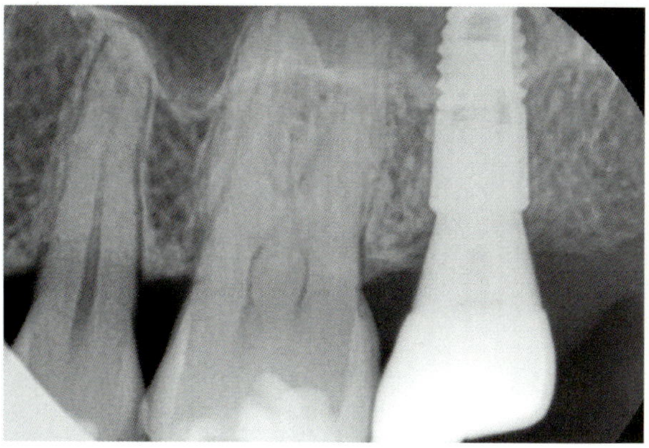
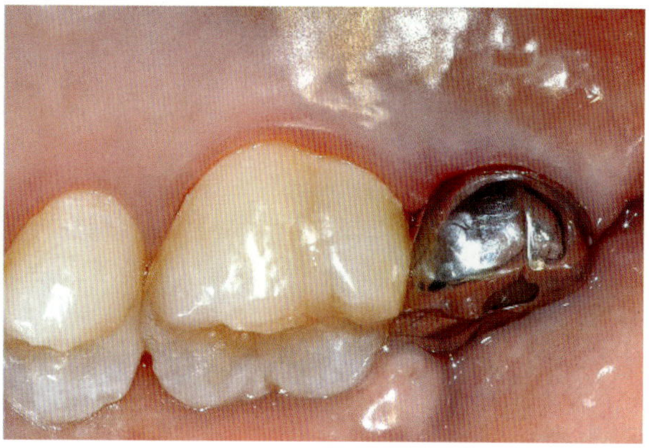

5년 만의 모습입니다. 치실을 해보니 약간 블리딩과 염증이 있기는 보이기는 하지만 임상적으로 별 문제는 없습니다. 결국 인접치 크라운 높이에 어벗 G/H를 맞추는 것이 안전합니다. 심미가 덜 중요한 구치부라면 더더욱.

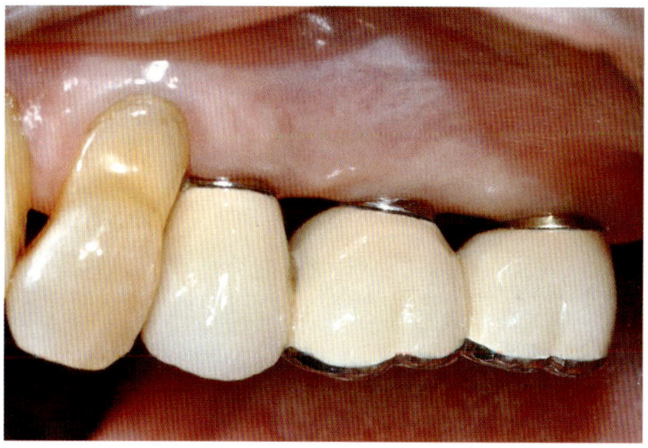
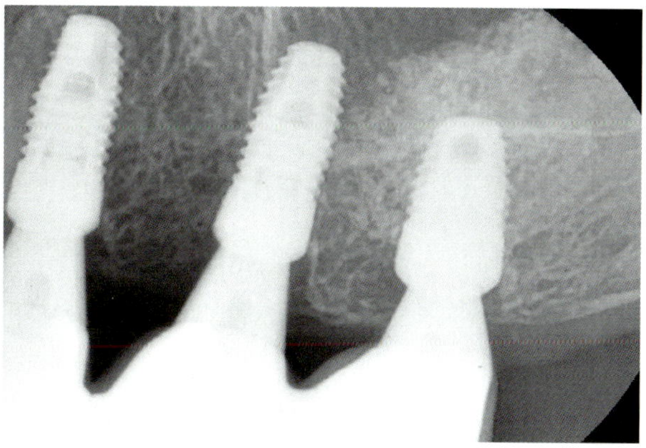

심미를 완전히 무시할 수 있는 환자라면, 또한 occlusal clearance까지 여유롭다면,

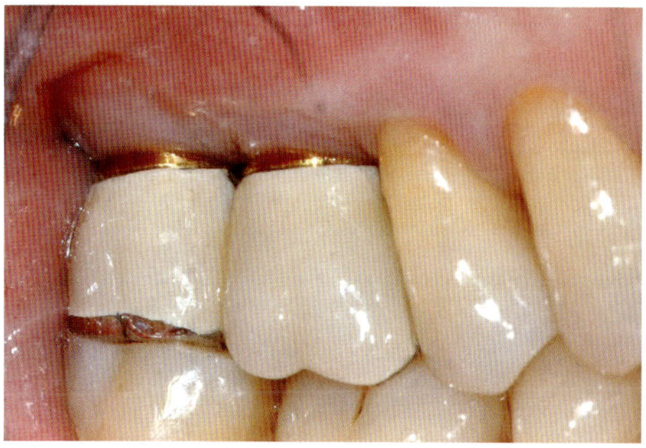
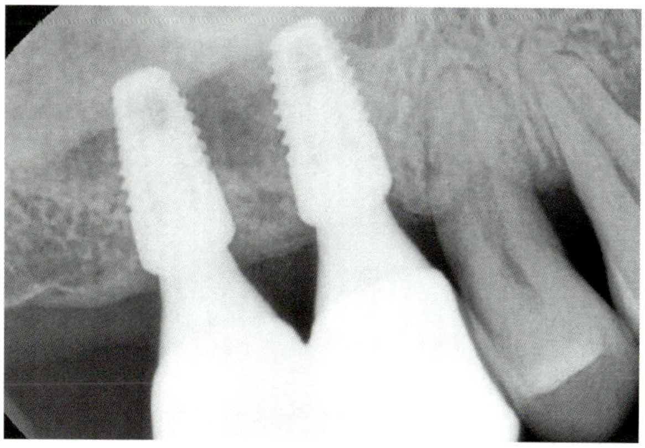

이렇게 전부 수프라 마진으로 하는 것도 가능하겠지만,

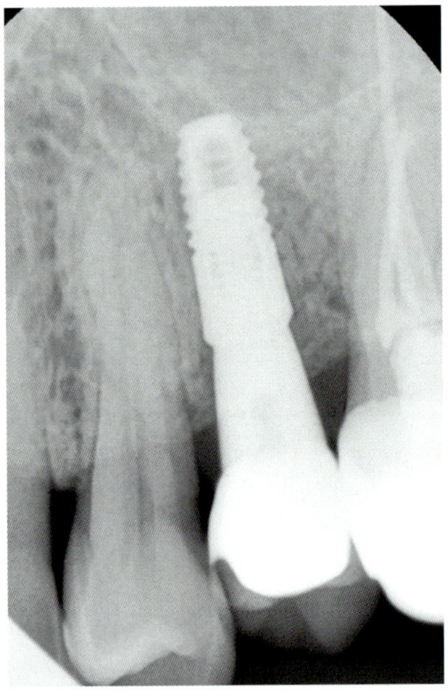

심미성을 고려해야 하는 부위라면, 보이는 쪽 잇몸을 최우선으로 고려해서 수술을 시작해야 합니다. 이 엑스레이를 보면... 그냥 깊게 심었구먼~ 싶겠지만,

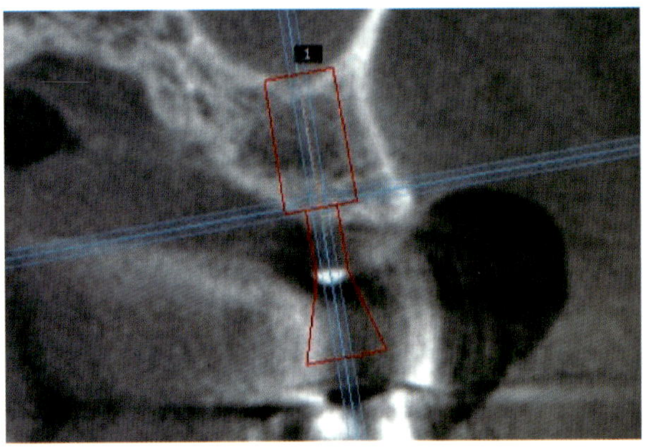

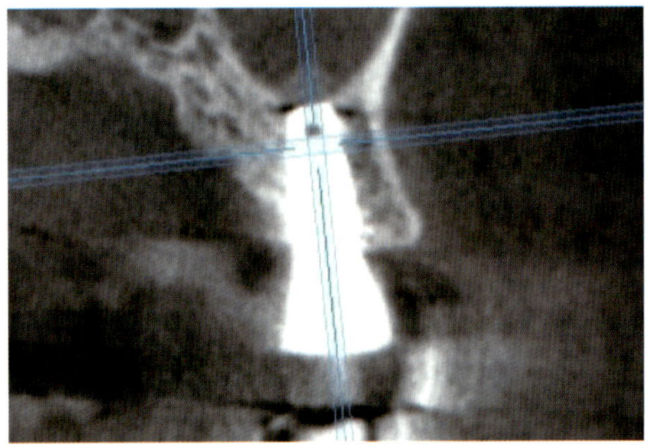

buccal bone housing을 될수록 두껍게 남겨서,

협측 잇몸높이를 상대적으로 높게 유지하려고 했습니다.

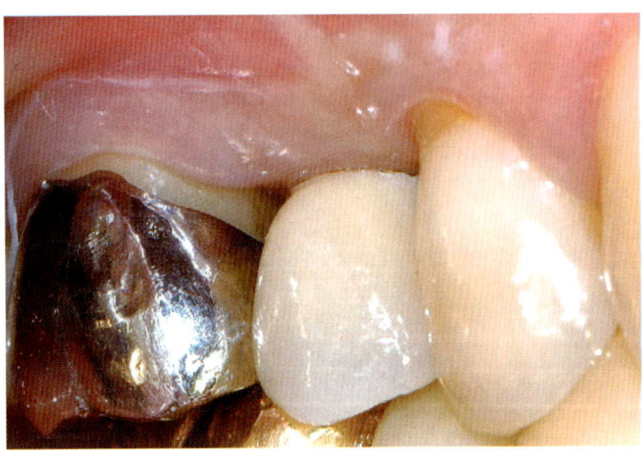

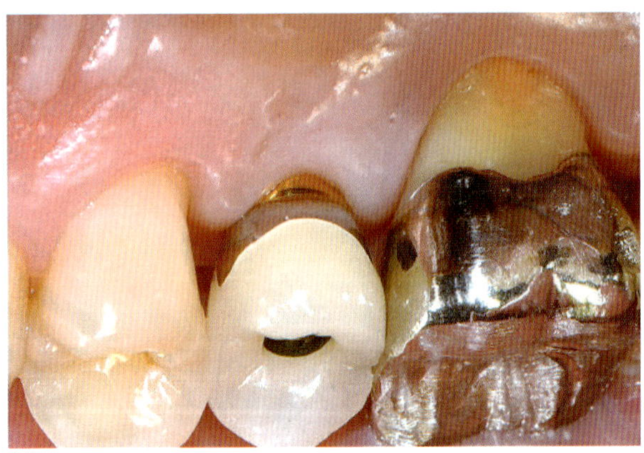

그 협측 잇몸에 맞춰서 기성 어벗을 사용해 보철을 만들면, 협측을 제외한 눈에 보이지 않는 부분은 수프라 마진이 가능해집니다. 그만큼 잇몸에 유리하겠죠.

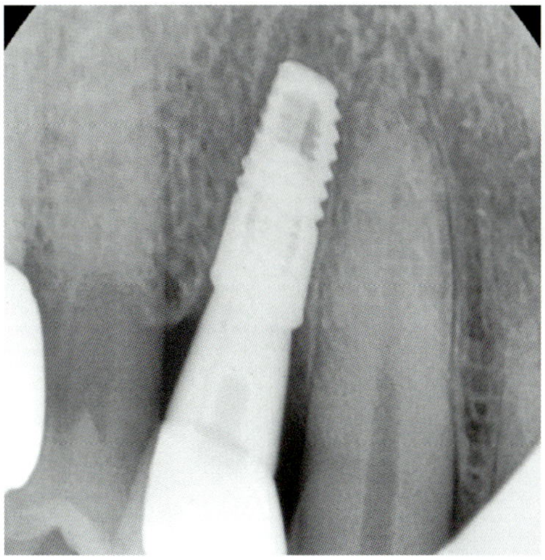

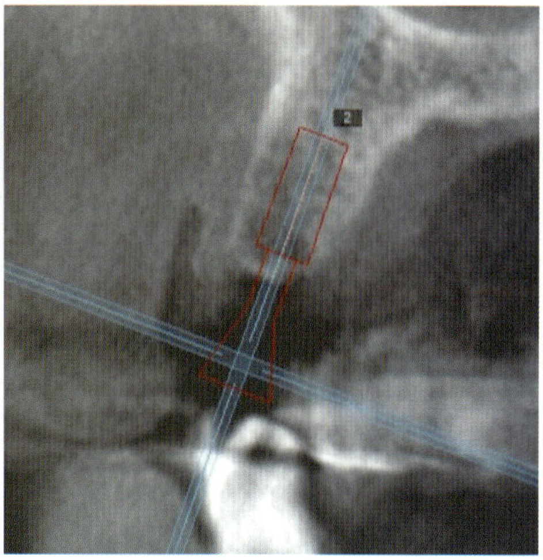

뼈의 볼륨에 여유가 부족할 때에도 어떻게든 buccal bone을 많이 남기면,

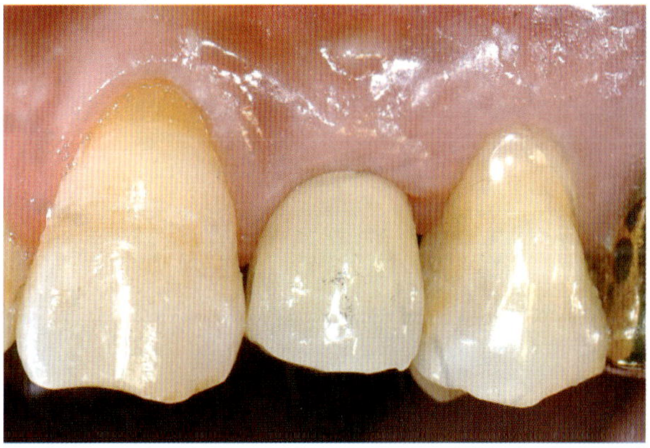

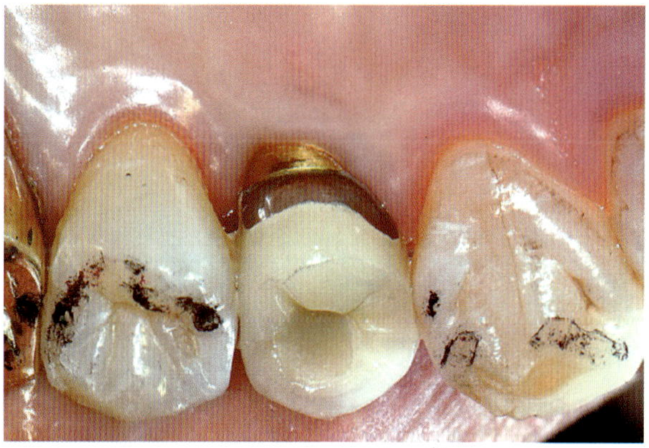

이런 결과를 얻을 수 있습니다.

Buccal bone을 최대한 많이 남기고, palatal에 치우쳐 픽스쳐를 깊게 심었을 때

1. 깊게 심은 임플란트가 bone을 녹이지 않고

2. 유지된 bone은 임플란트를 보호하는

상부상조 효과는 아스트라 타입에서 가능한 일입니다.

1번과 2번이 둘 다 가능한 이유는 아스트라 타입 임플란트는 micromobility가 최소화되기 때문입니다.

- Micromobility, 즉 미세한 떨림이 없으니 어벗을 둘러싸는 섬유들이 흔들림이 없고, 세균으로부터 뼈를 보호합니다.
- 또한, 그렇게 바깥쪽 bone housing이 유지되니까, 안쪽의 섬유들은 더더욱 움직임 없이 안정적일 수 있습니다. 이는 단지 각화치은 등이 보호해주는 것보다 훨씬 강한 견고함입니다.

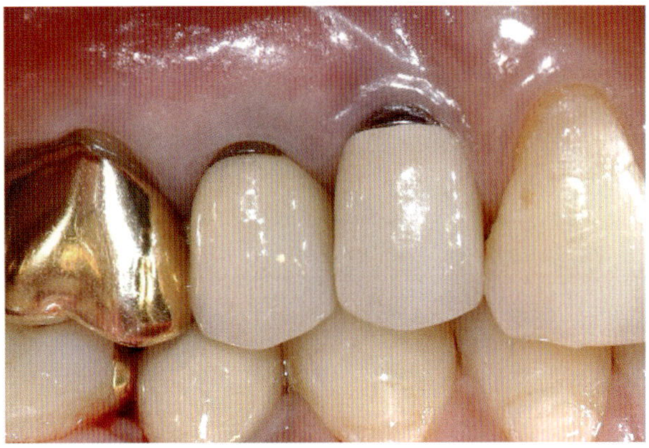

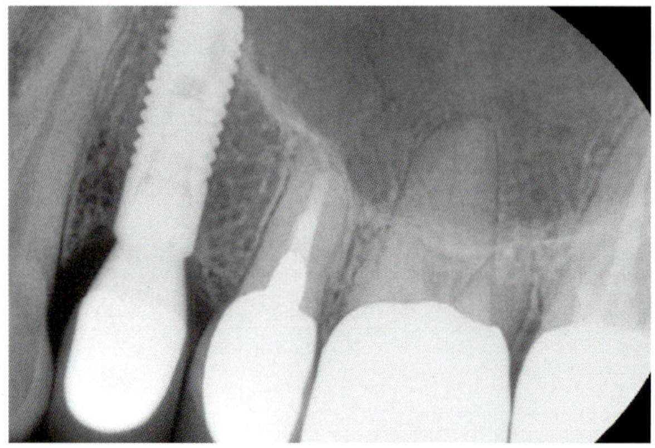

그렇다면, 10년 전 보철한 이 사진의 #24는 왜 그럴까. 깊게 심었는데...

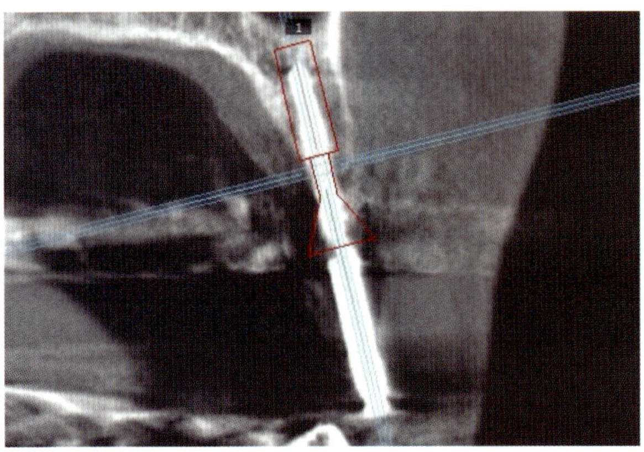

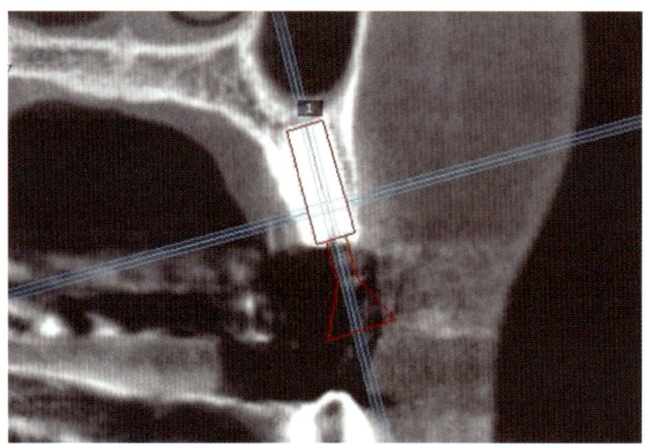

드릴을 넣고 시티를 찍었을 때는 잘되는구나 싶지만,
직경이 커지면서, 딱딱한 palatal bone에 드릴이 협측으로 밀려서

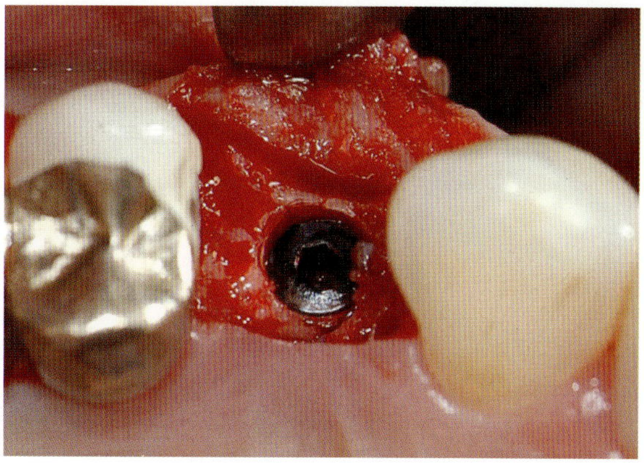

buccal bone 상당 부분이 날아간 상태입니다.
뼈가 얇아지고 꺼지면, 잇몸은 그에 따라갈 수밖에 없습니다.

최고의 연조직 처치는 뼈를 잘 다루는 것입니다.

Q 임플란트 협설뼈 중에서 협측뼈가 잘 녹는 이유는... 협측뼈가 얇기 때문인가요? 아니면 교합력이 협측에 집중되기 때문인가요?

협측이 더 잘 녹는지 잘 모르겠습니다. 그런데 수술하다 보면 협측뼈가 어느새 얇아지는 경우가 생깁니다.

1. 하악의 경우 협측 경사진 경우가 많아서 협측뼈가 더 얇아지기 쉬운 것 같습니다.
2. 상악의 경우 협측부터 흡수되어서 대합치 위치에 맞추다 보면 협측뼈가 얇아지도록 픽스쳐가 식립되기 쉬운 것 같습니다.

임플란트는 얇은 뼈에 교합력이 과하게 가해지면 뼈가 바로 녹아요.

깊게 심으면 포켓이 깊어질까?

픽스쳐를 깊이 심으면 포켓이 깊어지니 깊게 심지 말라는 이야기를 하는 분들도 있습니다. 그런데... 여태까지 제 경험으로는 깊이 심긴 임플란트들이 오히려 더 골반응이 안정적인 걸 보고 있습니다. 어쩌다가 아니라 거의 다, 아니 전부 다. 포켓으로 작용한다는 이론으로는 그 현상들을 도저히 설명할 길이 없습니다.

반면에 잇몸뼈 높이에 딱 맞게 심었을 때 잇몸이 얇고 어벗의 G/H가 낮은 경우, periimplantitis로 진행이 된 경우가 더 많았습니다.

결국 경험에 의해서 점점 깊이 심게 되었습니다.

잇몸은 치조골을 외부로부터 격리보호하는 방어벽

- 어벗과 잇몸이 단단히 붙어있어야 치조골보호가 유지되겠죠. 깊게 심어서 긴 G/H의 어벗을 사용하면 수직적으로 더 두꺼운 방어벽이 되는 겁니다. 포켓이 깊어지는 게 아니고...

거기에 문제가 생겨야 포켓이 되겠죠. 플라그 관리를 못해서 세균이 늘거나, 잇몸이 많이 움직여서 어벗과 결합이 벌어지거나... 그리고 결정적으로는 어벗이 흔들리면 그 방어벽은 급속하게 무너질 겁니다.

즉, 잇몸을 건강하게 하고, 긴 G/H의 어벗으로 방어벽을 두껍게 하면 치조골유지에 유리하죠. 그런데 그 두 가지가 모두 픽스쳐를 깊게 심을 때 달성하기가 더 좋습니다.

04 어벗 체결과 스크류 루스닝

어벗의 가장 기본은 뭐니 뭐니 해도 픽스쳐에 제대로 체결하는 것입니다. 세상에 그걸 누가 못하냐 싶겠지만, 체결 오류가 임상에서 꽤 흔한 것도 사실입니다.

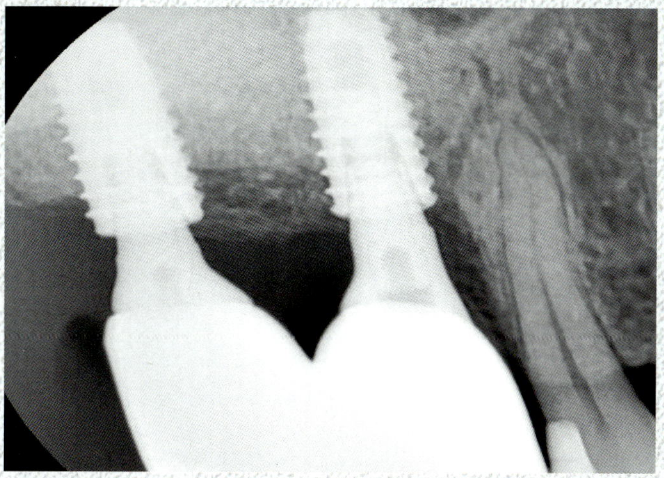

타 치과에서 보철 후 몇 달 만에 냄새가 너무 심하다며 찾아온 신환입니다. X-ray를 찍어보니 픽스쳐-어벗 사이의 갭이 의심됩니다.

우선 치료받은 치과로 의뢰했습니다.

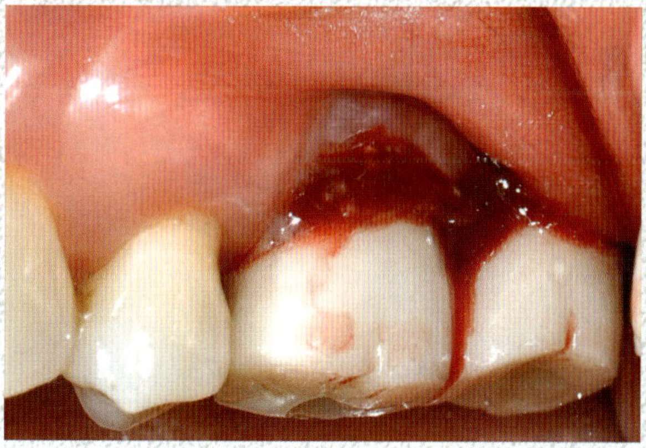

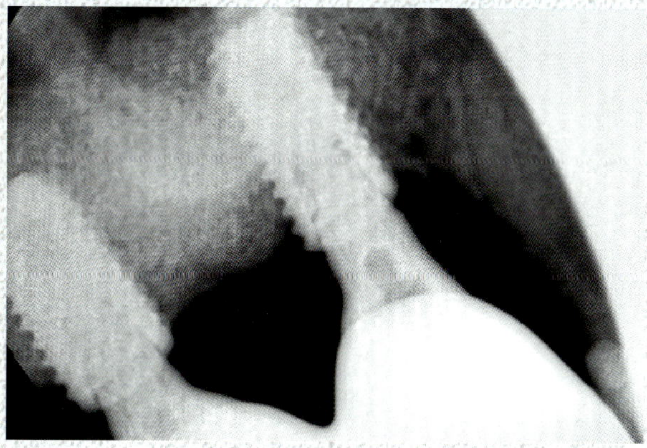

그러나 1년 후 다시 찾아온 환자는 여전히 냄새와 불편감을 호소하고, 프루빙을 해보니 심한 블리딩을 보입니다.

어벗의 체결 오류는...

어벗 디자인이나 크라운 등 여타 모든 factor보다 우선해서 바로잡아야 하는...

매우 critical한 문제입니다.

잘 닦는다고 해결되기는 어렵죠.

그렇다면, 왜 이런 일이 생겼을까.

여러 가지 원인이 있겠지만,

- 어벗의 헥스 부위를 제대로 체결하지 못했거나

- fixture level 인상을 뜨고 한 번에 보철까지 진행하려 무리할 때

이런 일이 잘 생깁니다.

Q 어벗 체결의 오류를 잡을 수 있는 방법과 그 시기가 중요할 거 같습니다. 제가 생각해본 바로는

- 넌헥스 어벗만을 쓰기

- 헥스 어벗 사용 시 어벗 체결 후 PA 찍는 습관 들이기~!

- 여러 번에 걸쳐 리타이트닝 해주기

정도입니다. 이것 말고 또 뭐가 있을까요?

넌헥스의 경우 추가 조임으로 확인 가능합니다. 당일에도 시간이 조금 지난 후 잠가보면 더 잠길 수 있구요... 이럴 때는 사실 잠김 특성이 깨끗하지 않습니다.

잠김 특성을 느끼는 것은 감각적인 이야기라서 100% 보장은 못하지만, 경험이 많아지고 신경을 써서 잠그다보면... 어벗-픽스쳐 간 결합이 제대로 된 건지 또는 주변 조직에 걸린 건지 거의 구별이 갑니다.

반면, 헥스가 있는 경우는 오체결 여부를 확실히 알기 어려워서...

이것이 제가 헥스를 쓰지 않는 중요한 이유 중 하나입니다.

헥스 오체결을 확실히 해결할 자신이 없다면 헥스 어벗을 포기하라고 권하고 싶습니다.

의외로 오체결되어도... 나름 오래 버티다가 나중에 문제가 되는 그런 경우도 있습니다.

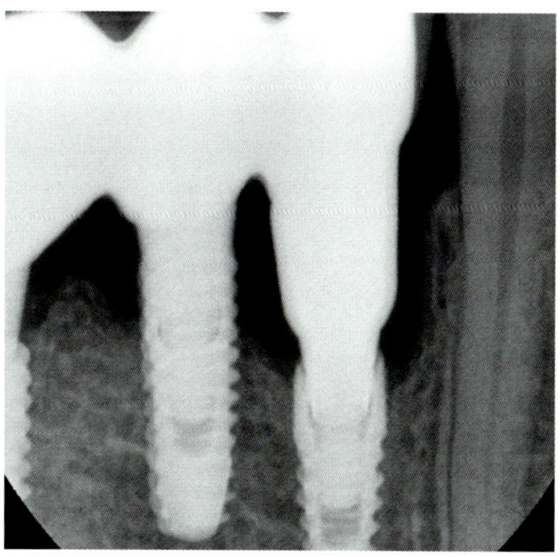

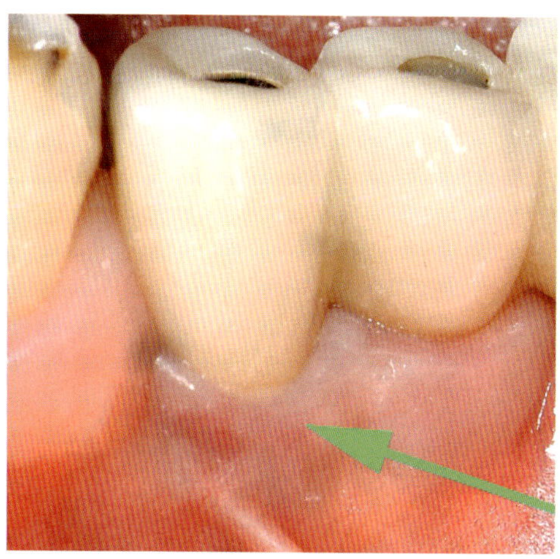

이 경우에 #44은 체결이 제대로 되지 못한 상태로, 삼출물이 조금씩 나오고 있습니다. 픽스쳐가 교합력을 감당하지 못하고 오히려 골흡수를 야기하는 상태죠.

깊게 심어놓고, 제대로 체결하고 리타이트닝 하는 것에 무심할수록... 이런 에러의 확률은 높아집니다.

뼈에 걸리지 않고 제대로 어벗을 체결하려면

– 걸릴 만한 뼈를 미리 치거나(수술)

– 적절한 형태의 힐링 어벗을 연결해 뼈를 오래 리모델링시키거나

– 어벗 리타이트닝을 수회에 걸쳐 반복해야 합니다.

그런 이유로 픽스쳐 레벨을 인상 떠서, 원샷에 최종보철까지 가는 것이 위험한 거죠. 픽스쳐 레벨 인상을 뜬다면, provisional까지만 진행한 후, retightening을 여러 번 진행한 후에 최종인상을 뜨는 것이 안전합니다.

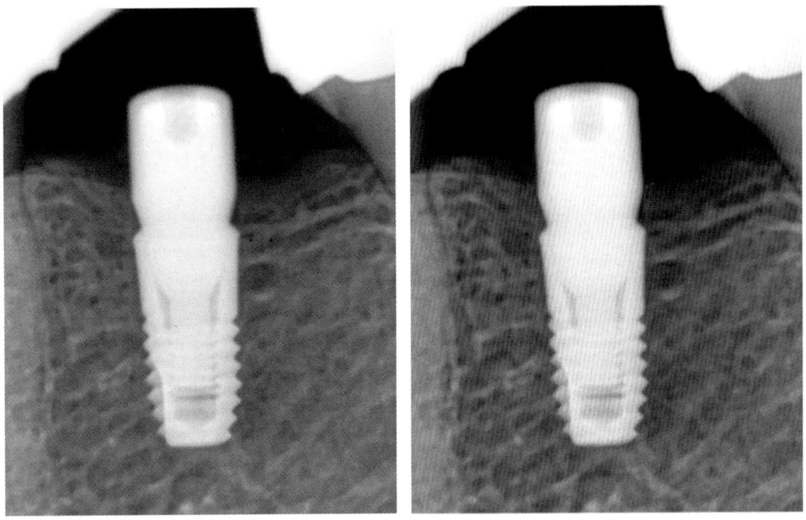

이렇게 깊게 심으면서, 윗부분을 카운터싱크 드릴로 여유있게 쳐내지 않으면(빨간색)

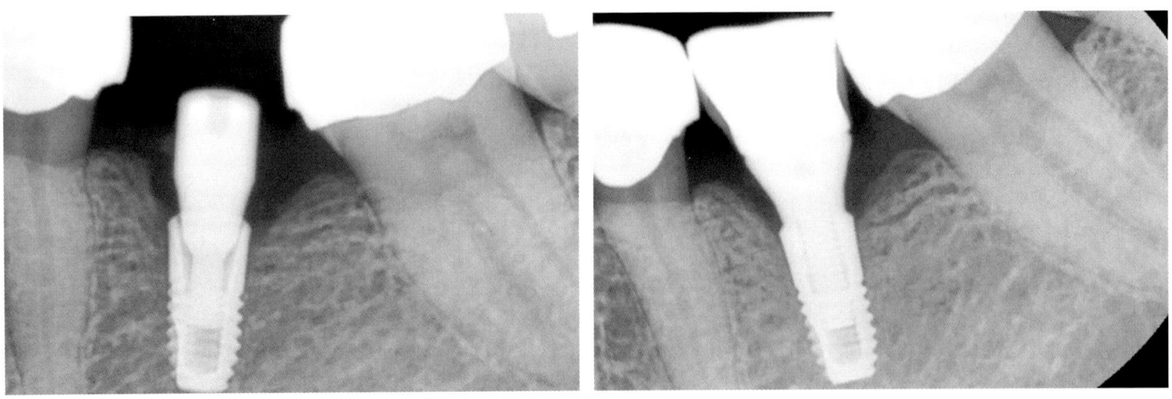

이처럼 몇 주 이내에 힐링 어벗도 풀릴 수 있고, 계속 방치되면 골흡수가 생깁니다. 물론 다시 잠가주면 뼈는 대부분 다시 재생되지만,

이런 일이 없도록 하려면

- 수술할 때, 카운터싱크를 확실히 하거나

- 환자를 며칠 간격으로 꾸준히 불러서 리타이트닝 해야 합니다.

경우에 따라서는 10-25N 정도의 힘으로 힐링을 잠그면, 뼈를 옆으로 밀어내면서 힐링이 잠길 수도 있지만, 이 방법은 픽스쳐가 뼈에 단단히 고정되어 있어야 합니다.

Q 힐링 어벗을 여러 번 리타이트닝 하는 경우는 핸드 드라이버로만 하시나요? 아니면 토크렌치를 이용하시나요? 따로 배운 적은 없지만 힐링은 대체로 핸드만 사용하고 어벗부터는 렌치를 이용하는 것 같은데 그 이유가 있을까요? 아니면 힐링은 차후에 풀어야 하니 굳이 렌치를 이용하지 않는 건가요? 힐링이라 할지라도 여러 번 리타이트닝 하면서 조절해야 한다면 풀 때 풀더라도 렌치를 이용하는 게 나을지도 모르겠다는 생각이 듭니다. 사실 별 차이 없는 건가요?

상부 잇몸 부위에 걸려서 정상적인 체결에 방해받는 경우만 아니라면, 토크렌치를 사용하는 것이 좋습니다. 꼭 엑스레이로 정상 체결 여부를 미리 확인한 후에, 15Ncm으로 조여주는 걸 추천합니다. 물론 픽스쳐가 그 체결력을 견딜 수 있어야죠. 초기고정이 약하다면 어쩔 수 없이 손으로만 해야죠. 실전은 이렇게 타협과 간 보기의 연속입니다. ^^

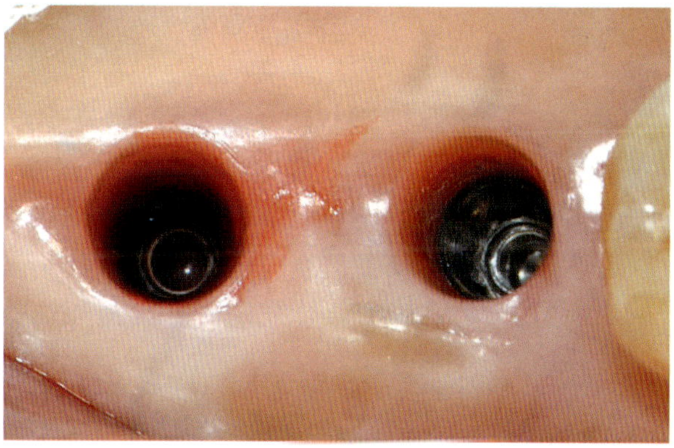
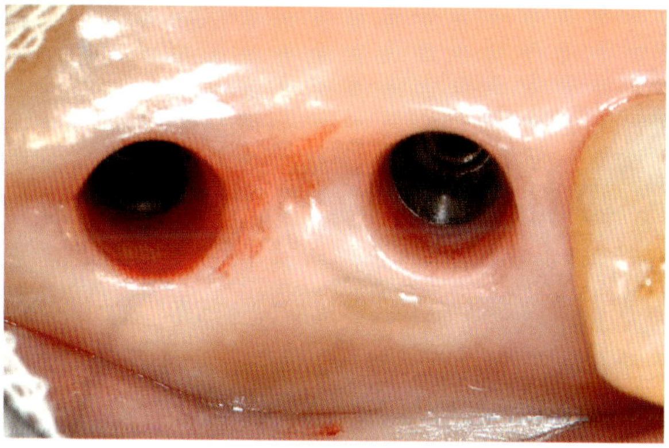

Q 1차 수술 3달 뒤 힐링을 풀어보면, 출혈이 조금씩은 있습니다. 같은 환자에서도 케이스마다 그 양이 달라요. 힐링 풀고 나서의 치은 건강도를 보는 포인트들이 있을까요?

3달 뒤 출혈이 있다면 힐링이 덜 잠겼다고 생각됩니다. 그새 느슨해졌을 수도 있습니다. 1차 수술 때 손으로만 잠그면 그런 경우가 의외로 많습니다(손 힘이 센 분은 빼고...).

다음 사진처럼, 15N 이상 잠가야 깨끗하더군요. 꽉 잠그면 전혀 출혈성이 없습니다.

꽉 잠그고 일주일 후에 확인해 보세요. ^^

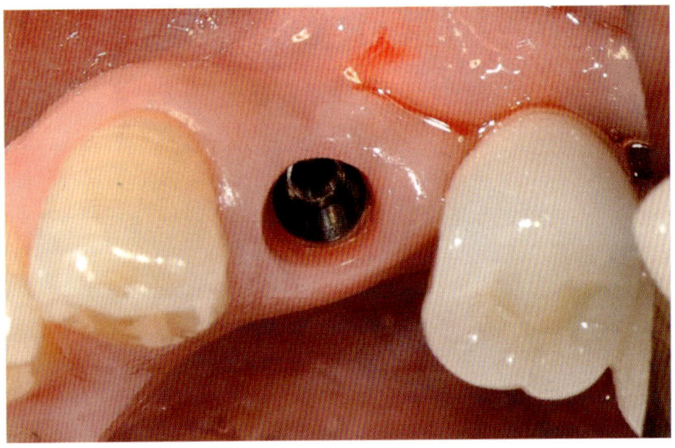

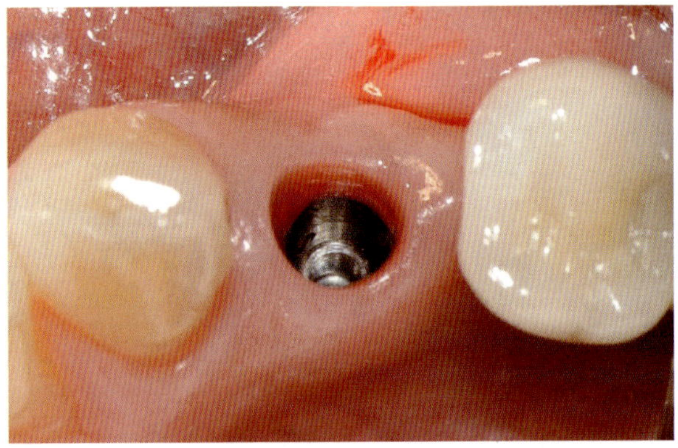

Q 손으로 잠그는 게 몇 Ncm 정도 될까요?

자기 손가락의 파워를 알고 싶다면, 모델상이나 골유착이 된 어벗에서 직접 힘껏 조여보고... 토크렌치로 확인해 보면 됩니다. 저는 구강 내에서 손으로 꽉 잠그고 다시 토크렌치를 써보면 10Ncm 정도부터 돌아가던데요. 제 손가락은 10Ncm이 채 안 되는 것 같습니다.

Q 힐링 어벗이 힐링에 유리한 이유는 뭘까요? 재료? 모양? 2차 수술 때 그냥 어버트먼트 넣고 바로 임시치아를 해주고 싶은 생각이 들 때가 있어서요.

힐링에 영향을 주는 것 중 하나는 표면 거칠기, 형태 그리고 재질이라고 생각합니다. 그런 조건에 부합하면 바로 임시치아 하셔도 좋다고 생각합니다. 다만 어벗의 조임이 확실해야 하구요, 임시치아의 마진과 형태, 표면 거칠기가 매끄러워야 합니다. 교합은 당연히 절대로 높지 않고 측방운동 시 걸리지 않아야 합니다.

힐링 연결 후 어벗 연결까지의 기간에도 골결합 증가가 임상적으로 유의할 만큼 있을 수도 있다 생각합니다. 보통 체어타임이 길어지는 점 때문에라도, 당일에 provisional까지는 잘 안합니다. ^^

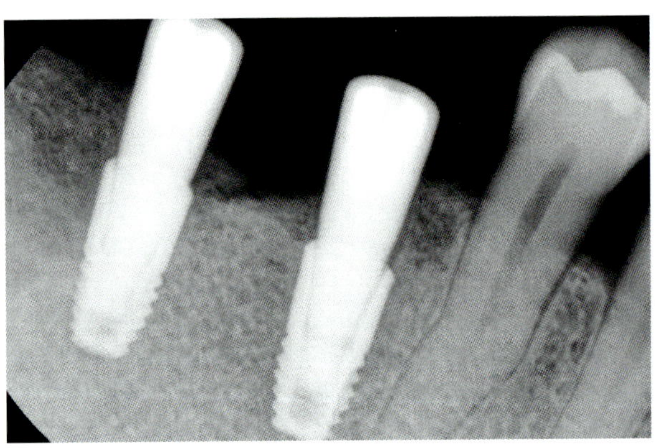

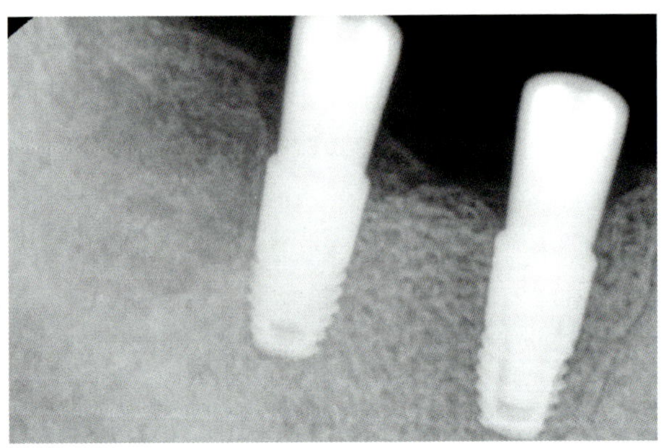

앞의 좌측 사진을 우측 사진 상태로 만들려면 며칠 간격으로 여러번 리타이트닝 해야 합니다. 그러니, 어지간하면 1차 수술 시 카운터싱크를 미리미리 확실히 해놓는 것이 편합니다. 때에 따라서는 카운터싱크 드릴의 축을 빙그르르 돌려가며 한 바퀴 휘젓거나 한 단계 큰 카운터싱크 드릴을 사용할 때도 있습니다(지금처럼 아주 깊게 심고자 할 때).

깊게 심으면 임플란트의 장기적 예후가 유리하지만, 몇 가지 번거로운 일이 생기는데... 그 중 하나가 이런 문제입니다.

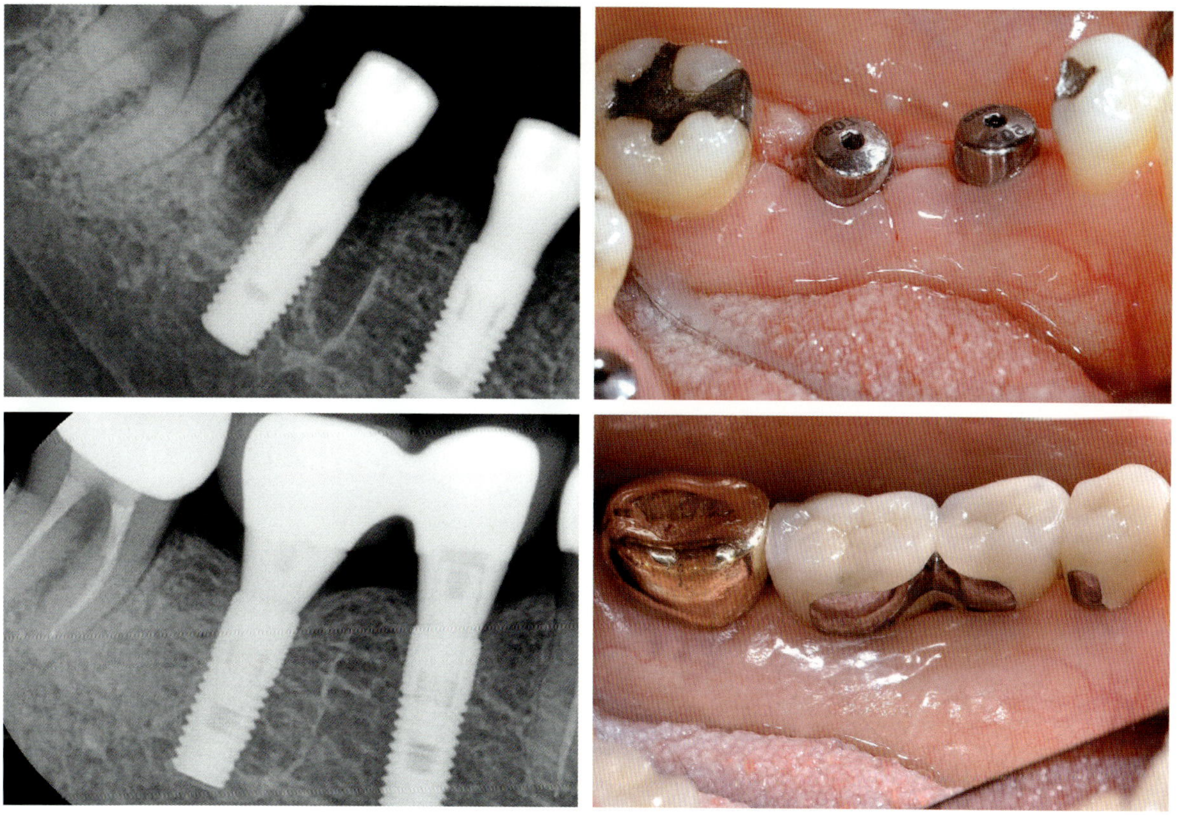

대구치 부위에 직경 4mm 픽스쳐 2개를 발치 즉시로 깊게 식립하고, 이무런 골이식 없이 잠금만 제대로 해줘도 8년간 무탈하게 사용하고 있습니다. 물론 이렇게 작은 직경의 픽스쳐를 쓰는 경우에는 헥스가 없는 넌헥스 픽스쳐가 유리합니다.

Q 생수병의 뚜껑을 닫다 보면 나사산이 어긋나게 만나면서 잘못 물려 돌아가서 아예 다시 풀어서 잠가야 하는 경우가 종종 있는데요. 픽스쳐와 어벗 사이에 이렇게 잘못 물려 돌아가는 경우는 없다고 봐도 될까요?

예전에 그렇게 픽스쳐 내면 나사가 손상이 되어서, 픽스쳐 자체를 제거해본 적도 있었습니다. 잘 붙고 좋은 위치에 아무 문제없는 픽스쳐였는데...ㅠㅠ 각도가 틀어져서 잠그려 할 때 생기는 문제죠. 그래서 연구소에 강하게 요구했습니다. 잠길 때는 확실히 잠기고 안 잠길 때는 확실히 헛돌게 해달라고. 이후 많이 개선된 것 같습니다. 거의 그런 일이 없어졌습니다. 물론 회사마다 제품이 다르니 모든 제품이 다 같다고 볼 수는 없습니다.

Q 각도가 틀어져서 잠기는 일이 요즘은 거의 없다고 봐도 되겠네요~^^ 저는 이 부분이 가장 찜찜했거든요. 저는 PA 찍어봐도 제대로 잠겼는지 잘 모르겠더라구요. 위의 케이스는 명확하게 보이지만요. PA로만 확인 가능한 건가요? 각 임플란트 시스템마다 정체결된 상태의 PA 영상을 알고 봐야 할까요?

기존 external hex 임플란트는 X-ray를 찍어서 결합을 확인할 때 촬영 각도가 딱 맞아야 갭이 보이게 됩니다.

하지만 아스트라처럼 원추 모양의 male & female 두 입체가 만날 때는 갭이 있으면, 촬영 각도에 크게 관계없이, X-ray에서 라인이 뭔가 어렴풋하게라도 느껴지거든요. 물론 경험도 필요하긴 합니다만. 자신이 없을 때는 완전히 익숙해질 때까지, X-ray 촬영과 리타이트닝을 반복하면서... 계속 확인하는 수밖에 없어요.

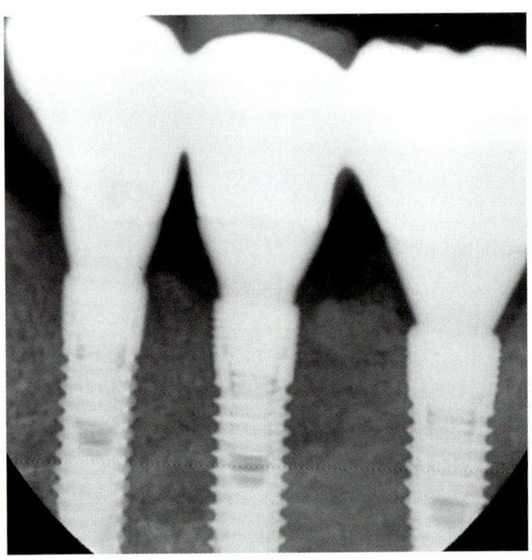

얇은 픽스쳐에, 더구나 헥스가 이처럼 conical surface의 중간쯤에 있는 디자인은... 제대로 체결되었는지 확인하기 어려운 경우도 있습니다. 그래서 임상년차가 쌓일수록 여러모로 넌헥스 어벗만 쓰게 되죠.

다행인 건, 실제로 임상에서 해보면... 적절한 사이즈의 힐링 어벗으로 충분한 기간을 리모델링시켜 놓으면, 넌헥스 어벗 체결이 제대로 안 되는 경우는 거의 없습니다.

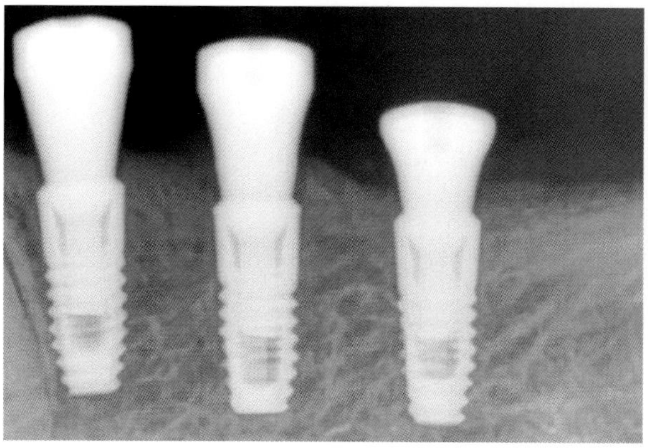 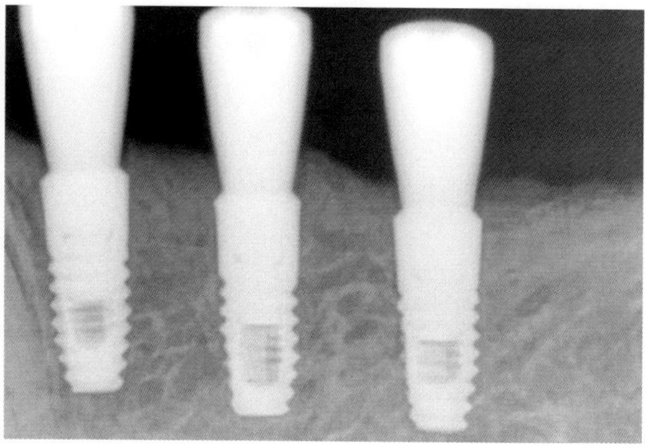

참고로, 회사마다 힐링 어벗의 디자인이 다른데, 왼쪽처럼 conical surface 전체에 접촉하지 않고 윗부분에만 닿는 디자인이 의외로 있습니다. 이런 디자인은 풀리기 쉽고, 커넥션이 견고하지 못해서 선호하지 않습니다. 오른쪽처럼 전체 면에 닿는 디자인이 낫겠죠.

05 리타이트닝

리타이트닝의 의미 (딥 임플란트 제공)

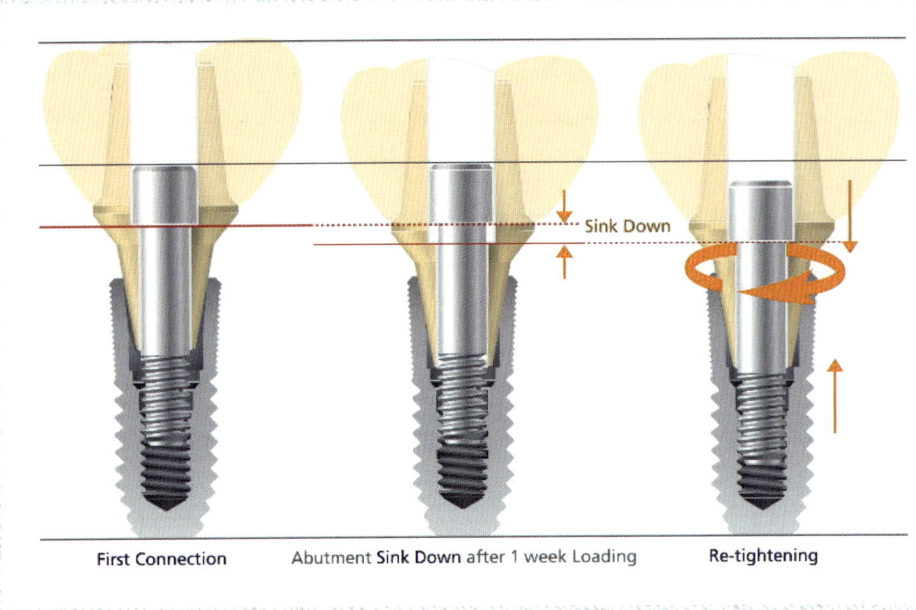

이제 리타이트닝을 좀 더 살펴보겠습니다.

사실 리타이트닝은

- 체결 자체가 안 되어서 추가로 잠그는 것보다는
- 제대로 체결되었던 어벗-픽스쳐 간 결합 부위가 저작력에 의해 sink down된 후에 느슨해진 스크류를 다시 잠그는 것이 주목적입니다.

스크류가 픽스쳐랑 어벗을 잡아주는(clamping) 힘을 유식한 말로 preload라고 하는데, 리타이트닝은 이 preload를 회복해주는 겁니다.

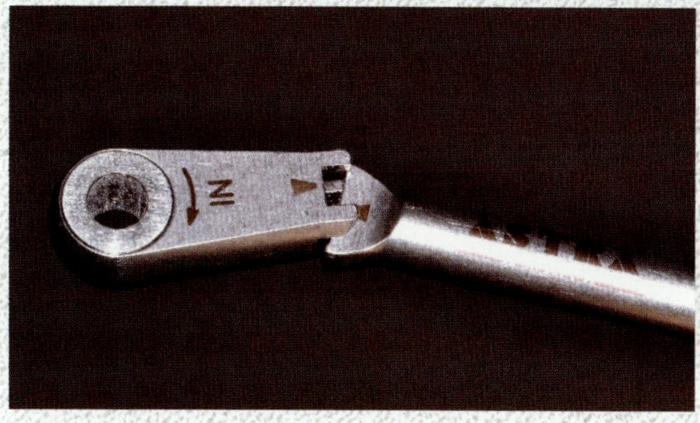

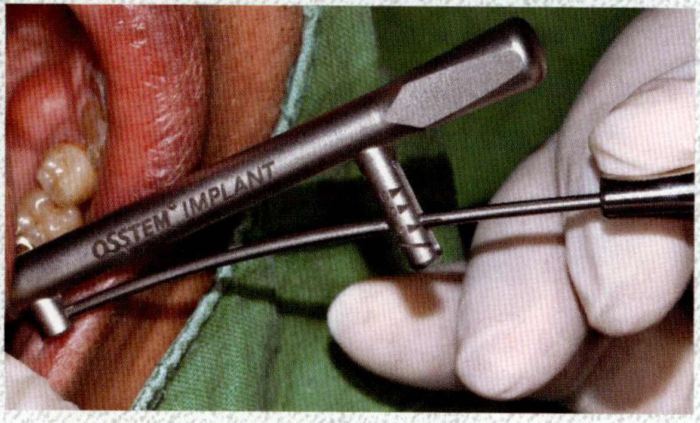

일정 토크를 넘어서면 확~ 꺾이는 타입이 아니라(좌),

이렇게 바 형태로... 지속적으로 힘을 가할 수 있는 토크렌치를 쓰는 것이 좋습니다(우).

1회 내원 시 딱 한 번만 해주기보다는, 몇 번에 걸쳐 반복적으로 잠가줍니다.

나사풀림은 역회전?

- 오래전 브레네막 시절부터 나사풀림은 임플란트에서 늘 고민거리였습니다. 저작 등의 기능력이 진동으로 작용하여 나사를 역회전시킨다고 생각했죠. 그래서 나사의 역회전을 막을 방법을 여러모로 도입하기도 하였습니다.

- 나사를 잠그는 목적은 체결력(clamping force)을 얻고자 함입니다. 두 컴포넌트(픽스쳐하고 어벗)가 계면에 틈이 최소가 되어서 한 몸체처럼 되도록 꽉 조이고 있기를 바라는 거죠.

- 나사의 체결력은 두 컴포넌트가 접촉할 때부터 시작이 됩니다. 그때부터 조이면 나사가 (미세하게) 늘어납니다. 나사가 가진 경사면이 회전을 수직 방향의 진행으로 바꾸게 된 결과죠.

- 그 늘어난 길이만큼 나사는 탄성에 의해 수축하려는 힘이 발휘됩니다. 이게 체결력입니다.

- 이 체결력이 줄지 않고 작용하는 한 나사는 회전하지 않습니다. 물론 역회전시키면 체결력은 급속히 감소합니다. 하지만 진동에 의해서 역회전이 일어나지는 않습니다. 나사풀림은 체결력이 감소하여 생긴 결과이지 나사가 역회전하여 체결력 감소가 되는 것이 아닙니다. 인과 관계가 반대입니다.

- 상관관계와 인과 관계를 잘 구분해야 합니다. 체결력이 강하면 접촉면의 마찰이 강해서 회전시키는 데 힘이 많이 필요합니다. 이 회전을 위해 필요한 힘을 회전 '토크'라고 합니다.

- 회전 '토크'는 '체결력'의 강도하고 접촉면의 '마찰계수' 이 두 가지의 영향을 받습니다. 우리에게 필요한 것은 거친 표면에 의한 높은 마찰계수가 아니고 강한 체결력이죠.

- 동일한 토크로 잠글 때 마찰계수가 높으면 체결력을 강하게 얻기 어렵고 (녹슨 나사가 그렇죠.) 오히려 매끄러운 표면의 낮은 마찰계수가 더 강한 체결력을 가질 수 있습니다.

임플란트에서 부하에 가장 취약한 곳은 연결부

- 사실 너무 당연한 거죠. 모든 구조물에서 부하에 가장 취약한 부위가 연결부가 되는 것이!

- 임플란트 주변골소실에 대해 많은 요소들을 이야기합니다. 그 여러 요소들이 다 주범은 아닐 겁니다. 그 중에 결정적인 요소들이 있고 또 우리가 조정할 수 있는 것과 어쩔 수 없는 환경적인 것도 있을 겁니다.

- 그 중에 치조골이 부하에 약할까요? 과부하에 파괴적 반응이 나타날까요? 골조직은 부하를 받기 위한 조직입니다. 한 방에 부러질 정도의 급격하고 강한 힘을 받는 상황이 아니면 오히려 골질이 치밀해지고 양적으로도 증대됩니다.

- 그럼 그런 골조직에 파괴적인 문제를 만들 정도의 과부하가 가해질 때 픽스쳐-어벗 연결부는 충분히 견디어 낼 수 있을까요?

- 대부분 과부하는 직접 치조골에 작용하기보다는 연결부에서 문제를 발생시키게 됩니다. 싱크다운 등으로 체결력 감소가 일어나고, 그로 인해 기능 시에 어벗 미세동요가 늘어나고, 나사에 피로가 쌓이고, 결국 금속의 미세한 변형이나 미세 크랙을 야기할 수도 있습니다.

- 이는 어벗 동요로 인한 포켓 형성으로 치조골파괴로 이어지기 쉽고, 나사나 어벗, 픽스쳐의 기계적 파절의 원인이 될 확률이 높아질 겁니다.

즉,

싱크다운 → 체결력 감소 → 측방력에 취약해지는 결과 → 연조직과 임플란트 결합이 깨짐으로 방어벽 무너짐 → 골파괴

이렇게 이해하면 되겠습니다.

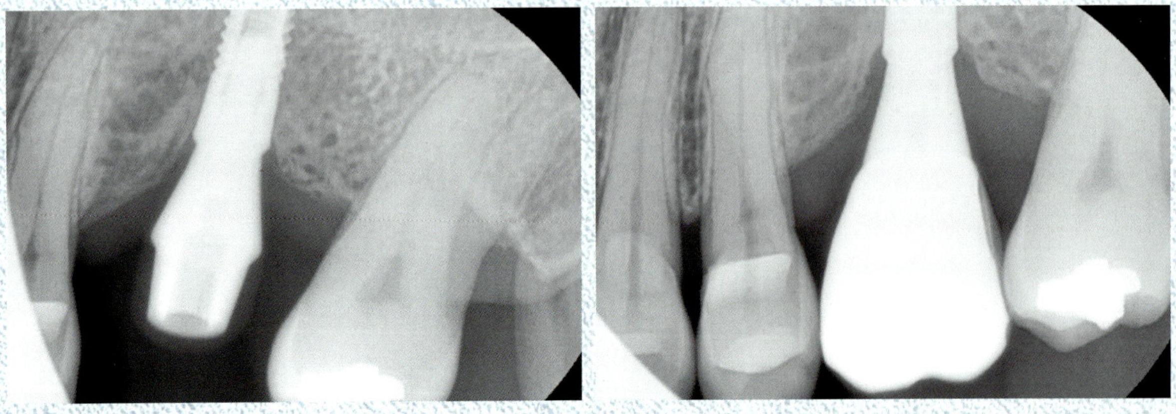

너무 좁은 뼈라서 4.0 직경 픽스쳐를 심고, 골질조차 안 좋아서 보철물 세팅 시 20Ncm로만 조였습니다(좌).

조인 상태에서 다음 약속에 오지 않고 1년이 지나서야 흔들린다며 찾아온 환자의 상태입니다. 골소실이 꽤 보이고 있습니다(우).

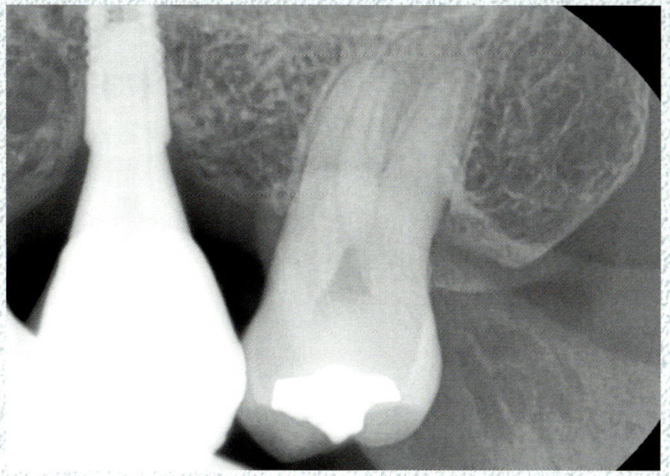

이 경우에는 운이 좋아서, 리타이트닝 후 몇 달 만에 다시 본레벨 회복 중입니다만...

스크류 루스닝은 픽스쳐 페일까지도 야기할 수 있는 중대한 문제입니다. 몇 번에 걸친 리타이트닝으로 확실한 체결 상태를 확보해야 하고, 그 중간에 환자의 no show는 절대 있어서는 안 됩니다.

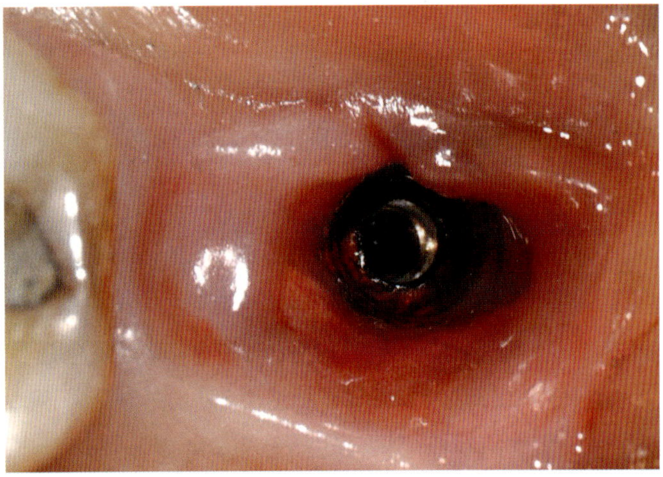

보철 10년 만에 어벗 파절로 내원한 상태로, 파절된 어벗 일부는 아직 픽스쳐 안에 남아 있습니다.

픽스쳐 내부 부위는 절~~대로 건드리면 안 됩니다. 조심해서 잘 제거해야 합니다. 접근이 어려워서 가끔은 제거가 어려운 경우도 있습니다. 어떤 회사들은 전용 제거 키트가 있습니다. 아무래도 그런 키트를 사용하면 편리합니다.

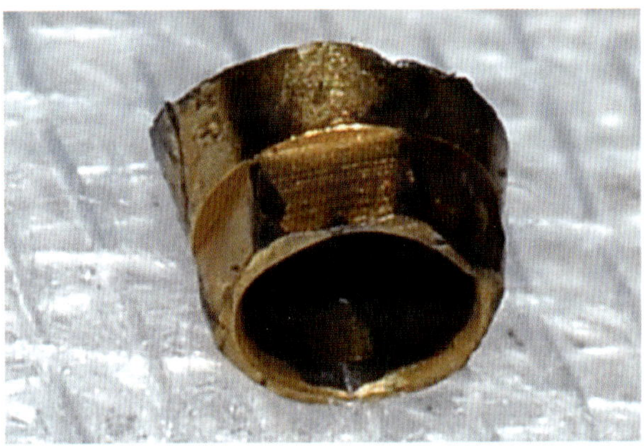

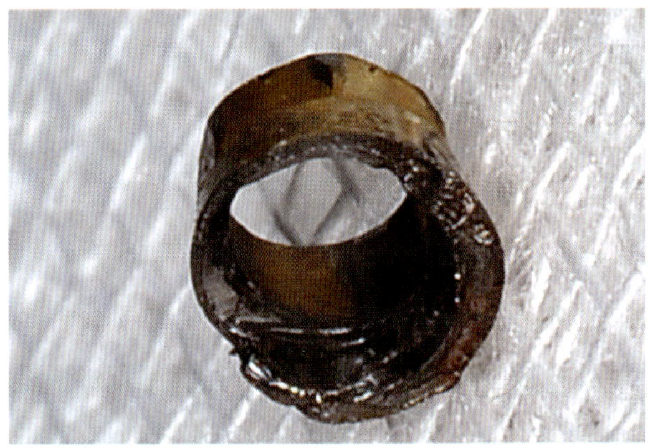

어벗의 파절 부위를 제거한 모습입니다. 픽스쳐 안에서 수많은 고초를 겪은 모습이네요. 자세히 보면, 헥스 부위가 아래쪽이 주로 마모된 걸로 보아, 헥스 구조 오체결이었을 가능성이 높습니다. 이런 상태로도 10년을 사용했군요. 헥스의 모서리 부분이 삼각형으로 변형된 걸 볼 수 있죠?

헥스 어벗의 오체결은 실제 임상에서 이렇게 심심치 않게 관찰됩니다. 따라서, 헥스 어벗의 사용 여부에 대해 다시 한 번 재고해보는 것이 좋겠습니다.

또한, 여러 차례의 리타이트닝으로 보철을 마무리한 상태라도 수년에 한 번 정도는 다시 리타이트닝을 해주는 것이 좋습니다. 정기 fu X-ray 등에서 골소실 등이 의심될 때는 특히나 더 그렇습니다.

만약

– 풀린 스크류를 여러 번 다시 조이거나

– 새로운 어벗으로 보철을 재제작을 해도

계속해서 풀린다면 픽스쳐 내부의 변형이나 파절을 의심해봐야 합니다. 그럴 때는 픽스쳐 교체가 필요합니다.

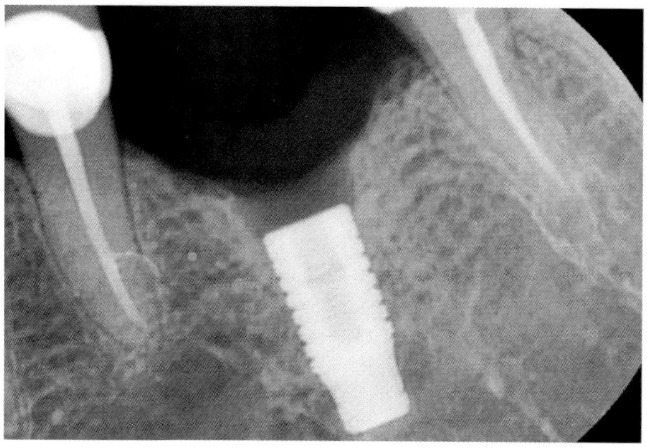

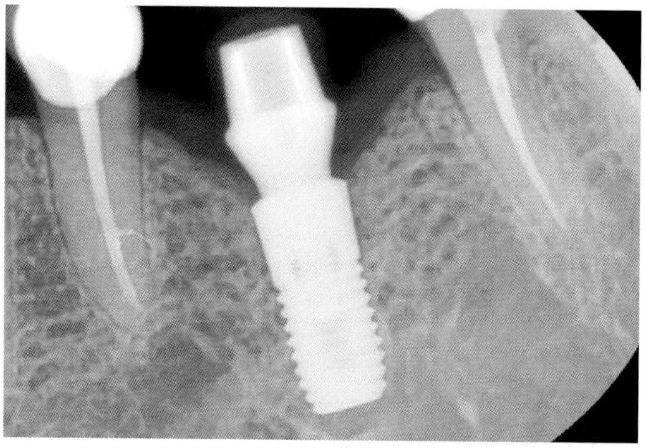

수차례에 걸친 반복적인 루스닝으로 픽스쳐를 아예 제거하고, 좀 더 wide connection 타입으로 교체했더니 (좌→우)

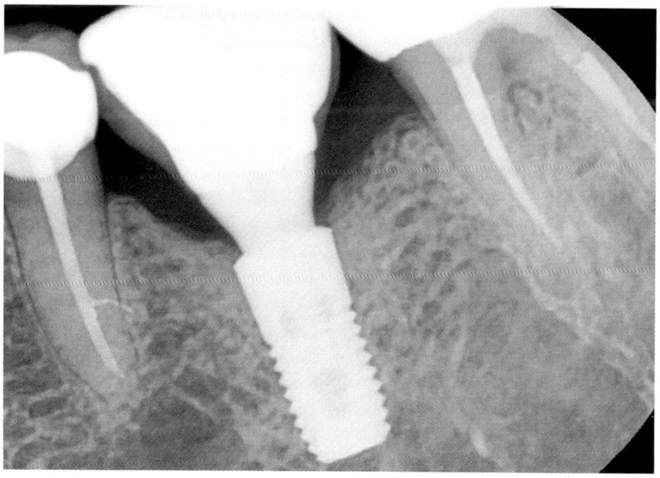

아예 환자가 오지를 않습니다. 무소식이 희소식? Wide connection 덕분인지, 아니면 내부가 변형된 픽스쳐에서 성상 픽스쳐로 바꿔주어서 무탈해진 것인지는 알 수 없지만,

3년 만에 겨우 리콜한 모습인데, 픽스쳐 위로 뼈가 올라앉을 정도로 안정적인 골반응을 보여줍니다.

Q 픽스쳐 직경 4.5 이상에서 wide connection이 임상에서 정말 유리할까요?

다른 factor가 동일하다면, 당연히 wide connection이 유리합니다. 아스트라 초기 버전은 4.5/5.0 직경에서 직경 3.5/4.0보다 1.25mm 깊게 결합되었습니다. 하지만, 제품 간 우월의 문제를 따질 때, 그것만이 전부는 아니죠.

픽스쳐와 어벗의 가공, 표면처리, 드릴 컨셉과 성능, 드릴과 픽스쳐 간 coordination, 편의성과 호환성 등등 여러 가지 요소를 종합적으로 평가해야 하며, 단지 한 가지 factor만으로 더 나은 임상적 최종결과를 무조건 장담할 수는 없습니다.

일례로, 7mm 이하의 short implant 설계가 wide connection에서는 불가능합니다. 짧은 픽스쳐에 깊게 파들어가면 픽스쳐 끝에 구멍이 날 수 있어요. 그래서, 원래 아스트라 4.5/5.0 직경은 9mm부터 시작하고, 딥 임플란트는 8mm가 있지만 스크류가 조금 짧게 설계되었습니다.

어떤 제품이든 일장일단이 있습니다. 임상가는 그 단점을 잘 알고 감당하면서, 장점을 취해야겠죠.

Q 어벗-픽스쳐 커넥션이 단단한 임플란트를 원한다면, 아스트라보다는 Straumann type이 더 유리하지 않을까요? 같은 4mm를 드릴링 한다 해도 Straumann type이 위로 칼라가 더 있어서 보다 견고할 것 같은데요?

커넥션의 견고성만을 놓고 보면, 같은 직경의 드릴링에서 Straumann type이 아스트라보다 유리할 수도 있습니다. 실제로 ITI type에서 좋은 골반응을 보이는 경우도 많습니다. 하지만 어벗 직경 하고 G/H가 이미 정해져 있기 때문에, 환자별 잇몸 조건에 맞지 않는 경우가 생기기도 합니다.

또한, 실제 임상에서 대구치 부위는 bone이 흡수되더라도 꽤 넓기 때문에, 4.0을 꼭 심어야 하는 경우는 드물죠. 대부분 직경 4.5 이상을 심을 수 있습니다. 즉, Straumann type과 아스트라 둘 다 대구치부에서 기능하는데 충분해요.

문제는 소구치와 전치부의 좁은 뼈인데, 이 부위는 커넥션뿐만 아니라... 심미성과 VD 문제를 무시할 수 없기에, ITI보다는 아스트라 타입이 장점이 많은 것이 사실입니다.

Q 심미성과 VD 면에서, Straumann type의 어떤 점이 아스트라보다 불리한가요?

러프서피스에서 칼라까지의 거리가 딱 정해져 있어서... 연조직에 딱 맞게 뭔가를 도모하기에 좀 어려워요. 깊게 심으면 칼라까지 깊어져서 칼라와 크라운 경계면에 끼게 될 바이오필름이 러프서피스를 괴롭히고... 그렇다고 얕게 심으면 칼라와 러프서피스가 아예 구강내에 노출되기 쉬워서 그것도 문제고...

즉, ITI는

- 깊게 심자니, 뼈가 녹고,

- 얕게 심자니, 심미성이 문제가 되고, VD도 모자라기 쉽습니다.

잇몸의 다양한 상황에 딱 맞춰 쓰기가 어려워요.

Straumann type은 원래는 G/H에 해당하는 칼라높이가 2.8mm였습니다. 그런데 심미적인 이유 등으로 사람들의 요구에 의해서 칼라높이 1.8mm짜리가 나오게 되었고 그걸 더 많이들 사용하게 되었습니다. 그러면 크라운 마진과 러프서피스가 가까워져서 당연히 골반응이 불리하겠죠. Micromobility가 최소화된다는 점에서는 아스트라와 마찬가지지만, 이러한 이유로 조금 다른 임상결과를 보이는 것 같습니다.

실용적인 면에서도, 여러 가지 시스템을 갖추는 것보다 될수록 그 가짓수를 줄여서 술식을 단순화하는 것이 개원가의 실정에 맞습니다.

Q 앞의 증례에서 픽스쳐는 어떻게 제거하셨어요? 골소실이 없어서 제거가 쉽지 않았을 것 같습니다.

픽스쳐 제거 키트가 여러 회사에서 나오죠. 픽스쳐에 나사로 연결해서 역회전시키는 방식입니다. 중간에 역회선 나사를 쓰는 아스트라 마운트랑 원리가 동일해서, 해보면 그리 어렵지는 않아요. 대신 한 번 사용한 스크류는 버리는 게 좋습니다.

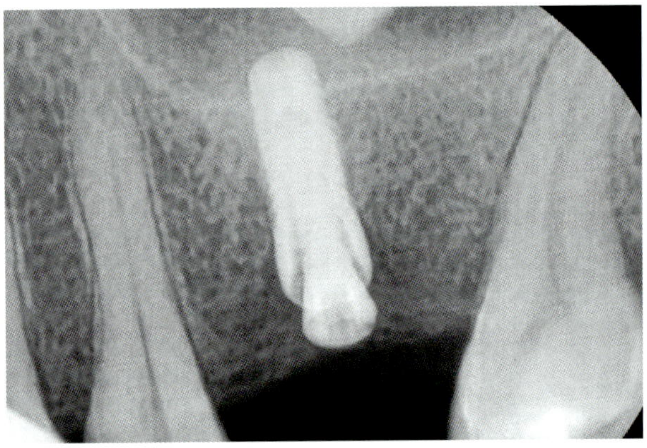 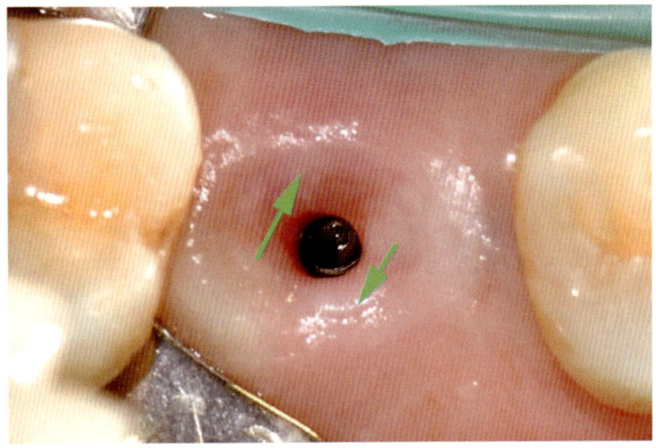

이번에는 스크류 파절 증례입니다. 파절된 스크류를 여러 차례 전용 키트로 제거해보려 했으나, 잘 제거되지 않는다며 고민하는 원장님이 계셔서, 현미경으로 해결해볼까 해서... 의뢰 받아본 환자입니다.

환자 목 뒤로 스크류가 넘어가면 곤란하니, 가능하다면 러버댐이나 거즈 등으로 미리 대비해 놓는 것이 좋습니다. 스크류 제거는 시계 반대 방향으로 돌리면 되는 간단한 문제인데,

(미러상에서는 사진처럼 시계 방향)

문제는... 잡고 돌릴 만한 무엇인가가 마땅한 게 없다는 거죠.

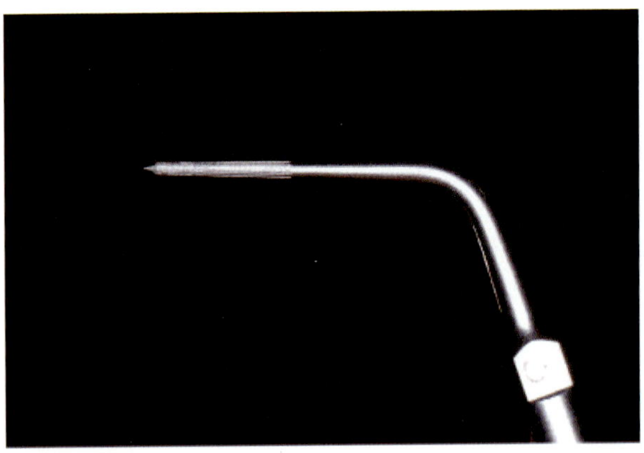 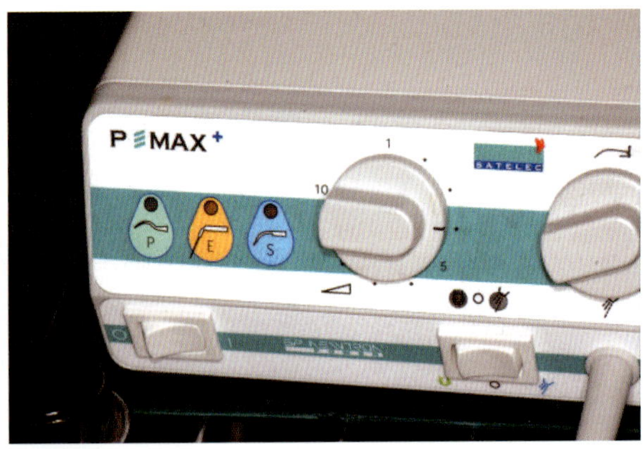

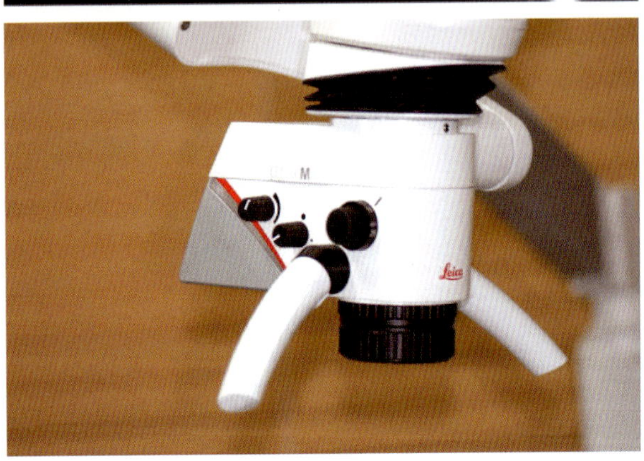 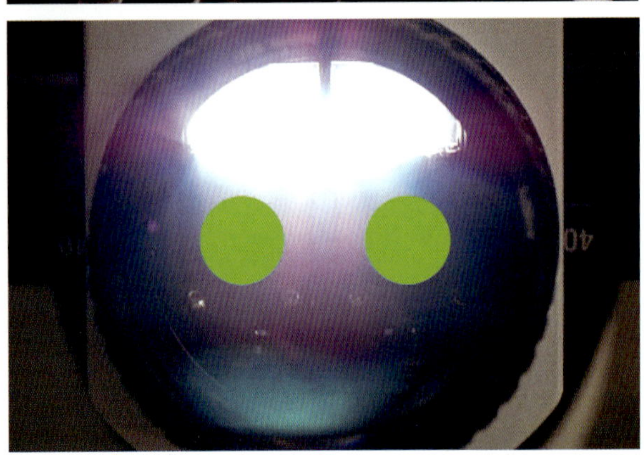

그럴 때는 근관치료에 쓰는 현미경과 초음파 팁 등이 유용합니다.

초음파기기 - Satellec Pmax,

초음파 팁 - Start X No. 3.

너무 강한 파워보다는... 약간의 진동을 줄 수 있는 정도의 약한 힘으로 스크류 파절 단면에 대고 슬쩍 역회전시켜줍니다.

헐거운 상태라면, 금방 제거할 수 있고, 꽉 끼어있는 상태라도, 일단 조금이라도 역회전에 성공하면, 그 이후로는 일사천리입니다. 물리시간에 배웠듯이 정지마찰계수에 비해, 운동마찰계수가 작으니까. ㅎ

이때도 픽스쳐 내부 나사부가 손상되지 않게 주의하여야 합니다. 그게 가장 중요합니다.

그리고 만약에 스크류가 꽉 끼어서 돌지 않으면 어쩔 수 없이 회사의 스크류 제거 키트를 사용하여야 합니다. 많은 회사들이 스크류 제거 키트를 제공하고 있는데, 스크류 파절 시 영업사원들에게 연락하면 이 키트를 가져다줍니다. 그런데 처음부터 이 키트를 쓰시면 안 됩니다. 이 키트는 나사에 홈을 내거나 하여서 강한 힘으로 스크류를 역회전시키는 방법을 쓰는데... 잘못하면 스크류가 아닌 픽스쳐 내부나사를 손상시키게 될 우려가 있습니다. 그러니 아직 쉽게 돌릴 수 있는 스크류라면 잘 보고 정성껏 손으로 돌리시는 게 더 유리합니다.

스크류 제거 키트는 꽉 끼어서 도저히 안 돌 때 최후의 방법으로 사용하셔야 합니다. 그것도 실패하면 픽스쳐를 뺀다는 각오로! 만약 끼어 있는 스크류가 풀리지 않는다면... 어쩔 수 없이 픽스쳐 통째로 제거해야 합니다.

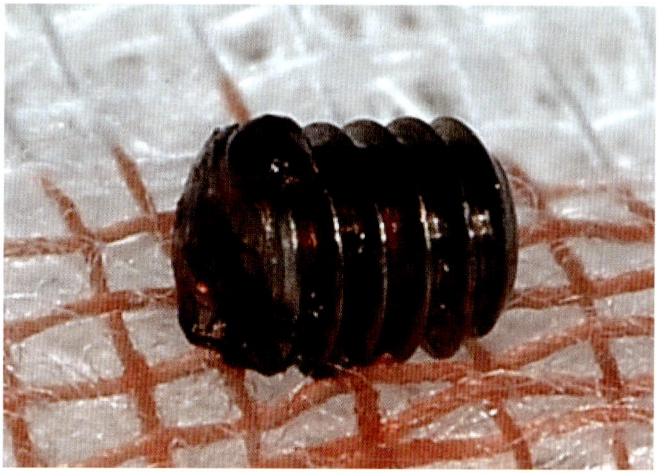

세서된 스크류 파질편입니다. 이린 증례의 가장 큰 문제는 지금 터치하는 곳이 스크류인지 픽스쳐 내부나사인지 어디가 어디인지를 알아볼 수 있는 시야입니다. 그런 작업에는 현미경이 매우 유용합니다.

Q "원피스 어벗이 안 좋다, 쓰면 안 된다."는 말을 듣고 안 쓰고 있지만, 왜 안 좋아요? 파절이 잘되나요? 아님 리타이트닝을 못해서 그런가요? 어쩔 수 없이 써야 하는 경우가 있다면 언제일까요?

은근히 어려운 질문을 하셨습니다. 저도 완벽에 가까운 대답을 하긴 어렵습니다.

1. 원피스 어벗처럼 최종보철 후에 재조임이 불가능하면 난감할 때가 있습니다. 재조임을 할 일이 아예 없다면 다행이겠지만, 실제 임상에서는 그런 경우가 종종 있거든요.

   Sink down이 되어 재조임이 필요할 때 못하고 계속 버티다 보면... conical surface에서 받아내던 힘이 스크류에 집중되어 결국 그 부위가 파절되는 경우가 있습니다.

2. 최종보철을 미루고 임시보철을 오래 사용해보면서 재조임 특성을 두고 본 적이 있었습니다. 그 결과가 좀 난감합니다. 어떤 경우에 좀 황당한 특성을 보입니다. 재조임을 여러 번 하여도 전혀 변화가 없어서 안정된 듯이 보였던 것이 어느 순간 갑자기 픽~ 하고 20° 이상 돌아가는 경우가 있습니다. 그리고 또 안 돌죠.

   어떤 상황일까... 여러 가지를 상상해서 추측해 보았는데... 가공에서 원의 중심이 편심으로 치우치거나, 원의 형태가 정원이 아니고 찌그러진 원의 형태로 가공된 게 아닐까 의심이 됩니다. 모든 가공이 정원에 정중심을 가질 수는 없을 것이고... 완성도의 차이가 있겠지요.

3. 그런 문제에도 불구하고 어쩔 수 없이 원피스 어벗을 써야 할 경우가 있습니다. 아주 작은 크기의 어벗이 필요한 때가 그런 경우입니다. 스크류가 따로 있는 어벗은 스크류 구멍 때문에 크기의 제한이 생기게 됩니다. 그래서 어느 이하의 작은 크기가 필요하게 되면 어쩔 수 없이 원피스 어벗을 쓸 수밖에 없습니다.

   그래서 만들어진 것이 직경 4.0mm짜리 원피스 어벗입니다. 그런 상황에서 거의 유일하게 사용 가능한 어벗입니다. 잠그기 위해서 전용 기구를 쓰셔야 하구요. 또 여러 번 재조임 확인 후에 최종보철 하시기를 권장합니다.

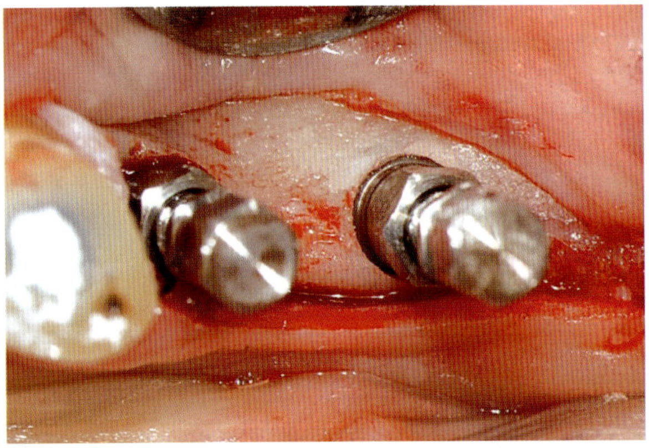
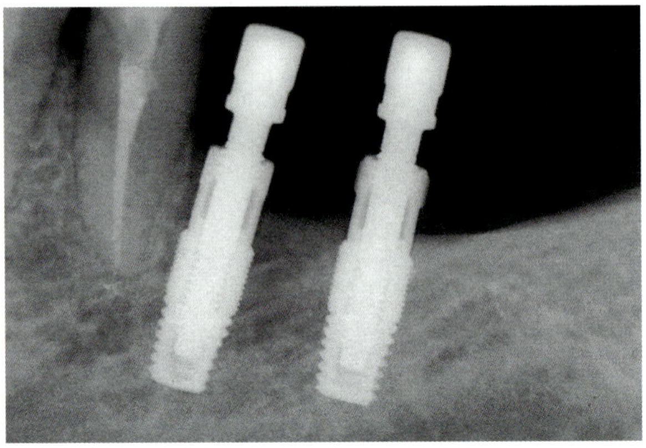

#36/37 부위 뼈가 좁아서, 넌헥스 픽스쳐 직경 4.0 - 길이 8mm 2개를 식립하고

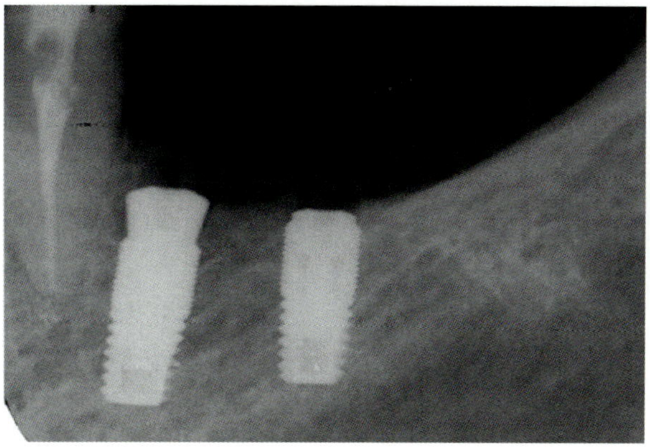

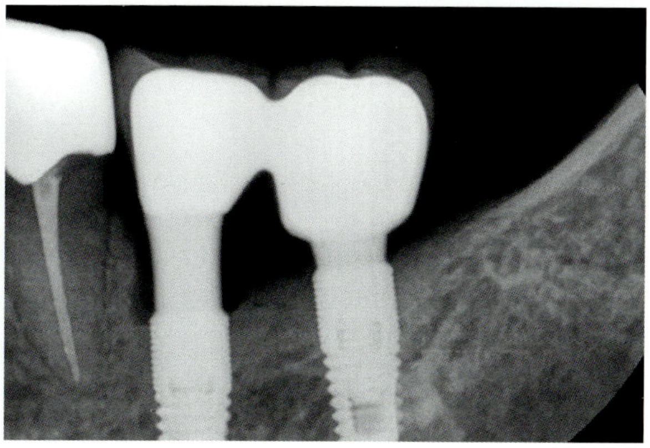

#36이 인접 소구치와 너무 가까워서, 좀 더 가는 어벗이 필요해 4.0 직경의 원피스 어벗을 쓴 증례입니다. 여러 번 리타이트닝 후 최종보철 완성하였고, 사진은 최종완성한 지 10년 후 리콜 결과입니다.

Q 30번대는 패쓰가 달라서 스플린팅을 하지 못한 경우고, 40번대는 스플린팅을 했습니다. 둘다 큰 문제없이 잘 쓸 수 있다고 보시나요?

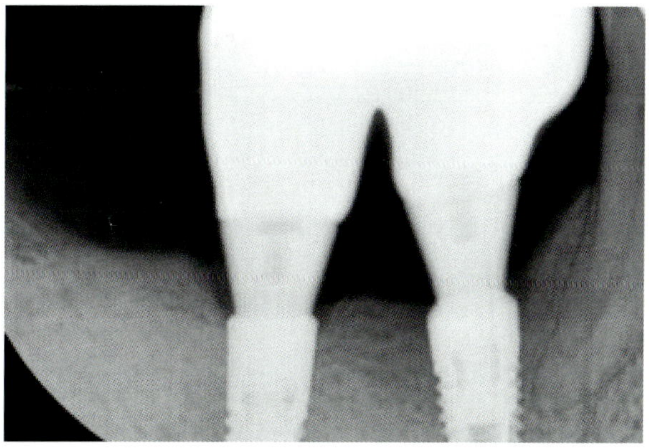

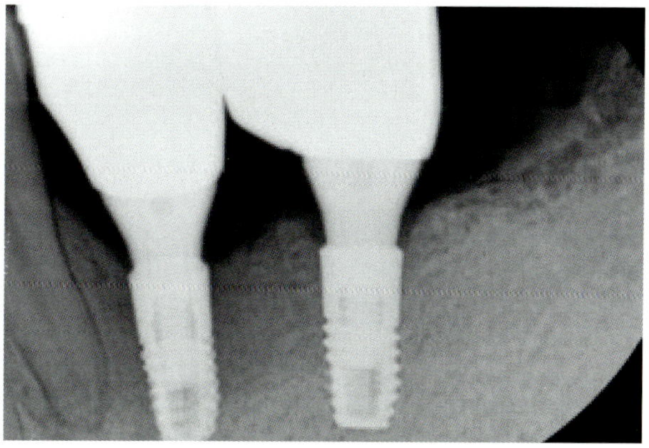

네! 큰 문제없이 잘 사용할 수 있습니다.

완전히 똑같냐? 그건 모르지만...

스플린팅이 중요했던 건 브레네막 타입에서 픽스쳐 어벗 커넥션이 측방력에 약해서 미세동요가 생기기 쉬웠기 때문이죠. 그러니 스플린트 효과가 임상 데이터에 큰 차이를 만들게 된 겁니다.

브레네막 타입으로 안정적인 결과를 만들려면 어벗의 미세동요를 막는 게 가장 중요하죠. 컴포넌트 정밀도, (스플린팅 시) 기공 정밀도, 트라이포디즘, 교두경사각, 교합면 크기... 이런 것들이 다 미세동요에 큰 영향 요소가 됩니다. 그런데 대부분의 임상가들은 그렇게 미세동요하고 연관지어 생각하지 않지요.

아스트라 타입은 미세동요에서 훨씬 유리합니다. 물론 싱글이 되면 내구피로강도에서 불리하긴 하죠. 하지만 제대로만 한다면 싱글이라도 문제가 될 확률은 아주 적다고 생각합니다.

단, 아스트라 타입에서는 커넥션에서 sink down 등으로 인한 체결력 감소를 재조임으로 해결하는 게 필요합니다. 물론 그래도 침하로 인한 문제가 완전히 해결되진 않지만 거의 대부분의 케이스는 문제가 안 생긴다고 생각합니다. 어떤 제품도 모든 면에서 완전하진 않아요.

Q 임플란트 보철 시 스플린트 하는 것에 대해서 어떻게 생각하세요?

스플린트... 지금 와 보니 참 간단하지 않은 주제입니다. 일견 스플린트가 응력 분산에 유리하다고 생각이 듭니다. 하지만 그건 잘된 경우입니다. 응력 분산의 이득을 보려면 모든 핏팅이 다 패시브하게 잘 맞아야 합니다. 핏팅이 잘 안 맞거나 패시브하지 않으면, 응력 분산이 아니라 반대로 캔틸레버처럼 작용하거나 응력 집중이 되어 버립니다.

예전의 브레네막 타입에서는 스플린트가 커넥션에서 측방력을 분산해줘서 장점이 되기 쉬웠겠지요. 브레네막 타입처럼 연결 부위가 flat할수록 sink down양도 적거든요. 반면, 아스트라 타입 같은 conical connection은 그 연결 각도가 steep할수록, sink down이 잘됩니다.

그런 아스트라 타입에서 스플린트의 이득을 보려면, 충분한 재조임 등을 통해서 커넥션의 안정을 확보해야 합니다. 즉, 스플린트 이전에 충분히 안정된 상태로 조여져 있어야 합니다. 재조임이 부족해 불안정한 상태에서... 보철 접착 후에 커넥션 부위에 변화가 생기면 당장 결과가 나타나진 않겠지만 결국 문제가 터질 수 있겠죠. 지반이 약해지면, 그 위 건물이 위험한 것과 마찬가지입니다.

물론 많은 경우에 문제를 가진 채로도 잘 버티고 임상적으로는 아무 문제없는 경우가 많아서... 모르고 넘어가기는 하죠. 일단 스플린트되면, 측방력도 분산되고 마모와 sink down 자체도 적게 일어날 테니까요.

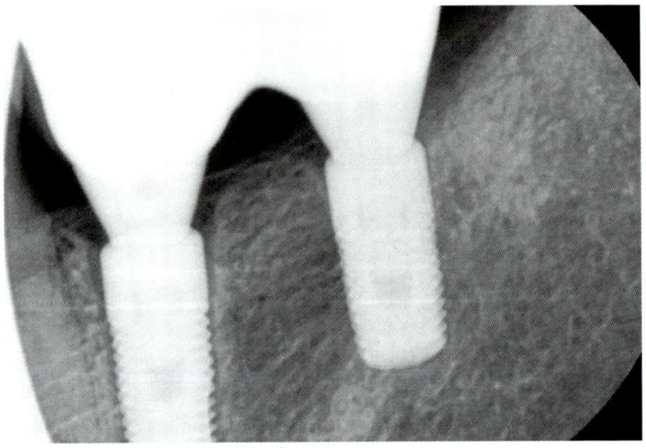

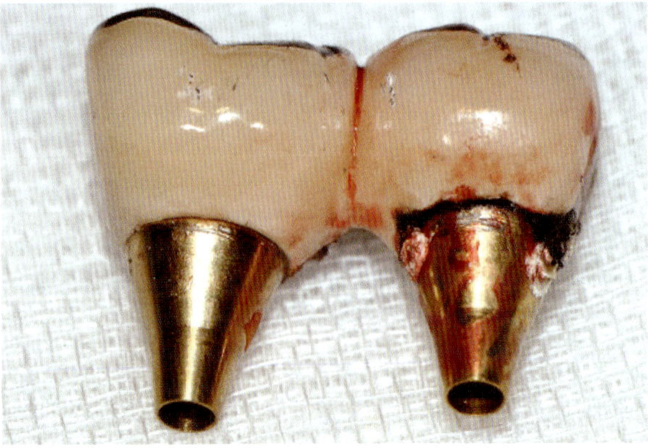

#6 픽스쳐 페일과 보철물 동요로 인해 어벗을 제거했는데, 스플린트로 인해서 #6 페일이 #7 페일로 도미노 효과가 발생할 수도 있었던 상황입니다. 다행히 크라운이 미리 탈락되어 다행이네요.

Q 여러 개의 임플란트를 스플린트 보철할 때, 원피스 어벗과 투피스 어벗의 차이가 있을까요?

2피스는 스플린트해도 되고 1피스는 안 된다?... 뭐 이렇게 이야기할 수는 없겠습니다.

하지만, 1피스가 안정적인 커넥션 연결 상태를 얻기에 더 시간과 정성이 필요하고, 문제 발생 시에 해결이 더 어려운 건 사실입니다. 1피스 어벗을 스플린트한 경우는 일단 흔들리면 보철물을 잘라서 빼 수밖에 없겠죠.

2피스 어벗이라면, 스크류가 풀려서 흔들릴 때 다시 조여주면 된다는 점에서는 유리하겠지만, 이 역시 1피스 어벗과 마찬가지로 시멘트 상태 자체를 미리 알 수 있는 방법은 없습니다. 즉, 1피스든 2피스든 스플린트 보철한 경우에 한쪽 시멘트가 녹아도 모르고 넘어가는 건 마찬가지입니다.

어떤 면에서는, 스플린트를 통한 응력 분산의 이득을 얻으려는 것보다 모두 싱글이 더 합리적인 방법일 수도 있습니다. 연결부 조임과 적합도 확인에 유리하고, 문제 발생 시에 파악이 되기 쉽고, 문제가 다른 치아로 파급되지 않는 면에서 유리합니다.

다시 정리하자면,

1. 꼭 스플린트하면 더 좋은지 경험적으로 차이를 느껴본 적이 없습니다. 즉, 싱글로 했을 때 연결하지 않은 이유로 실패했다는 생각이 들었던 적이 없습니다.
2. 스플린트를 하면 접착 시에는 확실히 편합니다. 술자의 일이 줄어들죠.
3. 패시브 핏, rigidity, 변화없음 이 세 가지는 스플린트 시에 필수 조건이 되겠습니다. 이를 확보하지 못한다면 응력 분산이 되지 않고 오히려 반대로 약한 곳에 응력이 집중될 것입니다.

결국 결론은 스플린트가 항상 최선은 아닐 수 있으며, 스플린트를 하더라도 충실한 리타이트닝 후에 해라... 이겁니다.

Q 그러고 보면, 브레네막이 sink down이 적어서 나름 장점이 있네요. 그럼에도 불구하고 시장점유율을 아스트라 타입에게 추월당한 이유는 뭘까요?

브레네막이 sink down이 적고, 스플린트 상태에서는 micromobility조차도 훨씬 감소하는 장점은 사실이죠.

- 그럼에도 불구하고 인기가 떨어진 이유가 뭘까요? 픽스쳐 레벨 인상의 번거로움과 부정확함? 어벗 레벨 임프레션 코핑이 없어서? 같은 직경에서 아스트라 타입보다 강도가 약해서?

브레네막의 가장 큰 단점은 VD죠. 고경이 제일 큰 문제입니다. 그래서 보철한계가 많아요. 그런데 특성상 오히려 높게 심어야 하니까... 잘못 심은 걸 커버하려면 VD 여유가 많으면 편한데, 브레네막은 그걸 별로 허용하지 않으니까...

아스트라 타입이 가장 많이 팔리는 이유가... 별 생각없이 심어도 해결하기 제일 편하다는... 그래서 임플란트가 daily practice인 우리나라는 아스트라 타입이 제일 많이 팔리게 되어 있어요.

Q 제가 가장 궁금한 건, 좋은 결과를 가져오는 제품의 조합입니다.

1. 픽스쳐는 어느 회사, 어떤 제품, 어떤 사이즈가 좋을지,
2. 드릴링 키트는 무엇을 써야 할지,
3. 어벗 사이즈는 무엇인지가 궁금합니다.

- 픽스쳐는 어느 회사, 어떤 제품, 어떤 사이즈가 좋을지.

좋은 결과를 가져오는 조합이 따로 있다기보다는 기본 원칙에 맞으면 거의 다 좋은 결과가 온다고 생각합니다. 픽스쳐는 가공이나 표면에 특별히 문제가 없다면 대부분 쓸 만합니다. 사이즈도 직경 4.5에 길이 8 정도면 (지연부하의 경우) 기능에 충분하다 생각합니다. 더 크면 뼈를 많이 삭제하게 되니 꼭 좋은 건 아니에요. (즉시부하나 조기부하는 별도.)

- 드릴링 키트는 무엇인지.

드릴링 키트의 가장 중요한 점은 삭제력입니다. 일단 드릴링이 잘되어야 하는 거죠. 의외로 잘 안깎이는 드릴 키트가 많습니다. 사용하다 보면 습관이 되어서 못 느끼게 되지만 제가 여러 가지 드릴 키트를 사용해보고 비교해보면 삭제력의 차이가 많더군요.

저는 오스템의 1-2-3 키트를 추천합니다. 깊이 식립하는 경우나 플랩리스 수술의 경우에 테이퍼 키트로는 불가능에 가깝습니다.

– 어벗 사이즈는 무엇인지.

어벗도 스크류 따로인 2피스에 직경 4.5~6.0에 G/H 4~6mm 정도면 좋은 결과를 보입니다.

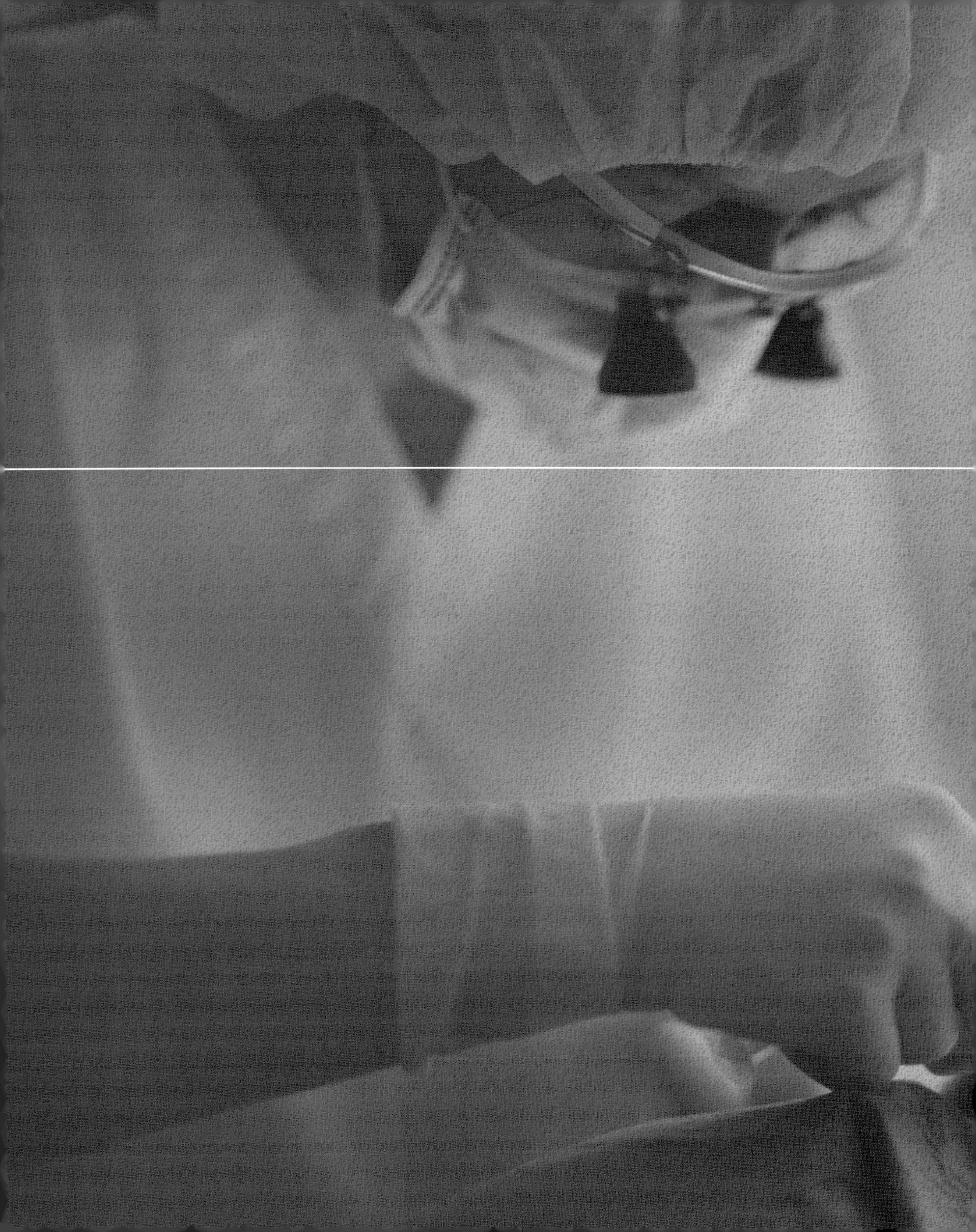

SURGERY

CHAPTER 2 수술

01-수술의 기본

02-상악동

03-Bone height가 부족한 경우

04-Bone width가 부족한 경우

05-상악 전치부

01 수술의 기본

001 뼈 있는 곳이 어디일까

임플란트 수술은

- 적절한 어벗 연결과 보철이 가능한 범위에서
- 픽스쳐를 뼈 속에 여유 있게 넣는 것입니다.

단, 여기서 뼈는

- 수술 당시의 상태는 물론이고
- 미래의 bone housing을 좀 더 염두에 두어야 합니다.

5.0 * 08 / 4.5 * 08 X 2

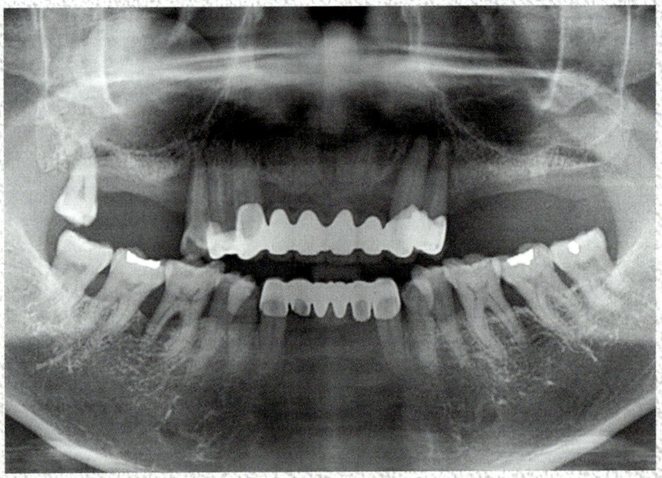

10번대 #5/6/7을 수술한다고 하면,

일반적으로는 sinus graft를 거하게 할 수도 있겠지만

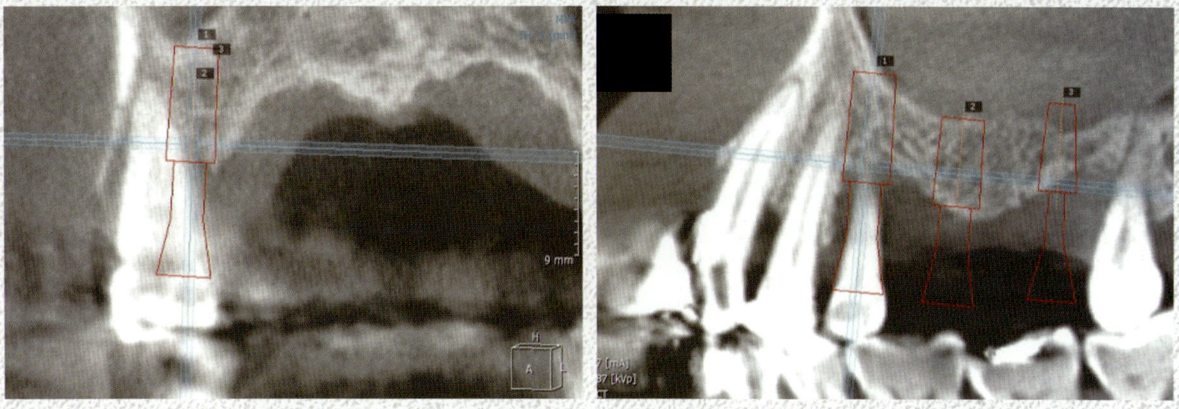

#5는 발치 전 palatal 쪽에 드릴링을 해놓으면 발측으로도 식립이 가능할 것 같아서

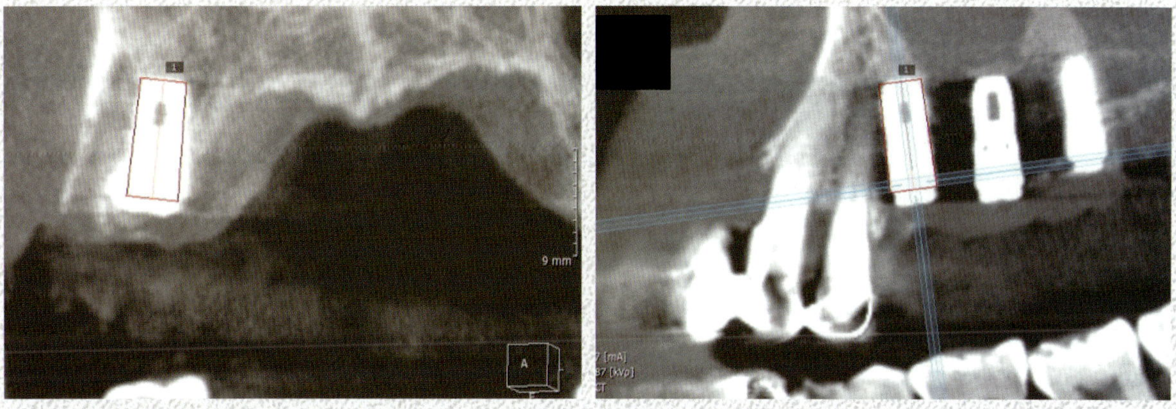

그렇게 수술을 끝냈고

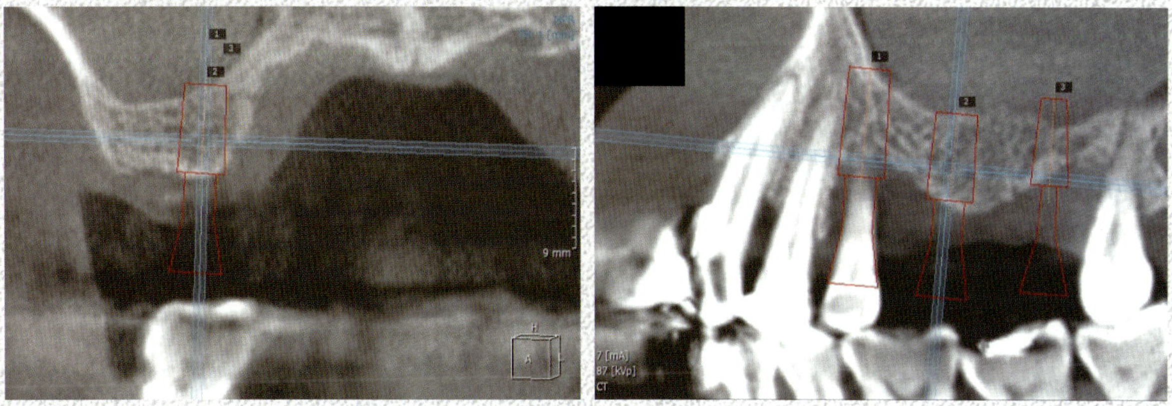

#6 역시 정작 픽스쳐를 심을 부위는 뼈가 여유가 있군요.

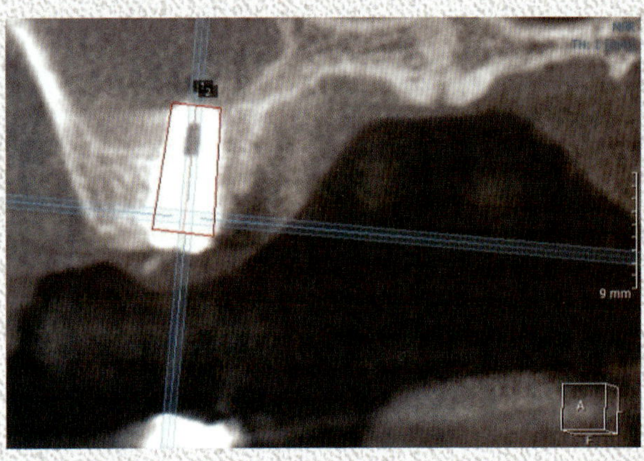

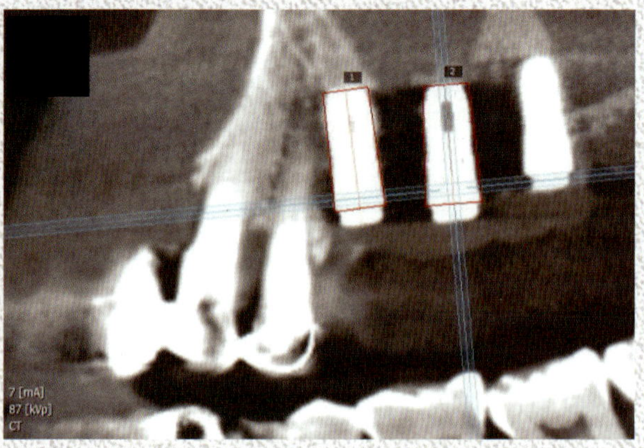

그대로 심어줍니다.

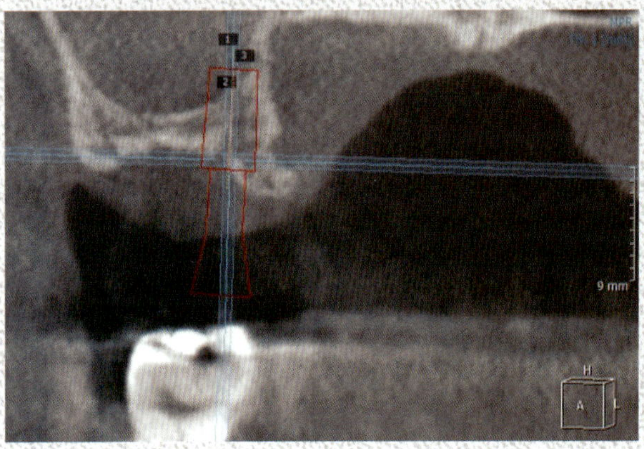

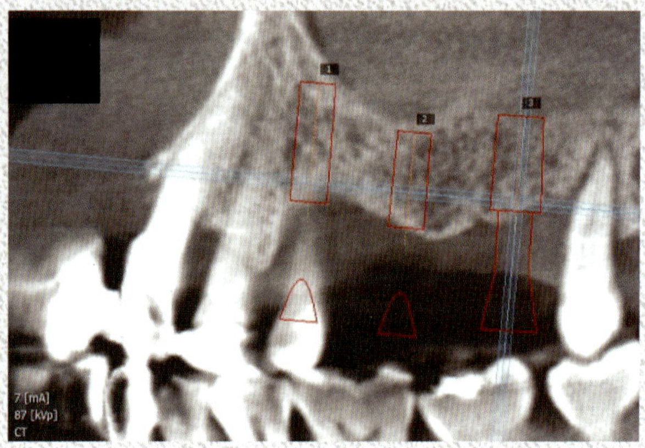

#7은 다소 뼈가 모자라서, crestal로 약간의 이식을 고려해봤습니다.

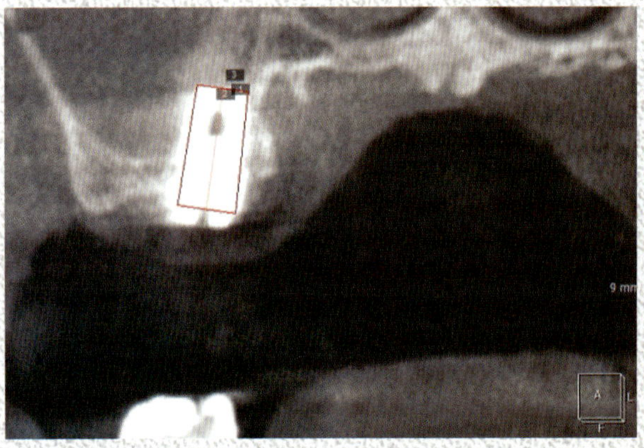

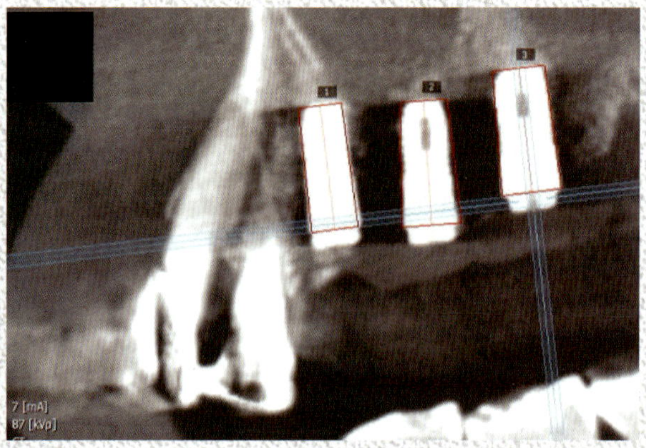

이렇게 뼈 있는 곳에 잘 조준해서 심으면,

- 환자 입장에서 부담스러운 bone graft를 최소화할 수 있고

- 자가골이라서 장기적 성공률도 높으며

- 시술기간도 줄일 수 있어서 장점이 많습니다.

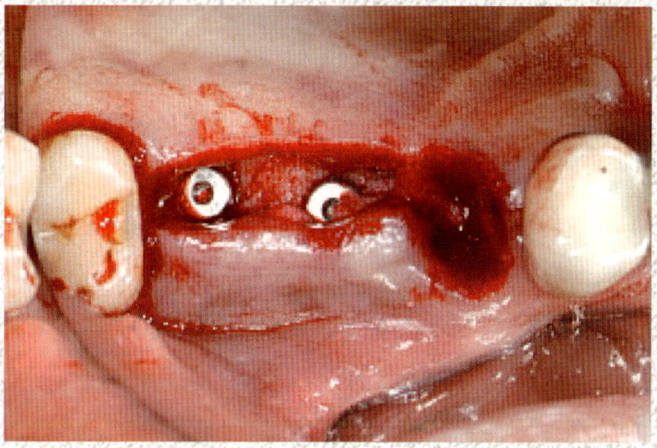

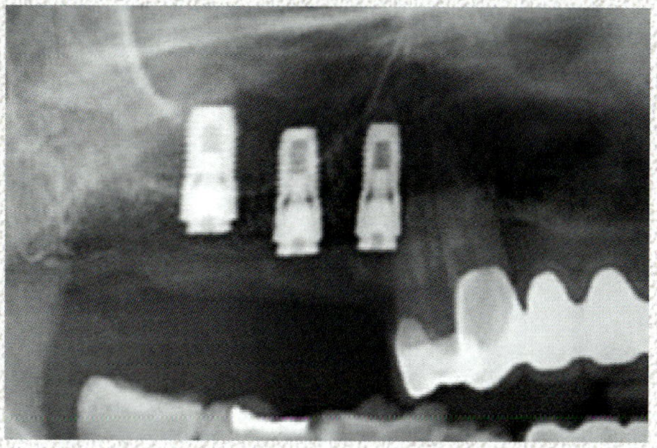

시술 직후입니다.

치은이 두꺼운 편인데, 이런 경우 커버 스크류를 약간 높은 걸 쓰면 2차 수술이 쉽고,

이후 본 리모델링 기간이 줄어들어 편리합니다. 낮은 커버 스크류를 쓰면 2차 수술할 때, 깊게 파헤쳐야 하는 경우가 있죠.

Q 발치와를 처음 채우는 혈액과... 살라인으로 세척 후 그 다음 나오는 혈액의 퀄리티 차이가 있을까요?

혈액성분의 차이가 있는지는 모르겠구요... 처음에 나온 혈액을 석션 하거나 세척했을 때, 또다시 그만큼의 혈액이 온전히 나와서 시술 부위를 채워줄지가 불확실하니... 저라면 처음 것을 어지간하면 안 건드리고 싶네요. 가장 중요한 건 blood로 채워주는 거니까.

Q 픽스쳐 위에 블리딩이 가득찬 상태로 힐링이나 커버 스크류를 조이면, 그 사이 blood가 말썽을 일으키지는 않나요?

물론 미리미리 씻어줄 수 있다면 좋겠지만... 그 혈액이 말썽을 일으키지는 않습니다. 즉, 굳어서 풀 수 없게 되거나 하지 않습니다. 다음 과정에서 풀어보면 그냥 안에 피가 있을 뿐입니다. 잘 씻어내고 다음 과정으로 넘어가면 됩니다.

Q 발즉에서 갭에 뭔가를 넣어 줄 때와 그냥 놔둘 때... 그 기준이 뭘까요?

저는 뭔가를 넣어서 갭의 크기를 줄이는 것보다는 안 넣는 편입니다. 자가혈액이나 자가골을 넣는 것은 찬성이지만... 일이 많고 오염될 가능성도 있죠. 그 외 인공이 가미된 일반적으로 파는 재료는 오히려 힐링을 방해한다고 생각합니다. 발즉에서 잔존골에서 고정을 얻고 갭에 피를 잘 채운다면 만족합니다. 그래프트 재료는 조직이 아니고 가루 형태의 임플란트입니다. 골재생에 정말 도움이 될지는 알 수 없습니다. 공간을 채우는 효과는 있겠습니다만...

대신, 심한 우식이나 파절 등으로 발치하는 경우와 달리, 치주질환으로 발치하는 경우에는 깊숙한 곳까지 상피가 내려와 있지는 않은지 확인해봅니다. 그런 경우는 확실하게 큐렛을 해주거나, 뼈가 다시 차기를 기다려서 나중에 식립하기도 합니다.

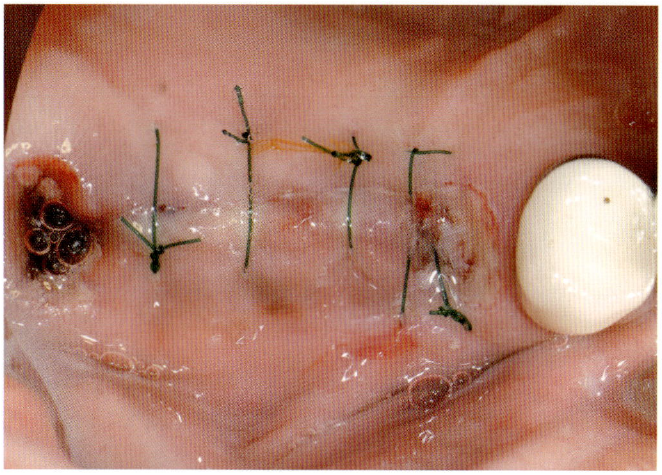

#5 발즉은 깊게 식립되어, 별다른 조치 없이도 submerge가 가능했습니다.

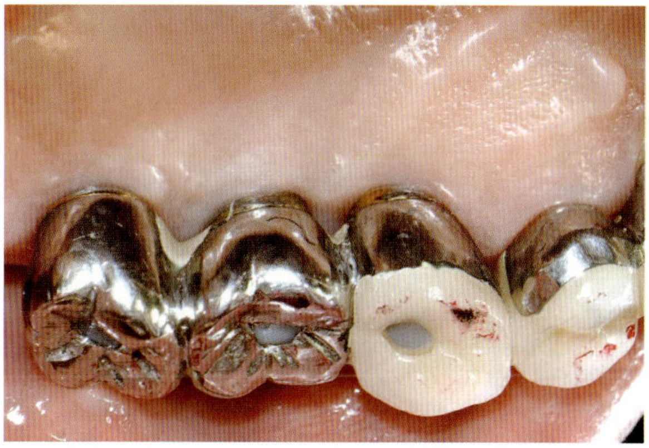

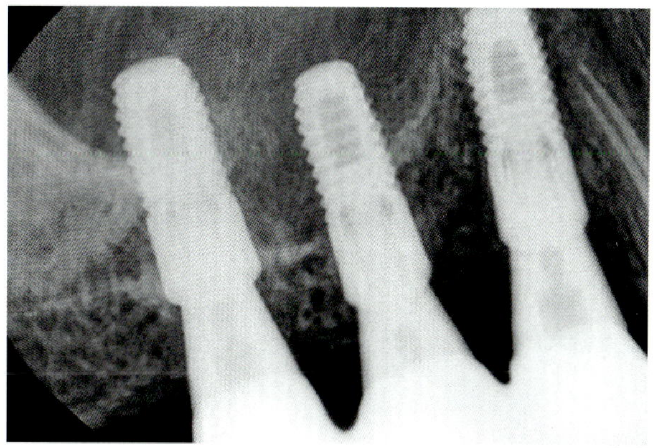

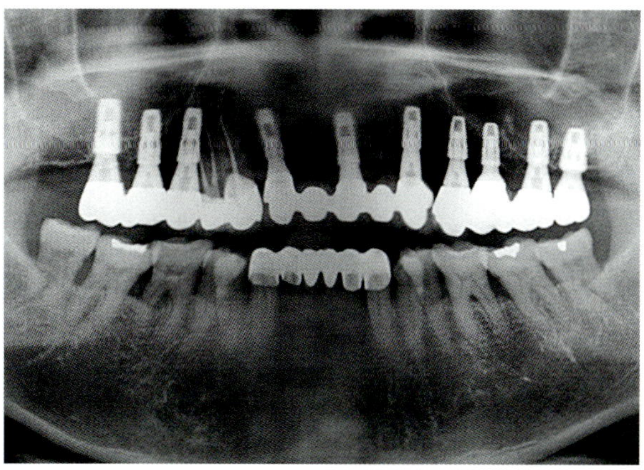

5년 후 상태입니다.

X-ray만 보면 '누가 상악동에 픽스쳐를 빠뜨렸어.' 싶겠지만,

실제로는 꽤 신중한 수술의 결과입니다.

Q 커버 스크류를 높은 걸 사용하면 환자가 혀로 건드리는 경우가 많지 않을까요? 그러면 2단계 수술의 장점도 약해지고, S/O 하러 온 날 힐링으로 바로 바꿔줘야 하는 경우도 생기는 것 같아서요.

깊게 심었을 때... 원래 본레벨 정도로만 높이를 높여주는 게 긴 커버 스크류에요. 그게 본레벨보다 위로 올라오거나, 원래 연조직이 얇다면... 그럴 위험도 있죠. 그래서 높이 0/1/2/3mm짜리를 구분해서 써야 해요..

아주 깊게 심다 보면 높이 2mm짜리 롱 커버 스크류도 부족해서, 직경 4.0에 G/H 3mm짜리 힐링을 끼우고 submerge시키기도 합니다. 그러다 보면 나중에 살짝 노출되는 수도 있습니다만, 아무 문제없었습니다.

힐링으로 바꿔주지 않아도 아무 문제가 없나요?

물론 미리 알게 되어서 힐링으로 바꿔주면 좀 더 확실하겠습니다 아예 submerge시키는 것이 아니고 구강내에 노출된다면, 치은높이보다 1-2mm 높은 것이 위생관리에 유리한 건 맞으니까.

하지만 힐링으로 안 바꿔도 대부분 거의 문제없던대요? 환자의 위생관리에 문제가 없다면 염증도 안 생기고, 염증 없으면 거의 아무 일 없습니다. 2차 수술 때 뚫린 거 처음 보기도 하고 그런 경우도 있어요. 그런 경우도 대부분 별 문제없습니다. 아마도 깊이 심은 것이 이런 경우에도 도움이 되는 것 같습니다. 얕게 심어진 경우 힐링 노출은 골 소실이 많은 것 같습니다.

Q 아스트라 타입의 경우 골반응이 유리하도록 bone housing 내에 깊게 심는다면 골이 증식하는 방향으로 반응이 일어나는 것 같은데, 전치부에서도 골폭만 괜찮다면 아스트라 2피스 타입이 원바디보다 나을까요?

상악 전치부 경우 저는 다른 분들보다 상당히 구개측으로 깊게 심고 있습니다. Retrievability를 위해서 당연히 2피스 타입 어벗을 쓰고 있구요. 임상적으로 나름 괜찮은 결과를 얻고 있습니다.

하악 전치부는 무조건 오스템 MS를 씁니다. 원바디라고 다 비슷하지 않답니다. ㅎ

Q 테이퍼 드릴을 쓰는 경우가 많던데, 원장님이 쓰시는 straight drill도 소개해주세요~ ^^

Stopper가 있는 테이퍼 드릴은... 골 상부가 평탄하지 않고 스타퍼 위치가 부적절한 경우 아주 난감한 상황이 됩니다. 물론 상부를 평탄하게 갈아버리면 되겠지만 그게 적절치 않은 경우도 있고 그렇게 하고 싶지 않을 수도 있으니까요. 또 플랩리스 서저리는 드릴링이 아예 불가능해집니다.

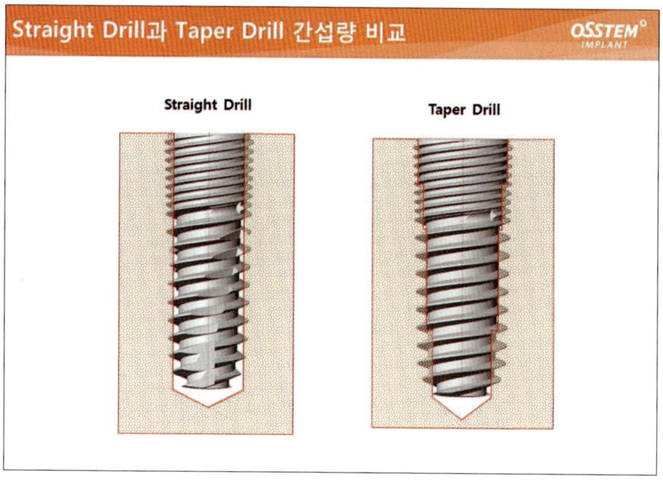

이런 사진을 보면, '테이퍼 드릴이 픽스쳐랑 더 잘 맞네.' 이렇게 생각할 수도 있지만,

뒤집어 생각해보면

- 더 깊게 또는 얕게 심고자 조절하거나

- 골질 등에 따라 구간별 드릴링 사이즈를 조절할 수 있는

상황별 융통성은 스트레이트 드릴만이 가지는 장점이지요.

지금까지 수많은 임플란트 서지컬 키트를 사용해 보았습니다. 국내·외 여러 회사... 적어도 20가지 이상의 키트. 그 중에서도 이 1-2-3 키트가 현재 최상의 드릴이라고 생각합니다.

장점은...

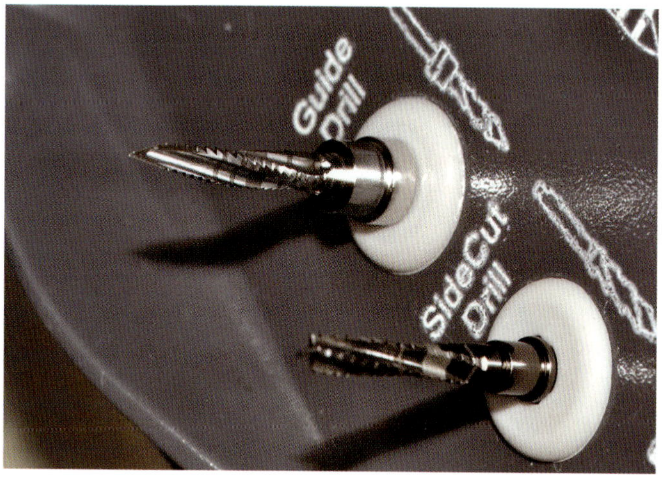

1. Initial drill

키트에 guide drill이라고 되어 있습니다. Lance drill 팁에 side cutting 기능을 더한 드릴입니다. 2.0-2.7mm의 앞쪽 테이퍼에 뒤는 스트레이트 구간을 갖고 있는 형태입니다. 특성은 어떤 식의 삭제도 다 가능합니다.

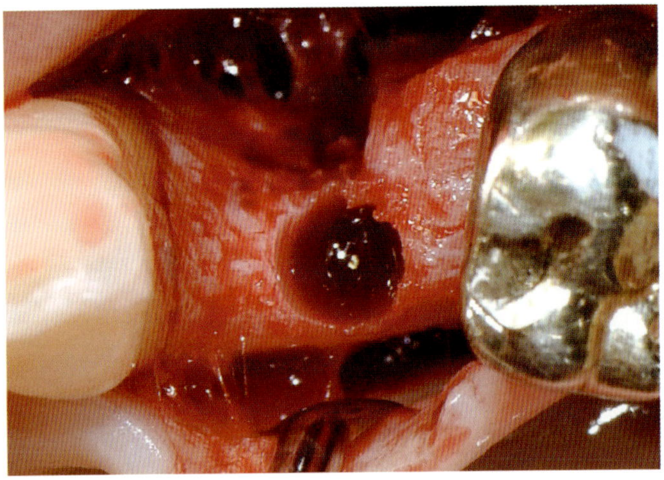

실제 수술을 들어가보면,

뼈가 넓고 평탄해서 순서대로 드릴링만 하면 되는 경우는 많지 않습니다.

동심원 형태로 깎는 경우보다는...

어떤 방향으로 삭제하기 위해, 또는 어떤 방향으로는 삭제를 피하기 위해

의도를 가지고 기존의 드릴링을 수정해야 하는 경우가 대부분입니다.

이 가이드 드릴은 직진, 옆으로, 각도 바꾸기, 휘젓기... 그래서 드릴링이 어려운 다양한 상황에 대응이 좋습니다. 경사진 뼈, 발치와, 골질이 달라지는 경계면 그리고 위치 수정까지... 다 가능하게 해줍니다. 삭제력이 워낙 좋아서, 바로 아래의 SideCut drill이 별도로 필요가 없을 정도입니다.

2. 파이널 드릴

절삭력이 뛰어나고 드릴의 전체 길이가 적당하여 드릴 익스텐션이 거의 필요 없습니다.

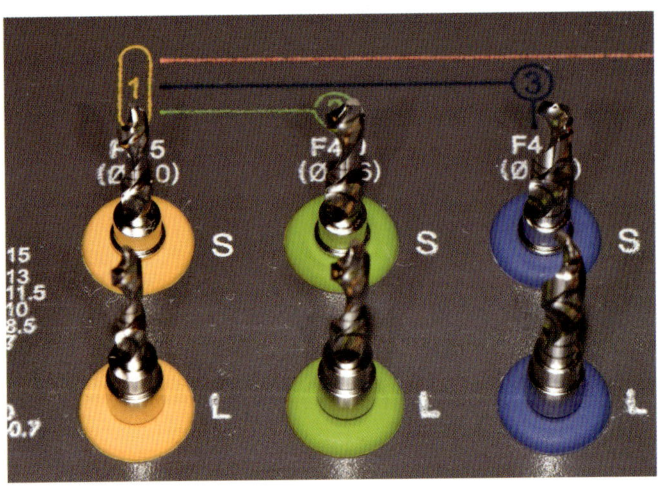

드릴 익스텐션 쓰면 되지 뭐가 문제냐 하실 수도 있는데, extension을 쓰면 드릴링의 안정성과 정밀도가 떨어지고, 심지어는 사용 중 드릴이 쑥~ 빠져버리는 경우도 있습니다. 길이가 2-3mm 길고 짧음이 임상에서는 의외로 중요합니다.

3. 단순한 구성

원래 개발의 주목적이 점프업이라서 갑자기 큰 직경으로 건너뛰는 기능이 좋고, 갈아 끼는 stopper를 사용하기 때문에, 전체 드릴 수가 적어져서 쉽게 사용할 수 있습니다. 드릴 개수가 많아 봤자, 키트 가격만 비싸지고, 세척만 번거로울 뿐이죠. 또한, stopper가 1mm 간격이라서 상악동이나 하악관에도 조심스럽게 사용 가능합니다.

Q 1-2-3 키트에서 갑자기 큰 직경의 드릴로 건너뛰어 드릴링 해보면, 드릴이 뼈에 들어가는 초반에 좀 튀는 느낌이 들더라구요. 그래서 저는 이럴 때면 rpm을 조금 더 높여 상부 드릴링을 하고 다시 원래 rpm으로 되돌아가서 마무리하는데요. 원장님께서는 어떠신지요?

맞습니다. 골질에 따라 그럴 수 있습니다. 저는 low RPM보다는 충분한 삭제력을 가질 수 있는 1,500-2,000RPM이 좋다고 생각합니다. 물론 모터에 따라 저회전에서도 좋을 수도 있겠죠.

제가 생각하는 핵심은 무리한 힘으로 누르지 않는 것입니다. 회전수가 마찰열을 만들지 않습니다. 거기에 누르는 압력이 보태져야 합니다. 튀는 것도 마찬가지입니다. 고회전이라도 천천히 진행하면 덜 튀게 됩니다. 삭제력이 좋아서 마찰열도 적구요. 저회전이 답이 아닐 수 있습니다. 수술용 엔진 페달로 속도 조절이 쉬운 엔진은 고회전에 맞춰놓고도 발로 저속~고속의 속도를 필요에 따라서 조절하며 드릴링이 가능합니다. 아주 유용합니다.

저회전은 아주 골밀도가 낮은 경우에 사용합니다. 낮은 회전수로 조심해서 드릴링 하고 조심해서 빼내면 드릴공 크기를 작게 유지하기에 유리합니다.

같은 직경의 드릴이라도 어떻게 드릴링 하느냐에 따라 드릴공 크기가 약간 달라질 수 있습니다.

(또 골질이 치밀한 경우 드릴링 시 삭제된 뼈를 모으려면 주수 없이 천천히 드릴 하시면 삭제된 뼈가 밖으로 다 나가기 전에 드릴 사이에 끼어 있을 때 모을 수도 있습니다.

드릴이란 삭제를 위한 도구라서 삭제에 불리한 깎인 뼈들을 빨리 배출하게 되어 있습니다. 그래야 저항없이 잘 삭제할 수 있으니까요. 그런데 천천히 돌리면서 그 기능이 발휘되기 전에 뼈를 모으는 거죠. 그 뼈가 이식에 좋은지, 아닌지는 잘 모르겠습니다).

Q 깊게 심으려고, 10mm 테이퍼 드릴로 drilling 하고, 8.5mm 픽스쳐를 넣는 경우도 있던데... 좀 부정확한 거 아닌가요? 꼬리를 길게 프렙하고, 머리를 억지로 깊게 우겨넣는 느낌?

테이퍼 드릴은 그렇게 맞추려면 계산이 복잡할 걸요. 아래만 비겠죠... 무른 골질 같으면 뭉개고 들어가겠지만... 이론적으로 테이퍼 드릴이 목표로 하는 드릴-픽스쳐 겹침 그림하고는 딴판이 되겠죠. 굳이 하려면 스토퍼 없는 테이퍼 드릴을 써야 해요. 원래 제 길이의 드릴로 깊게 넣어야...

- 깊게 심는 게 좋다고 하니까, 그렇게 한 치수 긴 걸로 드릴링 하고 깊게 넣는 샘들이 생기더라구요.

뼈만 잘 받아준다면 대충 해도 다 되죠. 이렇게 드릴링 해도, 저렇게 해도... 그런데 한번 제대로 임자 만나보면 생각이 달라질 거예요.

제대로 깊게 심으려면 stopper 있는 테이퍼로는 어려워요. 스타퍼가 없는 테이퍼 드릴이 필요한데, 시중에 거의 없는 거 같아요. 그러니 스트레이트 드릴을 사용하여야 합니다.

002 드릴링 포인트 잡기

수술할 때의 실제 문제는 '시티와 구강내를 어떻게 일치시킬 것인가.'인데,

지도만 있고 정작 자신이 어디 있는지를 모르면, 여행할 때 여전히 막막한 것과 마찬가지입니다.

그럼 드릴링 포인트를 정하는 것부터 보겠습니다.

드릴링 포인트를 제대로 잡으면, 임플란트 수술은 절반 이상 끝난 셈입니다.

5.0 * 10 / 4.5 * 10

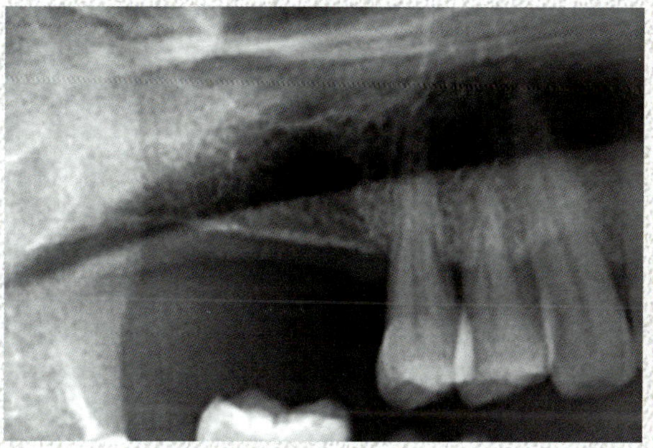

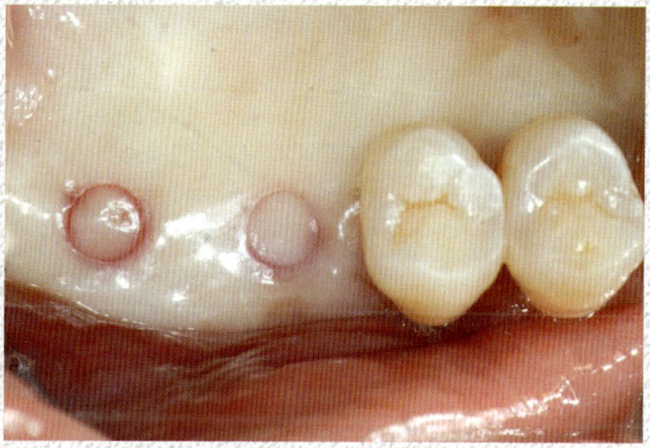

일단 뼈가 여유로운 증례부터 보죠. 상악 #6/7

수술은 술자의 직관을 최대한 활용하는 것이 편합니다.

핸드피스에 끼운 외경 4mm punch drill로 '여기쯤 심을까?' 싶은 부위에 눌러서 표시합니다.

드릴을 돌려서 잇몸을 잘라내는 것이 아니라, 그냥 꾹~ 눌러서 indentation을 주는 겁니다.

드릴링 포인트를 정할 때 인접치에서 몇 mm 떨어지는 걸

프루브 등으로 따로 재서 정하기는 너무 번거롭습니다.

4mm 가량의 원 모양을 치은에 찍어 놓으면,

- 그 마크가 눈금 역할을 하고,
- 그 포인트가 적정한지 직관적으로 쉽게 알 수 있습니다.

그리고 그 원 가운데에 temp bond 등을 살짝 발라줍니다.

방사선불투과성으로 잇몸에 잘 달라붙고 금방 굳는 재료면 됩니다.

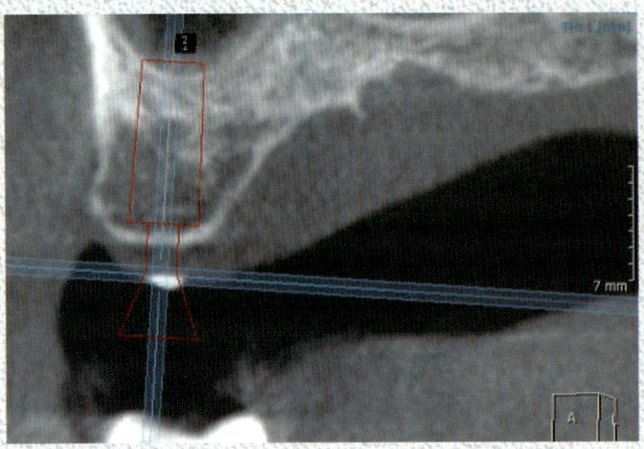

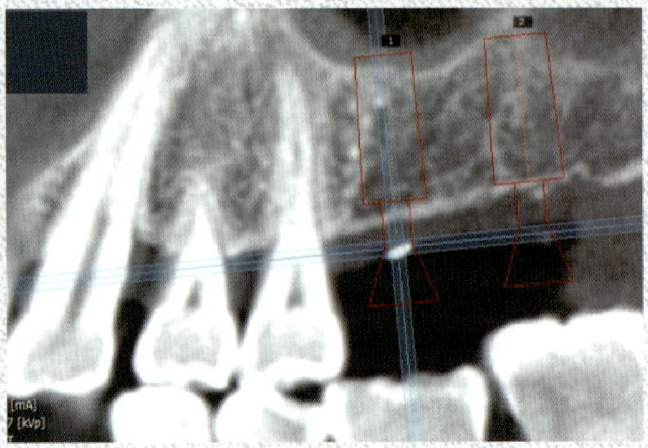

시티를 찍어서, 그 포인트를 중심으로

원하는 픽스쳐와 어벗 디자인을 시티상에서 위치시켜봅니다.

그 결과, 가상의 픽스쳐 옆으로 2-3mm의 bone housing 여유가 있으면

일반적으로 플랩리스도 안전하다고 생각합니다.

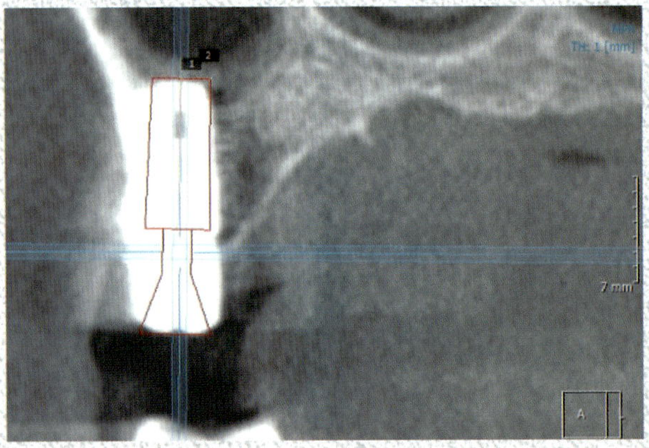

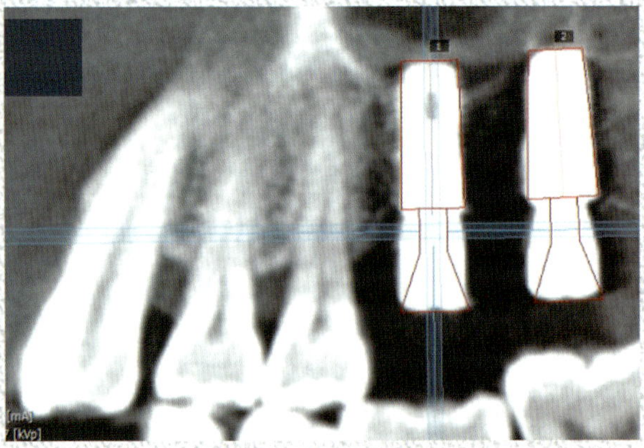

식립 후 시티입니다.

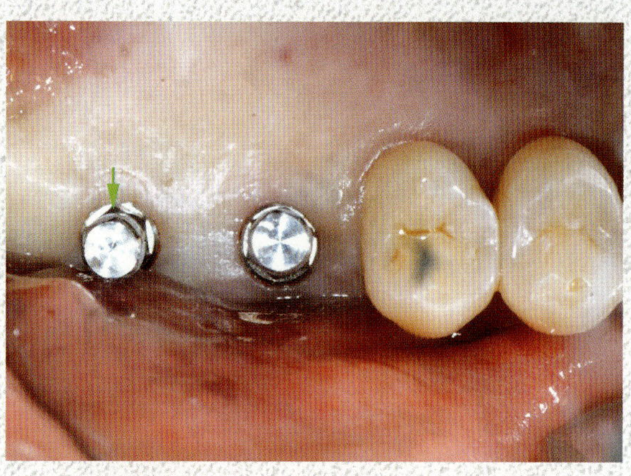

#6은 그대로 식립했는데,

#7은 원래 예상보다 2mm가량 협측으로 이동했군요.

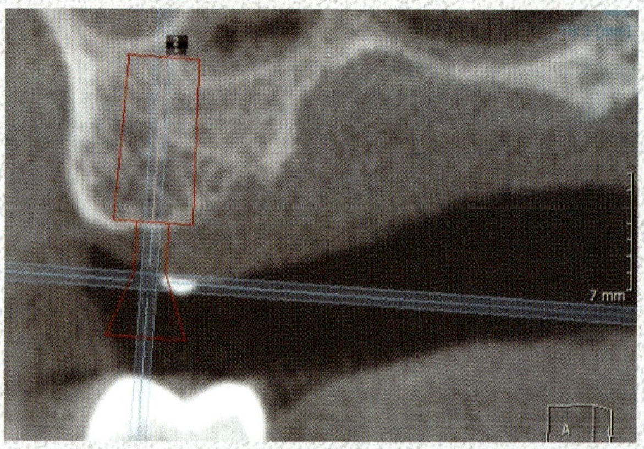

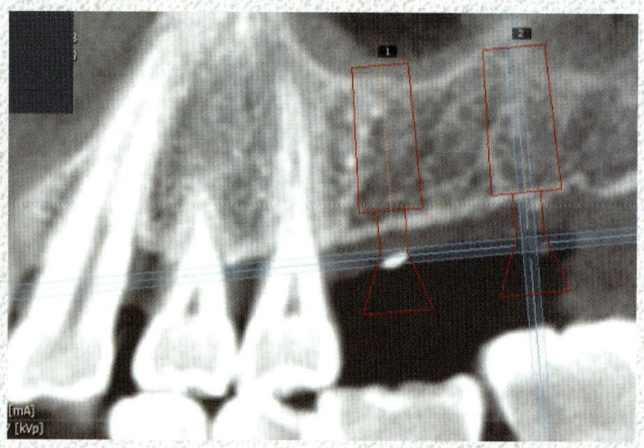

수술 전 시티에서 temp bond 중심에서 협측으로 2mm 위치가 더 적절하다 판단해서

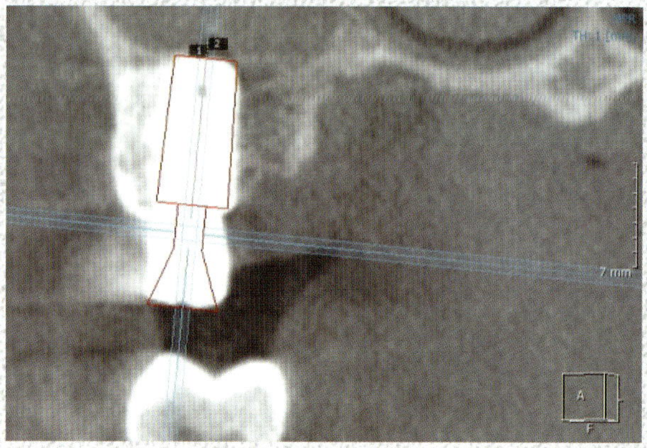

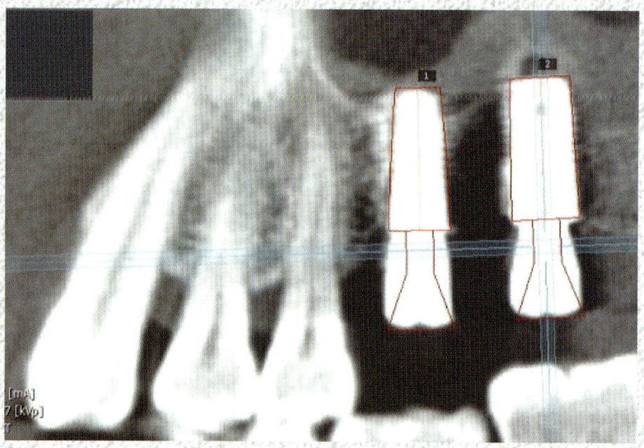

그렇게 수술한 결과입니다.

물론 이런 플랩리스는 오차가 있습니다만,

오차는 플랩을 열고 하는 수술에서도 마찬가지로 발생합니다.

플랩리스냐 아니냐는

- 각 증례별 수술 상황과

- 술자의 숙련도,

- 환자의 특성

등을 종합적으로 판단해 결정하면 됩니다.

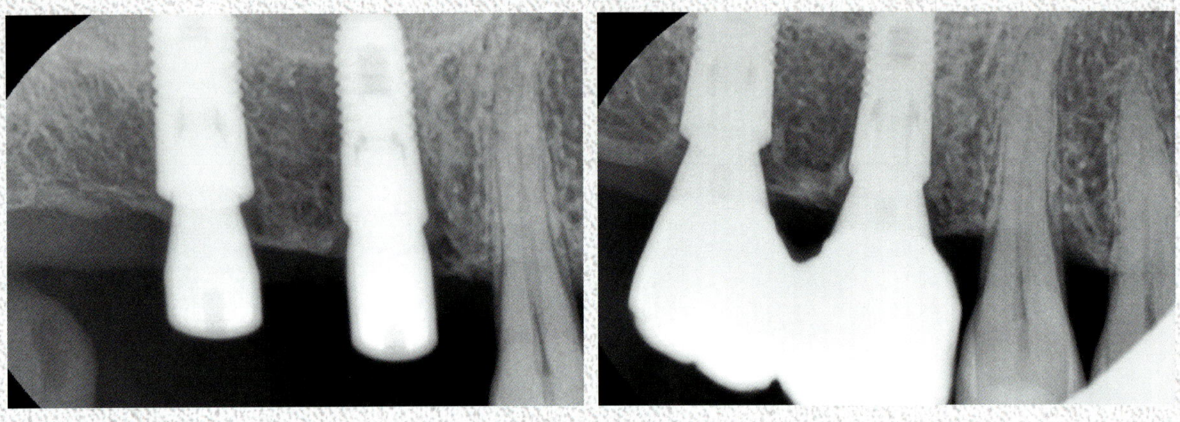

수술 직후 사진이고(좌),

5년 후 상태입니다(우).

Q Drill stopper에 대해서는 어떻게 생각하세요?

- 드릴 주위 360°의 본레벨이 일정치 않고
- 드릴 사이즈가 커지면서 stopper가 닿는 본의 기준점도 달라지게 되어

stopper가 크게 도움이 되지 않는 상황도 많아요. 물론 릿지 상부를 평평하게 갈아 놓으면 되겠지만 그럼 치은과 bone 사이가 공간이 생기게 되어서 잇몸이 헐렁거리는 것도 싫고... 그래서 사실 저는 stopper를 쓰지 않습니다.

해부학적으로 위험한 구조물과 거리에 여유가 없어서 아주 조심해야 할 경우에는 물론 스토퍼가 유용합니다. 눈금을 안 보는 편의를 위해서 스토퍼를 쓰지는 않는다는 뜻이죠.

즉, 스토퍼는 눈금 편의 장치가 아니고 안전장치로 사용하는 것을 권합니다. 절삭력이 떨어진 드릴을 힘주어서 밀어붙여서 사용하기 위해 스토퍼를 사용하는 습관은 좋지 않습니다. 절삭력이 좋은 드릴을 힘주지 말고 따라 들어가듯이 드릴링 해야 열도 나지 않고 깔끔한 수술이 됩니다.

Q 드릴 눈금을 잘 보고 헷갈리지 않는 비결이 있을까요?

거의 8-8.5mm 한 길이만 주로 쓰니까 드릴 눈금 보기는 어렵지 않습니다.

드릴 눈금을 잘 보는 방법은... 드릴에 굵은 선이 있는데 그 눈금을 주로 봅니다. 다른 가는 선은 참고일 뿐...

003 CT 시뮬레이션

그럼 이번에는 시티를 사용해 소프트웨어상에서 가상으로 수술을 해보는 과정을 보겠습니다.

실제 수술에서 만날 가능성이 있는 다양한 문제를 미리 검토할 수 있다는 점에서

수술 전 이런 과정에 3-5분 정도를 투자할 가치는 충분하다고 생각합니다.

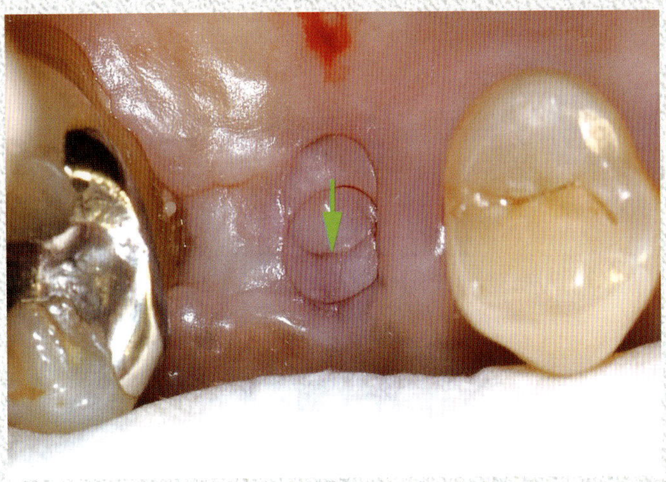

펀치드릴로 indentation을 줄 때,

먼저 표시한 곳이 좀 palatal 쪽인 듯해서,
다시 buccal로 표시를 했습니다.

템본드는 아래쪽 협측 원의 중심에 살짝 발랐구요(사진 생략).

본의 아니게 고등학교 때 배웠던 벤다이어그램이 생각나는 -_-

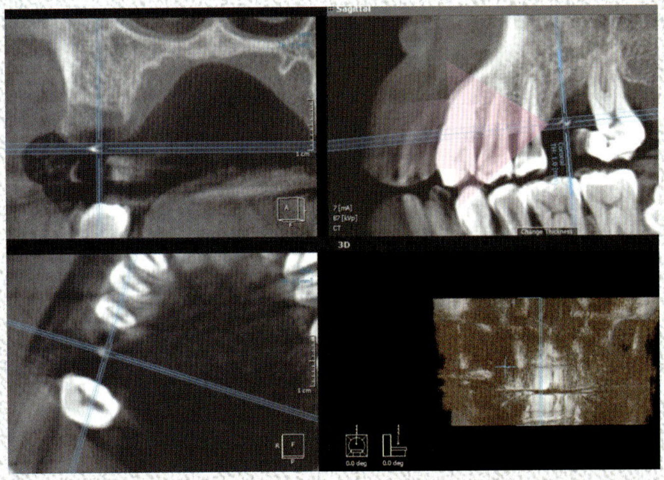

어디가 적절한 드릴링 포인트인가 봤더니,

벤다이어그램의 교집합 부위가 되겠군요

(temp bond 바른 곳의 가장 palatal 쪽).

제가 가장 즐겨쓰는 임플란트 사이즈는 전·구치 모두 직경 4.5, 길이 8mm입니다.

- 더 굵으면, 깎아내는 뼈가 너무 많고,

- 더 길면, path가 틀어지거나, 해부학적 구조물에 근접해 위험한 경우가 많으며,

이보다 더 큰 사이즈는 추후 언젠가 임플란트를 제거할 때 괜히 어려울 수도 있습니다.

마치 근관치료에서,

- pulp의 완전제거를 위해 무리하게 치질을 삭제하기보다는

- 적절한 성형/세척이 더 중요한 것처럼,

임플란트와 뼈 사이에도 적절한 공간 배분이 중요하고,

이에 대한 consensus는 세월에 따라 계속 바뀌는 것 같습니다.

얼마나 보수적/진보적 선택을 하느냐는 결국 임상가의 재량입니다.

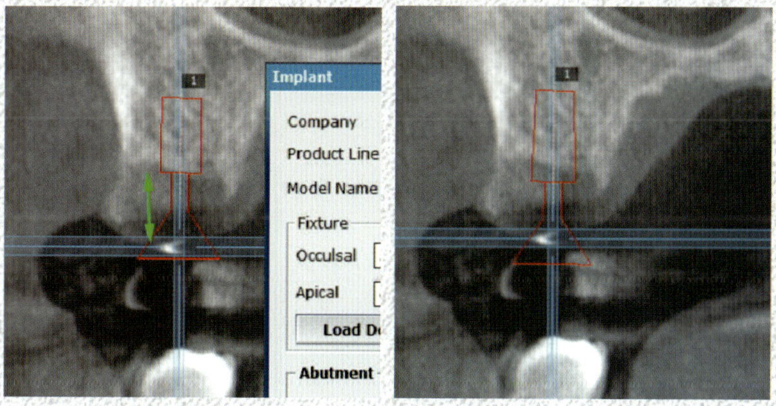

그런데, 이 증례에서 길이 8mm 픽스쳐를 뼈 속에 배치하니까

픽스쳐 탑에서 치은까지 8mm의 G/H 길이가 필요합니다(좌측 화살표).

하지만, 그렇게 G/H가 긴 어벗은 구하기 힘들기 때문에, 길이 10mm의 픽스쳐를 조금 얕게 심기로 합니다(우).

(뼈도 좀 차오르겠지요.)

- 어벗 G/H 5mm

- 픽스쳐 10mm

- 그 밑으로 여유 있게 2mm

총 17mm를 드릴링 하고, 픽스쳐를 식립하기로 합니다.

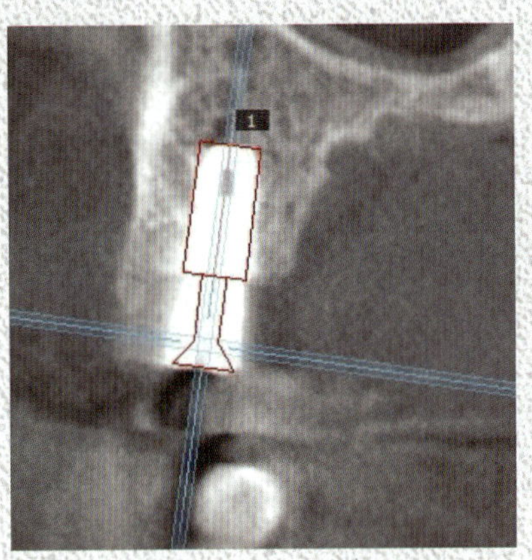

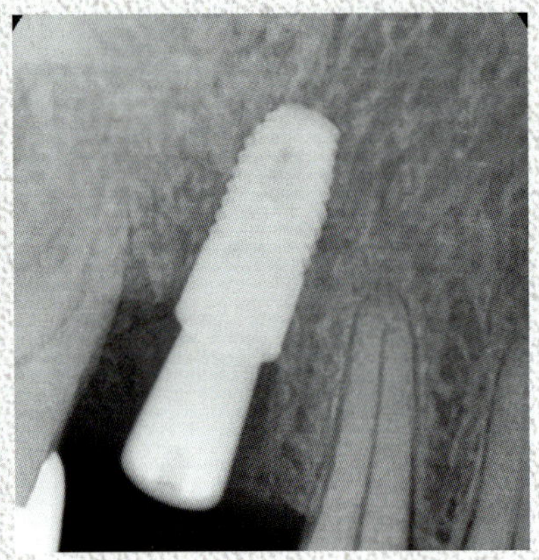

뼈가 넓어서 플랩리스로 진행했고, 수술 직후 CT(좌)와,

술후 X-ray(우)입니다.

Q 임플란트 수술 전에 픽스쳐-어버트먼트-보철을 시뮬레이션으로 정할 때 가장 먼저 어버트먼트를 고려하고 그에 맞는 픽스쳐를 선택하시나요? 아니면 픽스쳐를 선택한 후, 치은에 맞는 어버트먼트를 고르시나요? 순서가 궁금해서요...

제가 쓰는 Sw 셋팅이 픽스쳐 규격을 먼저 정해서 적절히 위치시킨 후에, 어벗을 추가 장착해야 합니다.

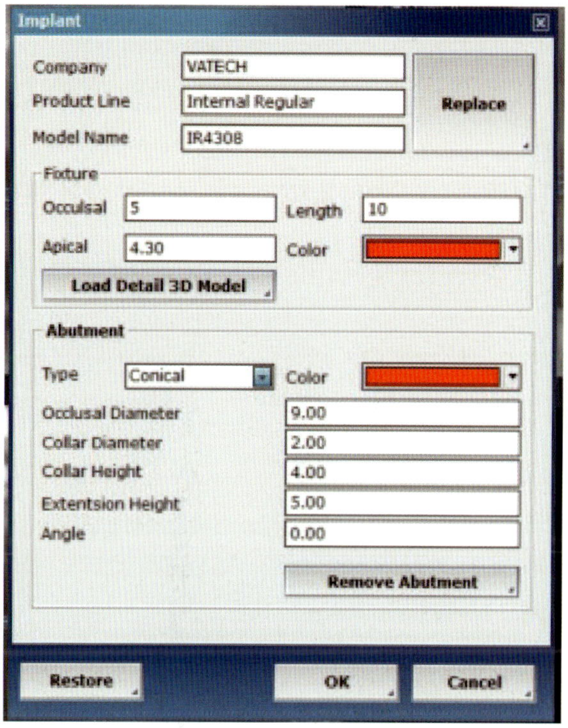

보통 직경 4.5, 길이 8mm의 픽스쳐와 G/H 4-5, 직경 5, 크라운높이 5mm의 어벗을 선택해서, 이리저리 돌려보고 높이도 조절해봅니다. 보통은 템본드가 gingival crest 위치니까, 그 위치가 어벗의 G/H 높이랑 같게 맞춥니다.

그러고 나서 임플란트의 근·원심/협·설/상·하로 이리저리 축을 이동하면서 자세히 살펴봐야 해요.

- 혹시 조심해야 할 해부학적 구조물은 없는지,
- 협/설/근·원심/하방으로도 뼈는 충분한지,
- 인접치와 어울리고, 대합치와 잘 씹어먹을 수 있는지,
- 보철을 위한 공간은 충분한지,
- 대합치 교합면을 별도로 수정하거나 보철을 새로할 필요는 없는지,

그런 검토가 끝난 후에 수술에 들어가면 훨씬 편합니다.

즉, 서지컬 스텐트를 만들면서 얻는 것과 유사한 효과가 있습니다.

Q 플랩리스에서 픽스쳐와 연조직 접촉에 의한 감염 및 성공률 차이에 대한 고견을 듣고 싶습니다. 티슈 펀쳐로 연조직을 제거하시나요, 아니면 드릴로 그냥 하시는지, 또 그렇게 하는 이유가 무엇인지를 알고 싶습니다

저는 그냥 드릴로 뚫어서 합니다. 주변 연조직이 너덜거리기도 하고, 픽스쳐 표면에 닿게도 됩니다. 그대로 그냥 심고 있습니다. 아직 그래서 골결합 실패해본 적은 없습니다. 임상적 결과에서 성공률이 차이가 난다고 느껴지지 않습니다.

Q 노령 환자에게 플랩리스가 좋은 선택이 아닐까 하는데 어떻게 생각하세요?

플랩리스는 손상을 적게 줘서 확실히 좋다고 생각합니다. 하지만 블라인드로 시술되는 부분이 가장 어려운 점입니다. 방사선상에서 확인 안 되는 상황을 가끔 만나게 되는 게 가장 어렵더군요.

골질 파악도 좀 더 어렵구요. 높이를 정하는 것도 약간 어렵고, 그 외는 다 좋던데요.

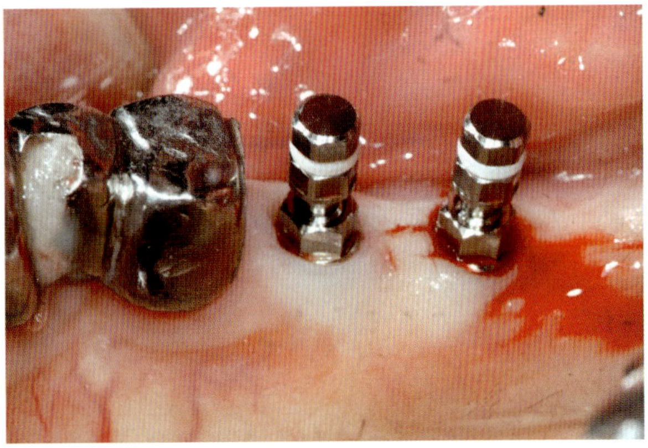

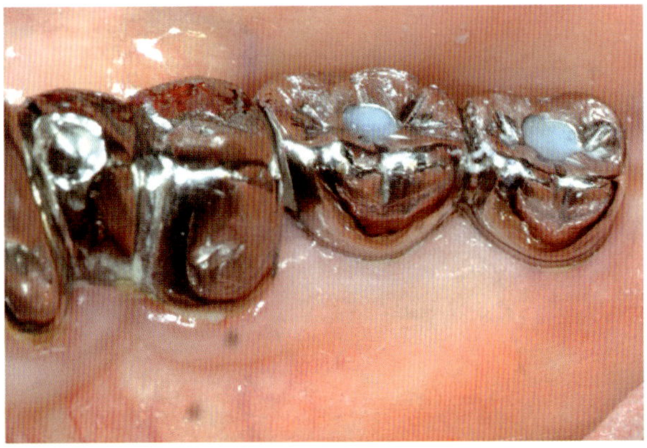

친구 어머님의 플랩리스 증례입니다.

환자가 내 가족이라 생각하면, 플랩리스 적응증이 더 늘어나게 되더군요. 픽스쳐 사이즈에서 욕심을 버리면 훨씬 쉬워집니다.

004 자연치는 훌륭한 랜드마크

임플란트 수술 시 자연치아는 매우 유용한 랜드마크로 쓸 수 있습니다.

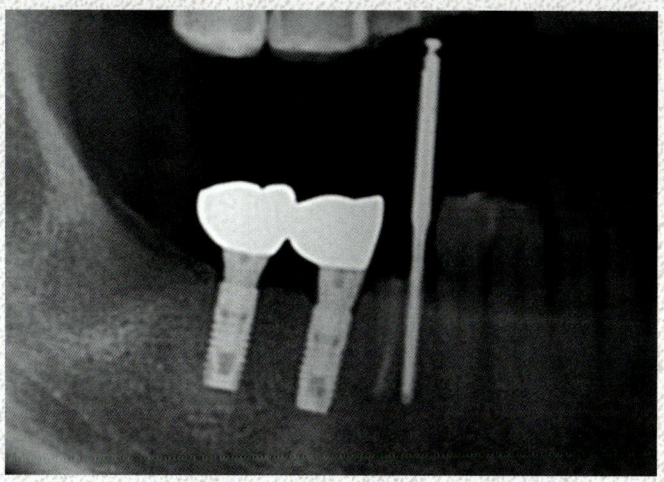

#5 발치 즉시 수술을 하는데,

그냥 근심 쪽에 드릴을 넣은 것 같지만

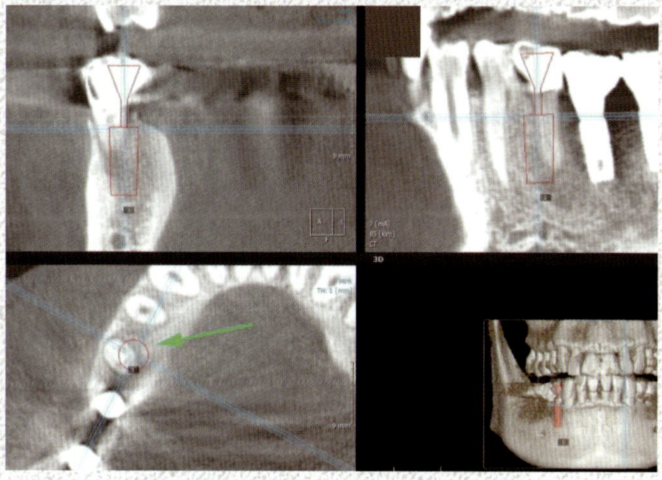

시티로 이상적인 임플란트의 위치를 잡고, 그 픽스쳐와 치아 간의 위치관계를 파악해서

'아~ 5번을 retained root 상태로 만든 후, 치근의 ML 쪽 1/4을 어느 정도 미리 깎아내고 그 PDL space를 따라서 미리 드릴링을 해놓으면 쉽겠구나.'

계획을 세워봅니다.

드릴링을 다 해놓고, 발치 후에 바로 픽스쳐를 심는 거죠.

만약 발치 후에 픽스쳐를 심기 여의치 않다면?

그건 몇 개월 기다려서 심으면 됩니다.

미리 드릴링을 해놓았기 때문에... 그때 가서 수술은 아주 쉽죠.

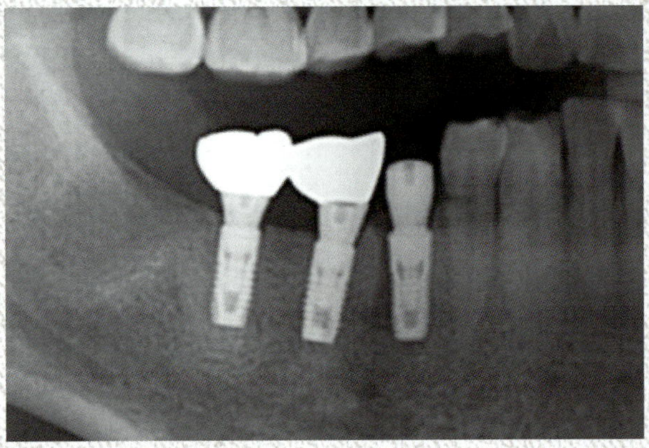
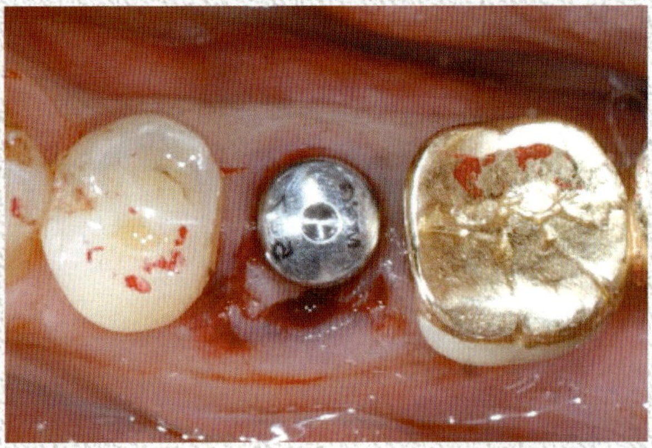

식립 직후이고, 인접치 central groove 연장선에 맞게 식립되었습니다.

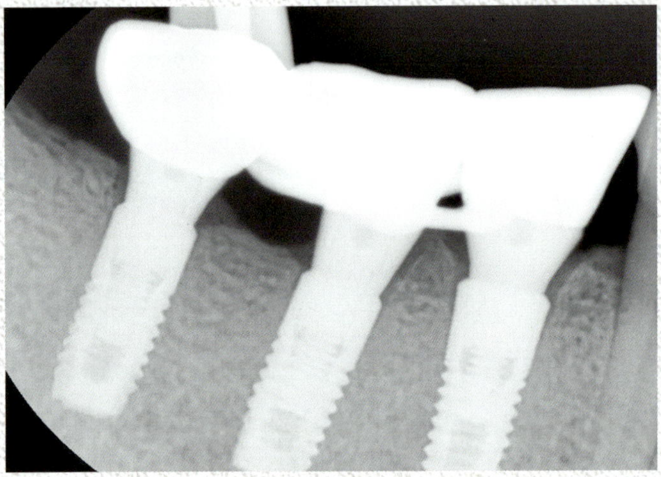

5년 후 fu입니다.

랜드마크가 있으면 길 찾기가 쉽듯이,

어찌 보면 발치즉시 술식이 그냥 플랩리스보다도 더 쉬운 면이 있습니다.

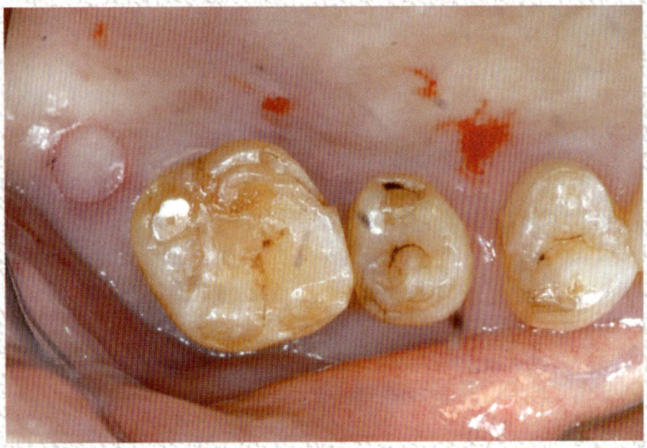
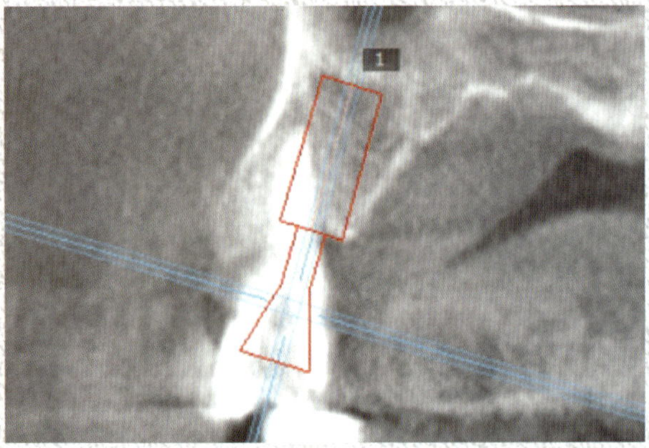

이번에는 다른 증례입니다.

#5/6을 빼고 5-7 임플란트 브리지를 할 예정입니다(좌).

#5는 이렇게 드릴링 합니다(우).

발치 전에 치근의 설측 일부를 삭제한 상태에서 드릴링을 하면,

협측으로 드릴이 밀릴 가능성이 줄어들어서, 오히려 쉽습니다.

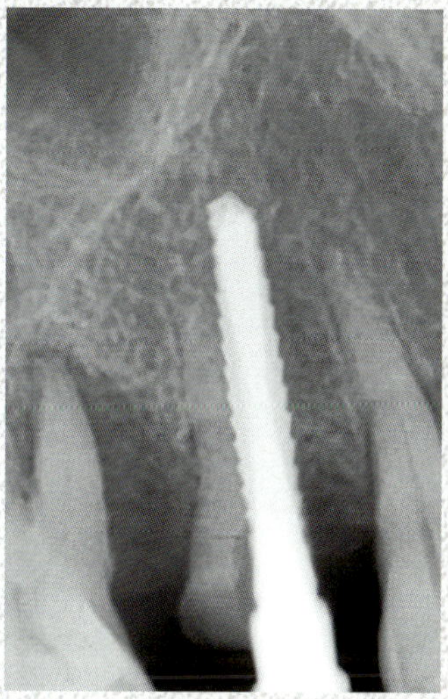

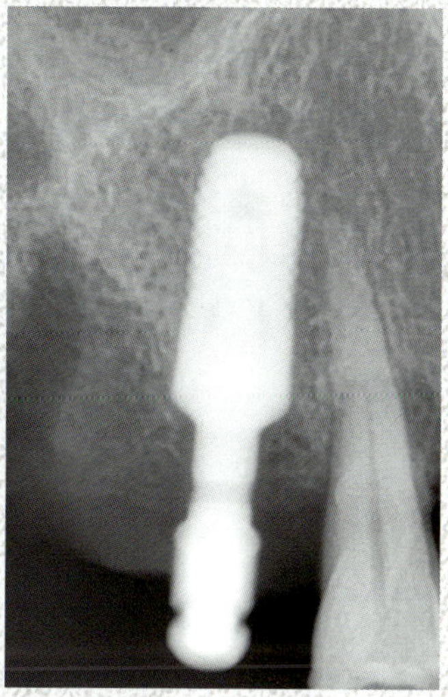

드릴링을 마치고,

발치 후에 픽스쳐를 식립했습니다.

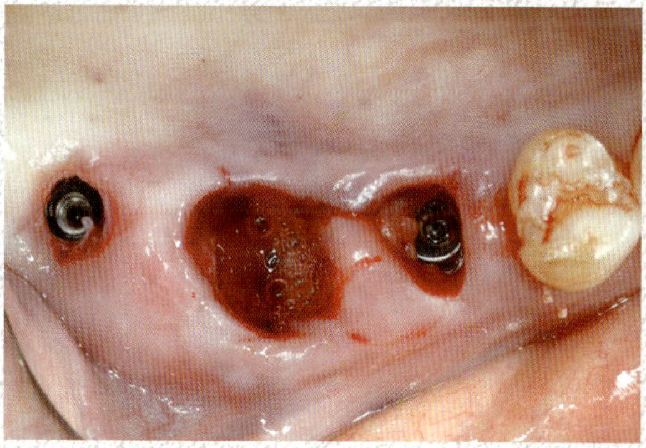

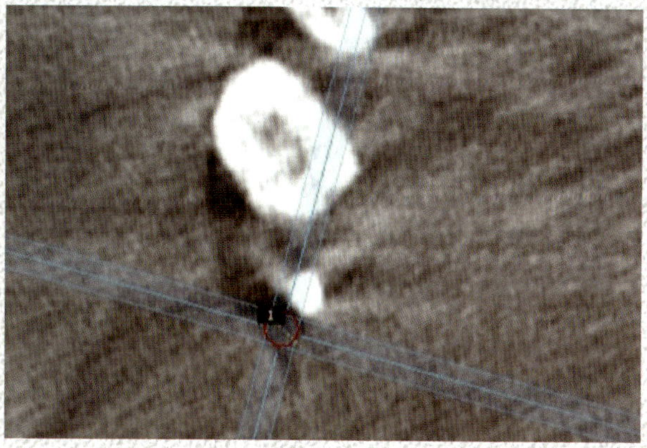

이번에는 #7입니다.

자세히 보면, 원래 의도했던 자리에서 조금 벗어난 걸 알 수 있습니다.

원래 포인트에서 distal로 2mm, buccal로 1mm쯤 움직여야

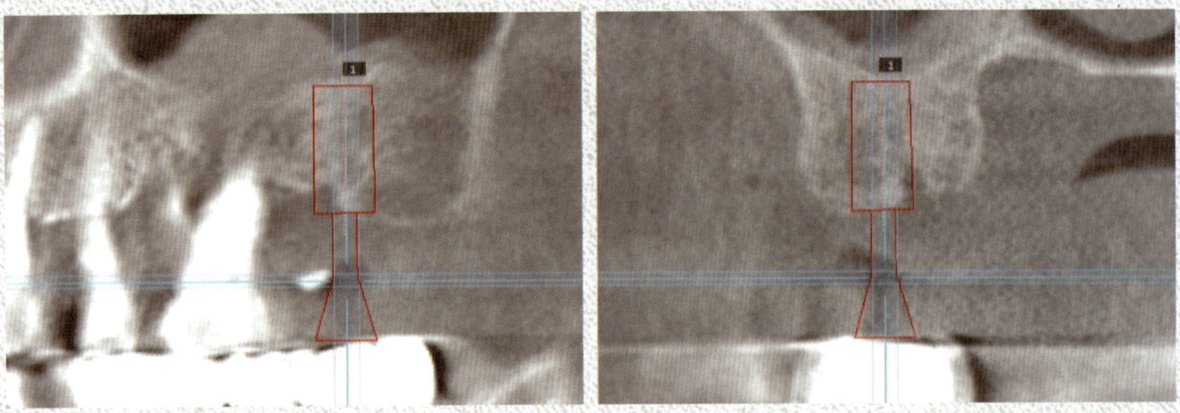

#6 치근의 병소와도 약간 거리를 두고

치조골의 중앙에 안전하게 위치시킬 수 있겠군요.

그래서 이렇게 수술을 끝냅니다.

물론 드릴의 축 방향에 대한 감도 미리 잡아야겠죠. CT 영상을 돌려 보면서

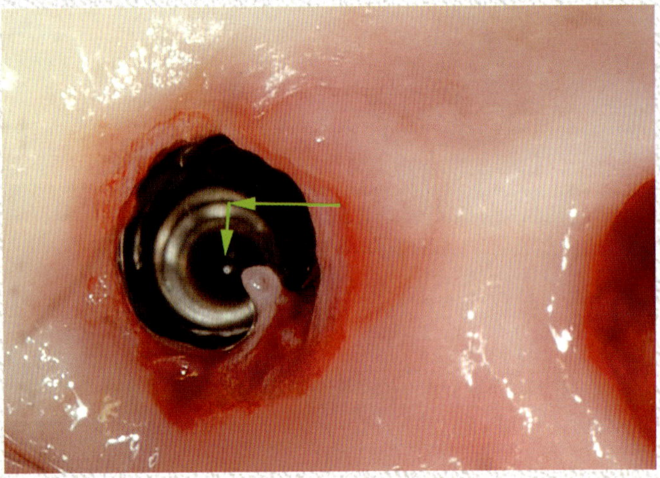

펀치드릴은 indentation을 만들 때만 사용할 뿐이고,

드릴로 직접 플랩을 뚫어서 수술하고 있습니다.

임플란트 수술은 대부분 치은에서 1.5cm 내·외의 드릴링으로 끝낼 수 있는 작업입니다.

저는 플랩을 열어야 할 이유가 있는 경우만 아니라면, 플랩리스를 선호합니다.

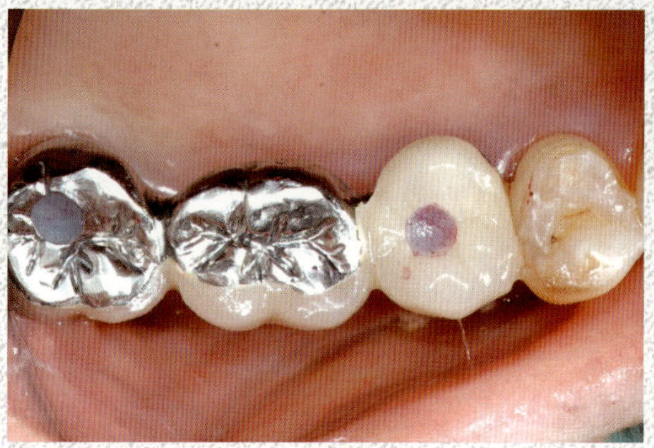

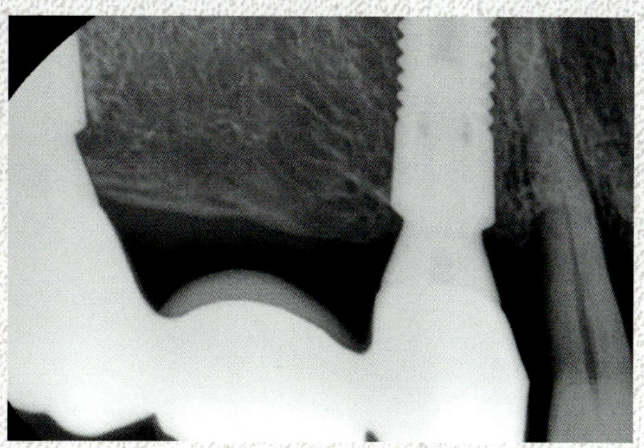

5년 후 fu 사진으로, 양호한 골반응을 보여주고 있습니다.

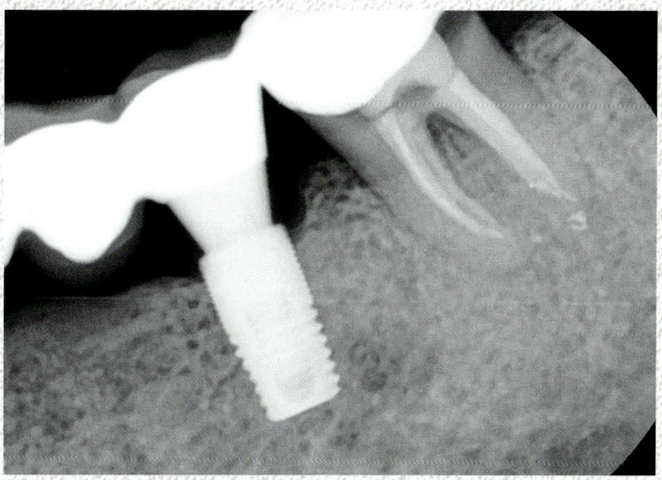

이번에는 하악 C-shape 치근의 발치즉시 증례입니다.

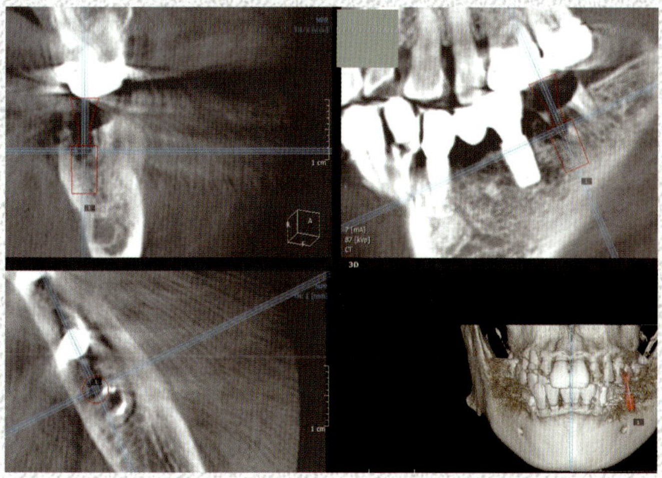

이상적인 픽스쳐 위치를 징해보니,

C-shape 치근의 ML 치근에서 약간 ML 쪽에 위치합니다.

이럴 때는 #7 치관을 날려서 나무 그루터기처럼 retained root를 만들고,

ML root의 coronal 1/3 치질을 미리 삭제 후에 시티를 찍어봅니다. 자연치를 surgical guide로 쓰는 셈이죠.

아~ 이 위치에서 드릴링을 해서 그대로 심으면 되겠구나 싶습니다.

바로 옆에 평평한 잔존치근이 있는 상태에서 드릴링을 하면,

드릴링 깊이 조절이 훨씬 쉽습니다.

치근이 흔들리지 않는 한 레퍼런스가 확실하니까.

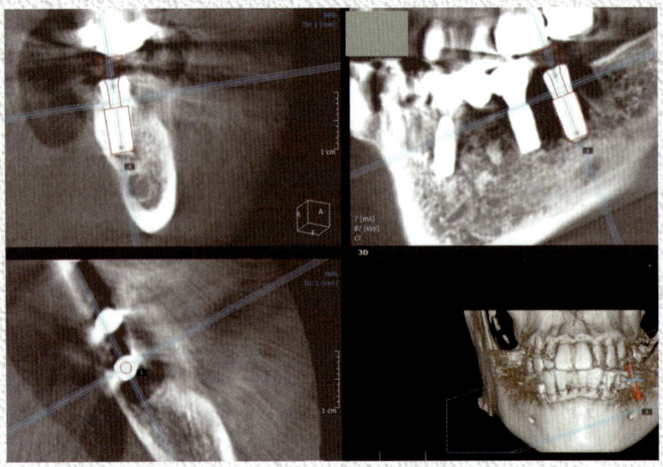

#7 잔존치근의 윗부분에서 하악관까지의 거리를 CT로 미리 측정해서

안전하게 드릴링을 마치고, 남은 잔존치근의 발치 후에 픽스쳐를 식립했습니다.

물론 CT로 측정한 길이가 정확하지 않을 수도 있습니다.

더구나 측정 방향과 실제 드릴 진행 방향의 차이가 있을 수도 있죠.

그래서 하악관까지의 안전거리를 여유 있게 두는 것이 필요하고,

조금이라도 의심되면 PA/파노라마/CT를 추가로 촬영해서 확인하면 됩니다.

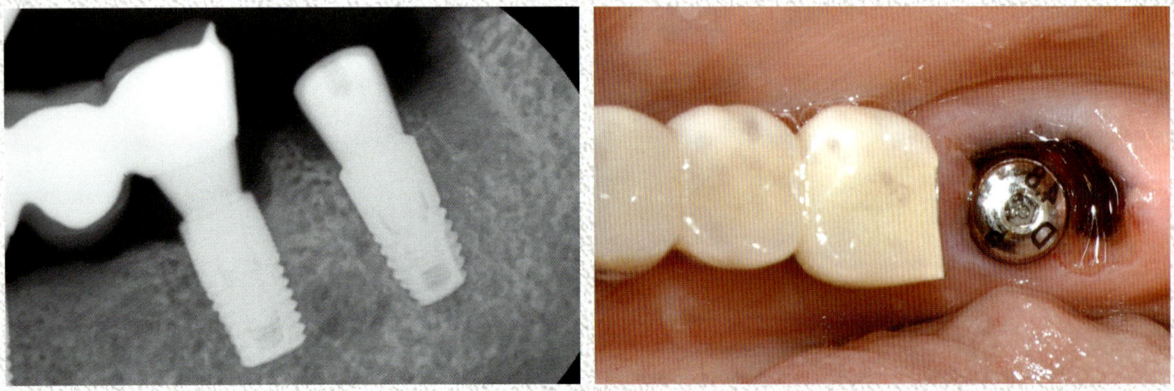

인접 임플란트랑 비슷한 높이라면, 일단 합격인 셈입니다(좌).

발치 다음 날입니다(우).

CT가 치과임상에 도입된 후에는 이처럼 잔존치근조차도 surgical guide 역할을 할 수 있게 되었습니다.

Q 치근의 coronal 1/3을 삭제하는 버는 로스피드 라운드버를 쓰시나요?

본격 수술 준비를 위한 CT 촬영 전에, 하이스피드로 치관부와 치근 일부를 미리 삭제해놓는 겁니다.

Q 발치 전 PDL space로 drilling 시 치아와 치조골의 경도 차이로 인해 혹시 drill이 치조골 쪽으로 밀리면서 들어가지는 않나요?

자연치하고 본하고 겹쳐서 드릴링 하는 것은... 술자의 특성이나 드릴의 성능에 따라서 원하는 위치로 조절하기가 어려울 수도 있습니다. 1-2-3 드릴의 guide drill 로 조심해서 하시면 곧 익숙해져서 원하는 결과를 얻을 수 있을 겁니다. Side cutting 성능에 의해 치근이 생각보다 잘 갈려요.

005 협·설 위치가 잘못되면 생기는 일

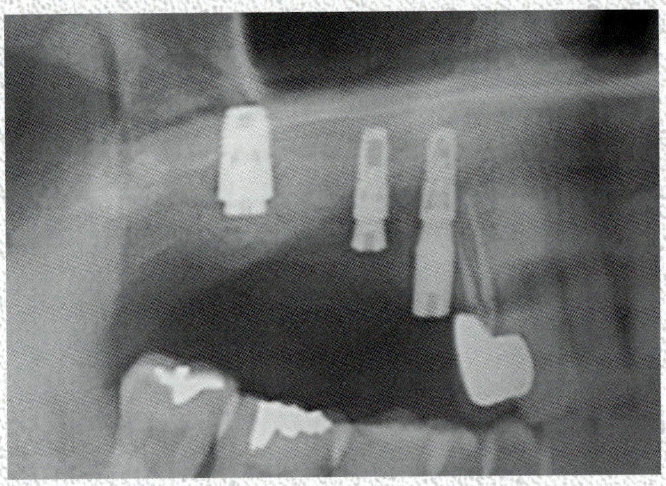

오랫동안 치주질환이 심했던 부위를 한참 기다려서 시행했던 1차 수술,

얼핏 보면 별 문제없어 보입니다만

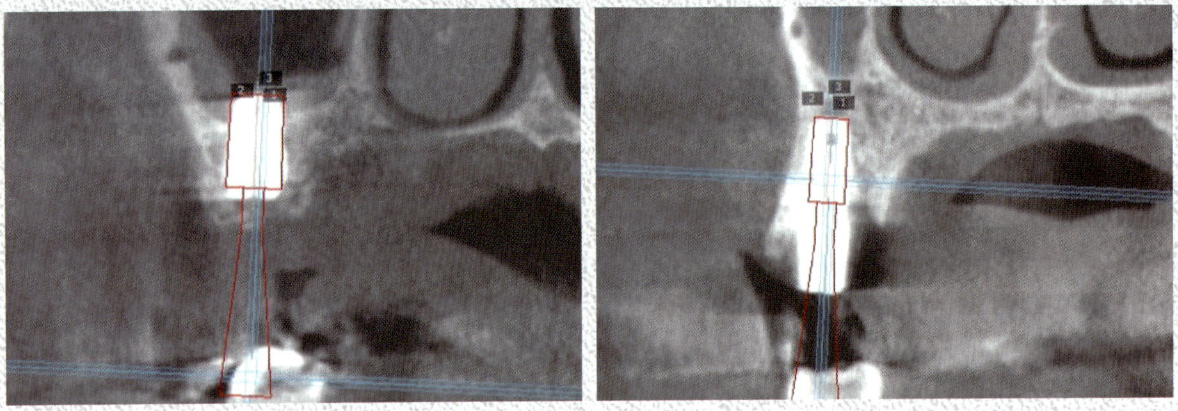

#7과 발족 식립한 #4은 위치가 양호하나(좌/우)

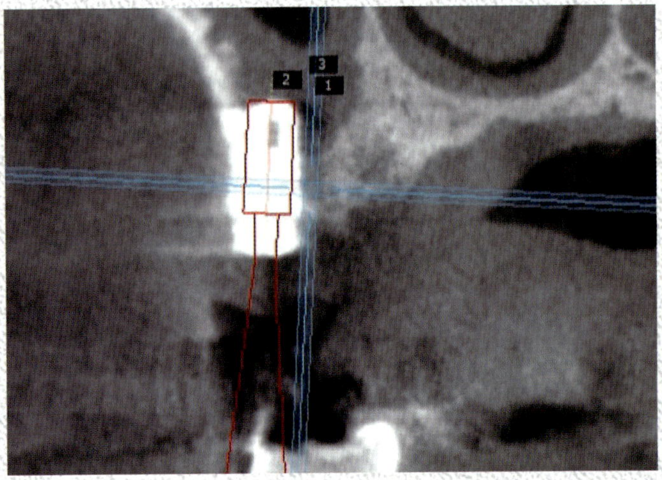

#5은 협측에 치우쳐서 bone housing이 얇아진 상태입니다.

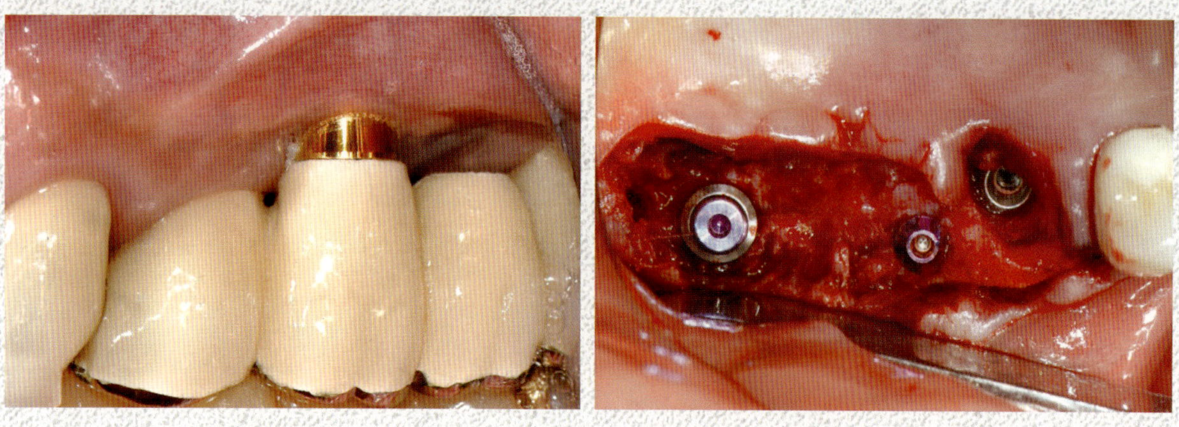

협측 bone housing이 얇아지면 이렇게 어벗이 노출될 때도 많죠. 5년 후입니다(좌).

#5 palatal의 defect가 심해서 어쩔 수 없이 buccal로 심은 것인데(우)

그나마 다행인 것은 직경 3.6mm 픽스쳐를 심어서,

buccal bone loss를 최소화했다는 점

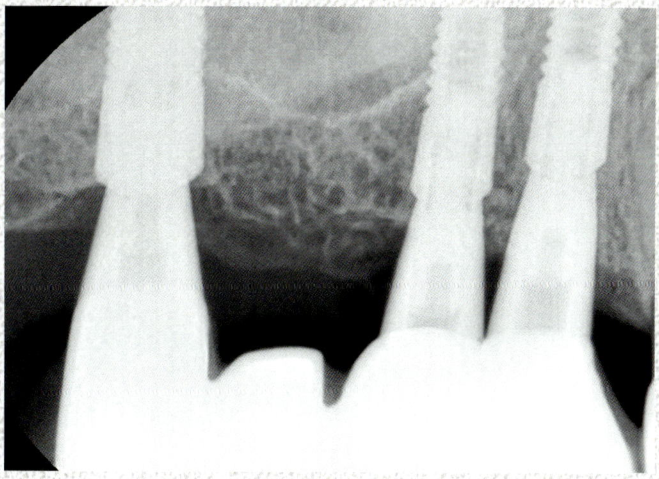

5년 후 X-ray인데, 3.6mm 픽스쳐 2개에
7mm 칼라의 어벗이 연결된 상태로

별 문제없이 잘 유지되고 있습니다.

깊게 위치된 픽스쳐를 둘러싸는 잇몸은 micromobility만 없다면,

포켓이 아니라 protective barrier로 작용한다는 사실을 다시 한 번 확인할 수 있습니다.

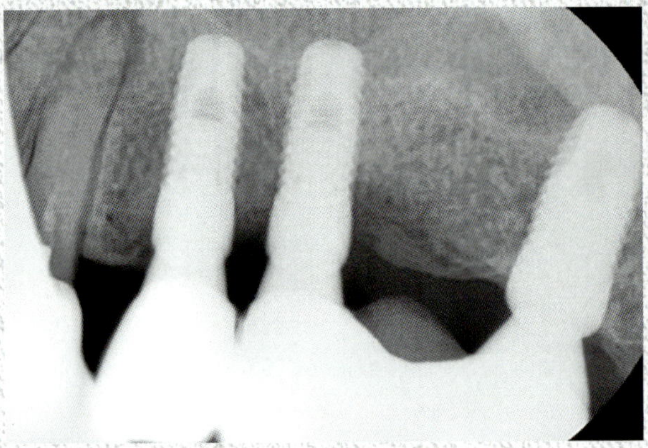 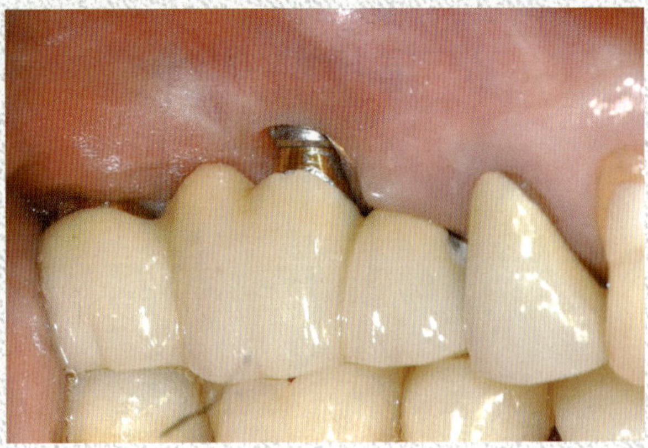

이 역시 마찬가지입니다. 13년 전 치료받은 임플란트 부위가 부어서 찾아온 신환인데, 협측으로 위치된 픽스쳐가 이제는 아예 구강내에 노출되어 있습니다.

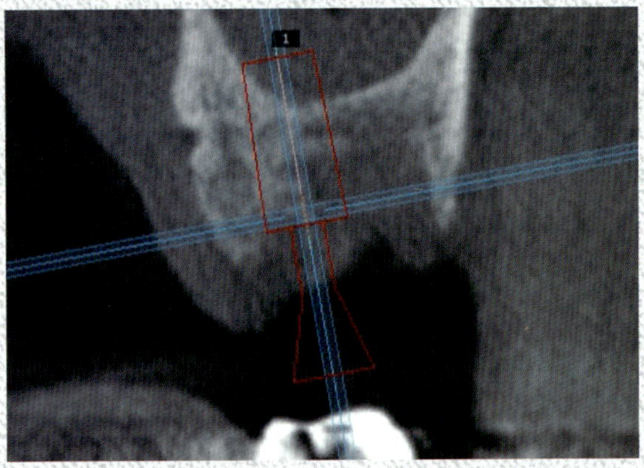

이번에는 다른 증례입니다. 시티는 골의 형태뿐만 아니라 골질에 대한 정보도 줍니다.

이렇게 심어볼까 했더니, 협측으로 골질이 좀 허당이군요.

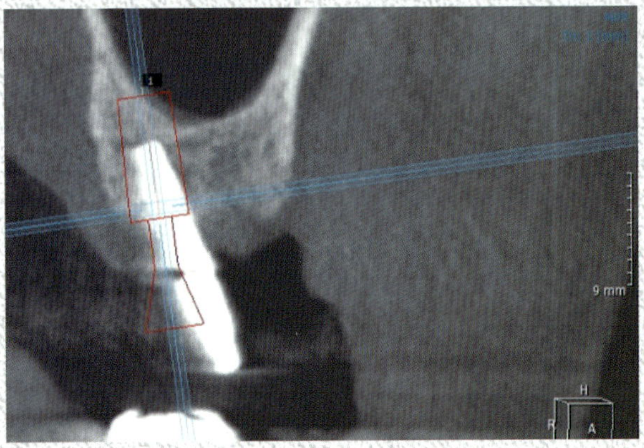 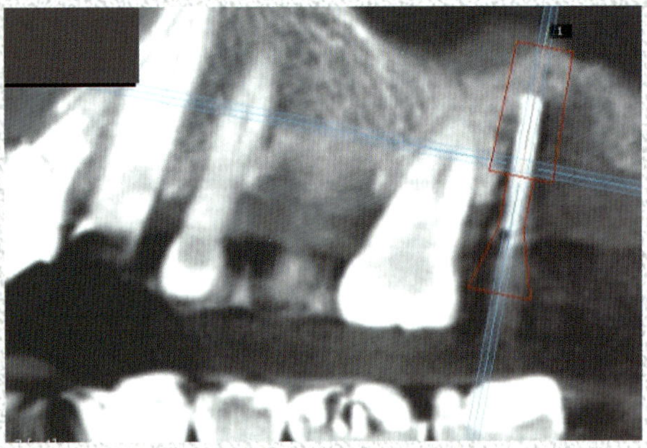

Initial drilling 후에 가이드핀을 꼽고 시티를 찍어봅니다.

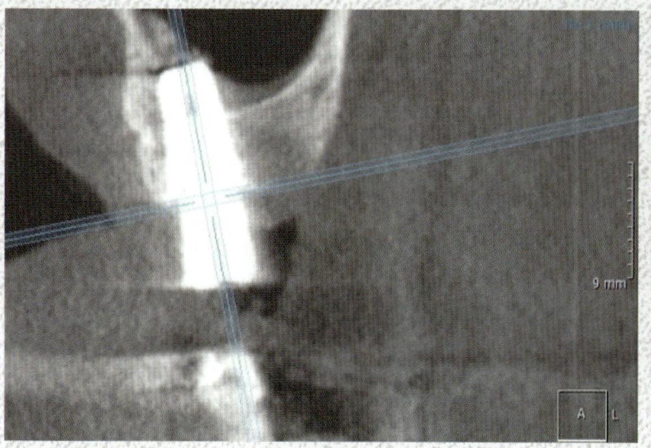

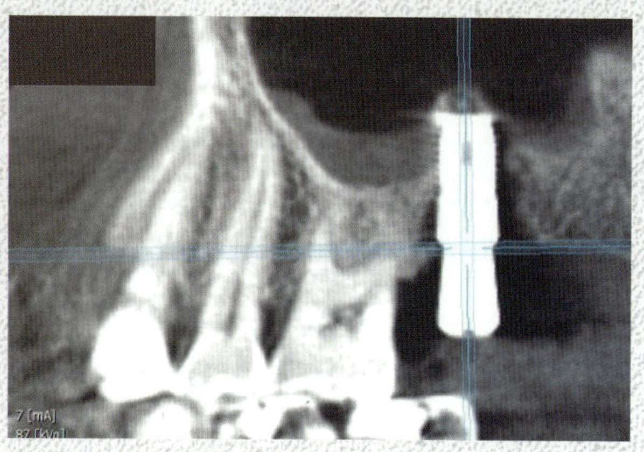

이 정도로 palatal 로 치우쳐서 처음 드릴을 넣으면, 그 후에 협측으로 밀려도 어지간하겠지 싶은 식립 후 상태입니다. 위 사진을 다시 한 번 살펴보면, 처음에는 bone density 차이가 잘 보이던 것이 가이드핀이나 픽스쳐가 삽입된 상태에서는 잘 보이지 않습니다.

즉, 수술 전 이물질이 없는 자연치 상태에서의 CT 영상에서 유용한 정보가 가장 많다는 걸 알 수 있습니다. 수술 전에 자세히 살펴봐야 합니다.

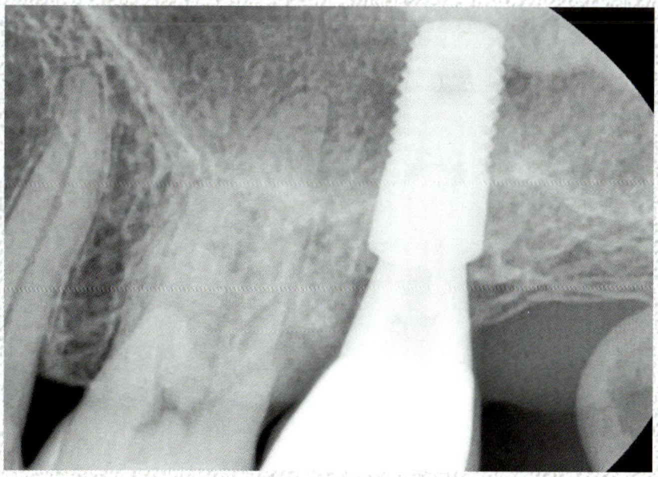

5년 후 사진입니다.

006 얼마나 깊게 심을까

그럼 임플란트는 얼마나 깊게 심을까.

저는 보통 '미래의 잇몸높이를 기준으로 약 4–5mm 하방'에 심습니다.

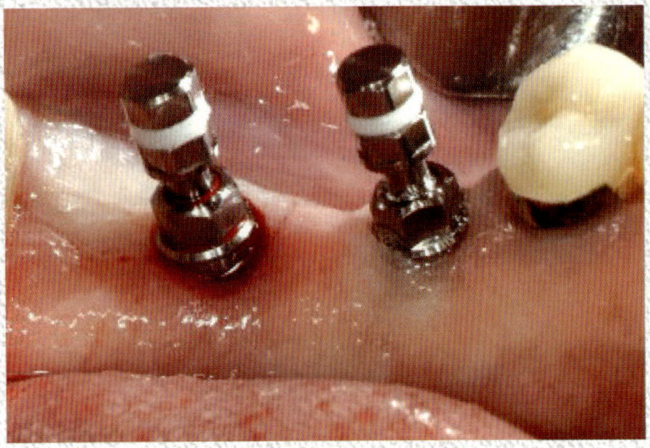

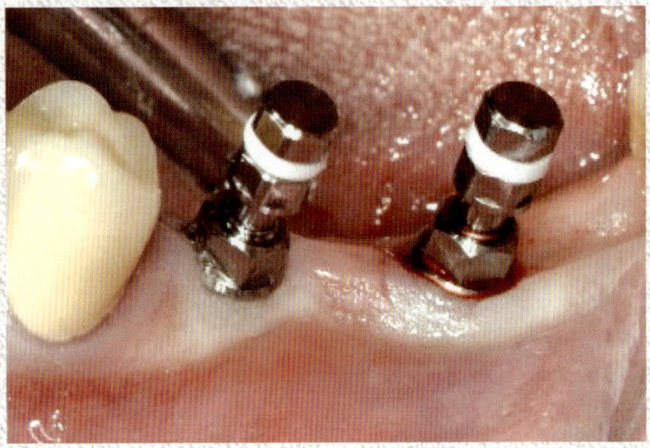

마운트가 있다면,

픽스쳐 상방 4–5mm에 해당하는 부위가 마운트의 어느 포인트인지 잘 기억해서

협·설/근·원심 모두 원하는 높이 범위 안에 넣도록 노력합니다.

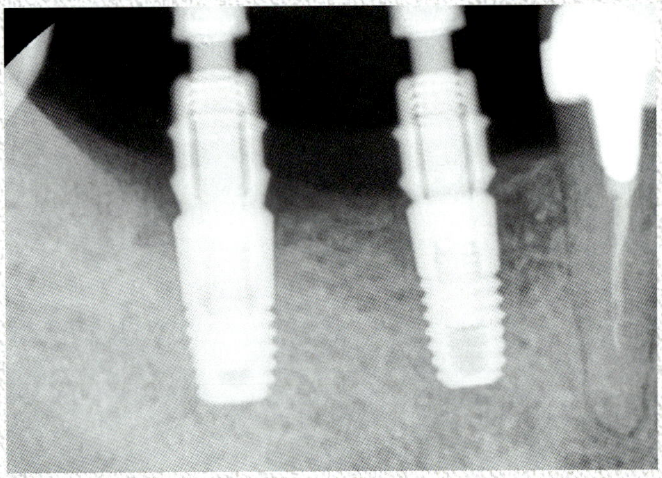

그렇게 수술하면, 보통 엑스레이상에서 뼈 1–2mm 하방에 픽스쳐 탑이 위치하는 경우가 대부분입니다.

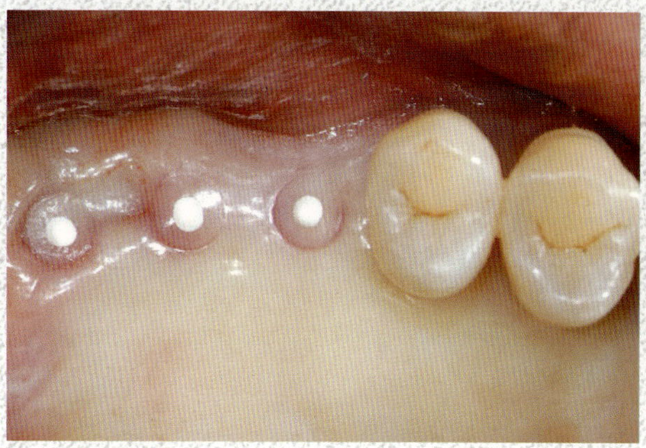

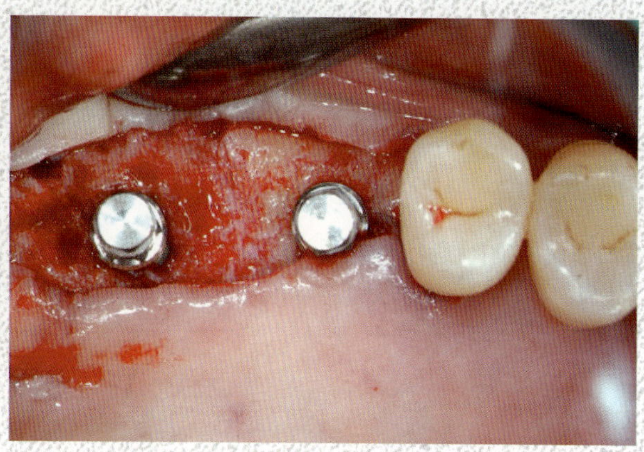

미래의 잇몸높이라는 건... 향후 리모델링 후의 모습을 예상해야 합니다.

지금 수술하는 곳이 잇몸이 탱탱하고 둥글둥글한 게 아니라

왼쪽처럼 발치한 지 오래되지 않아 조금 눅눅하고 꺼져있는 상황이라면,

좀 더 얕게 심는 것도 고려해야 합니다. 적절히 ~~

어디에 심을지 불확실한 경우에는 식립 부위를 좀 더 정확히 결정하기 위해

이렇게 3곳에 표시하는 경우도 있습니다.

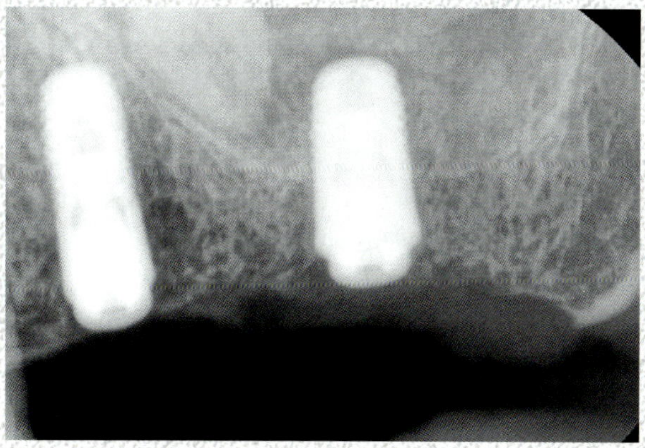

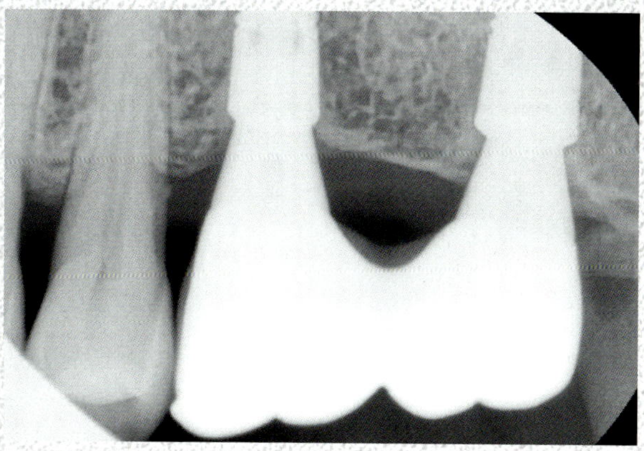

5년 전·후인데, 역시나 #7 부위 골재생량이 놀랍습니다.

조금 얕게 심었어도 괜찮았을 듯합니다.

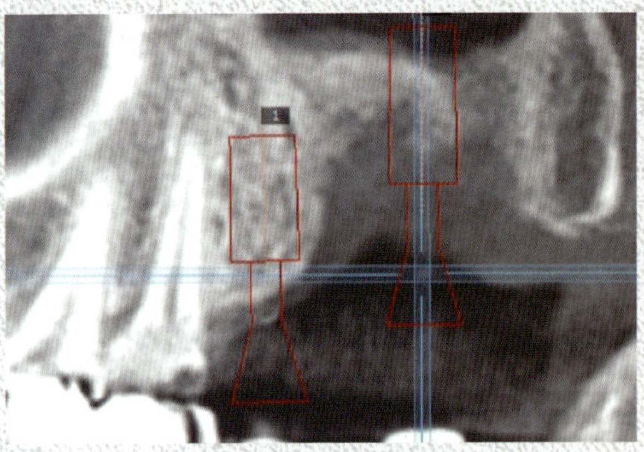

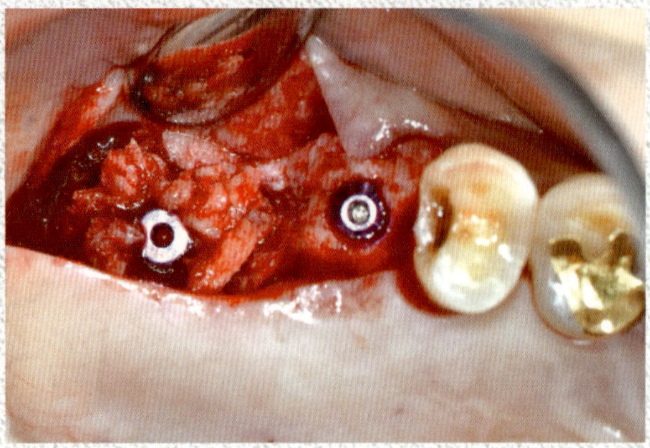

이 증례는 #7 부위 골소실이 꽤 심한데,

발치 몇 개월 만에 1차 수술을 하면서, 주위 뼈를 본론저로 떼다가 올려두었습니다.

사실 이 정도 상황이면, 충분히 오래 기다리면 결국 재생이 되겠지만,

시간을 좀 더 앞당기기 위해 간단한 골이식을 했습니다.

제가 가장 좋아하는 이식재는 당연히 방금 떼어낸 자가골과 fresh blood이고,

가장 좋아하는 멤브레인은 그 환자 본인의 periosteum입니다.

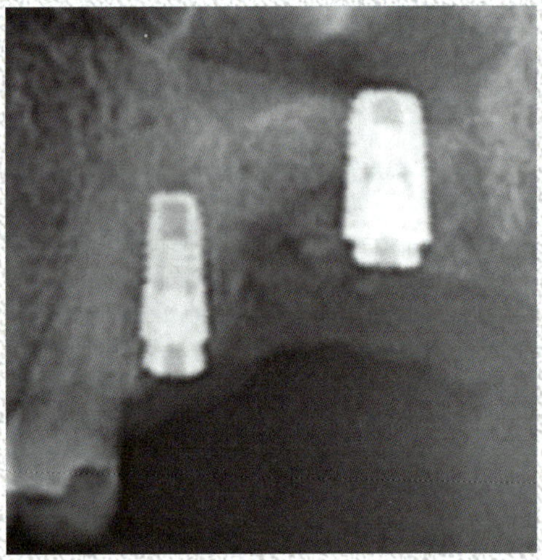

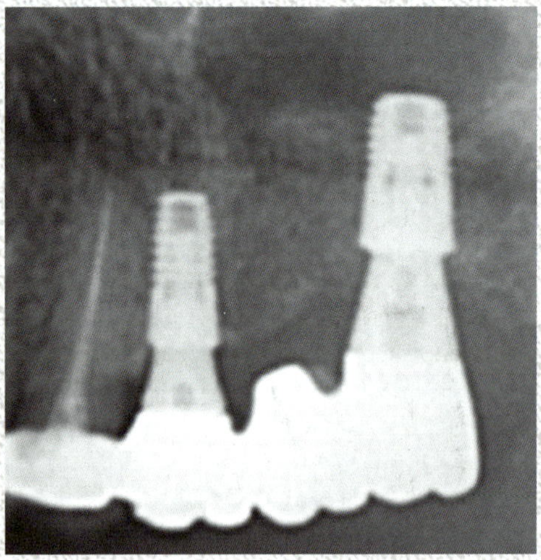

수술 직후와 5년 후인데,

조금 더 얕게 심었으면 어땠을까 싶을 정도로 골재생이 잘되었네요.

1차 수술 시에는 향후 이 부위가 어떻게 변할지 예상해보는 것이 필수입니다.

Q 병소가 있는 치아를 발치하면 얼마 후에 수술 들어가시나요?

환자 개인차가 참 커요. 병소 특성도 있고. 1년 넘어야 되는 경우도 있고, 3개월 안 걸리기도 하고... 수영 처음 배우는 사람이 몇 달 걸리면 100m를 갈 수 있게 될까요? 그것과 마찬가지입니다.

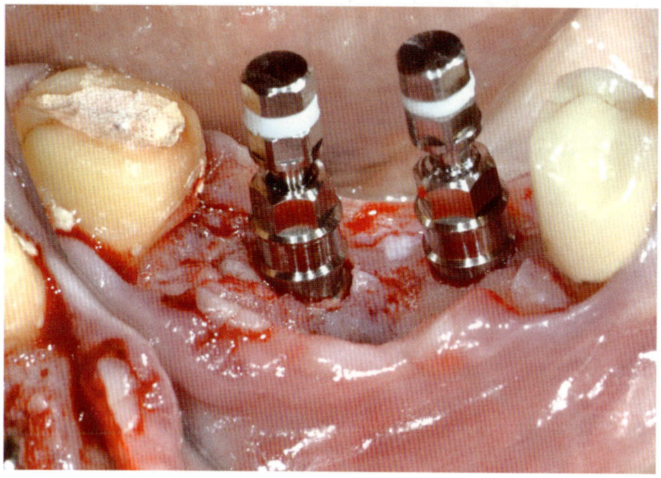

차라리 플랩리스라면 깊게 심는 게 쉬운데,

뼈가 보이는 수술에서 오히려 깊게 심기가 처음에는 어렵습니다.

어차피 흡수되거나 픽스쳐 위에서 충실한 barrier 역할을 해줄 뼈인데

무의식이라는 게 무서워서...

어떻게든 뼈를 아끼고 싶은 마음이 생기죠.

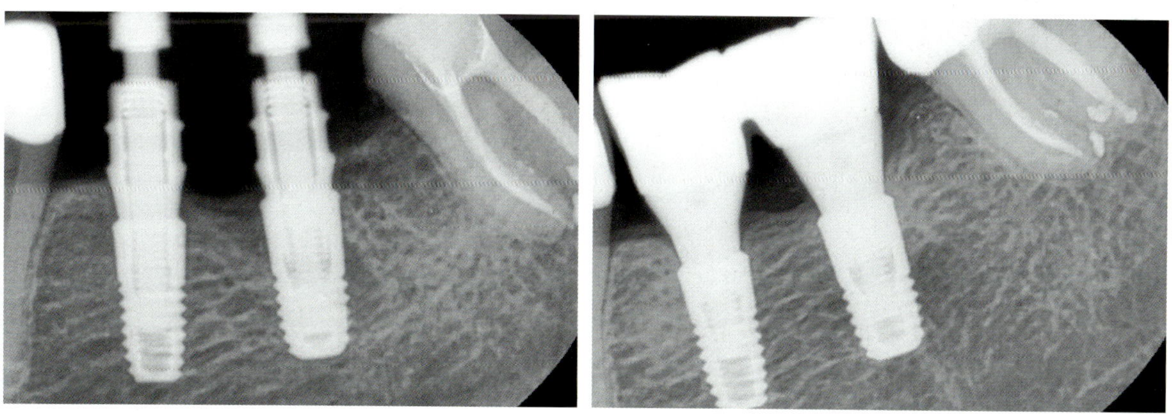

하지만, 이렇게 여유있게 깊게 심어놔야,

우측처럼 5년 후 결과도 안정적이고

무엇보다 잇몸에 에어시린지 등으로 바람을 불어봤을 때

'단단한 느낌의 잇몸'을 관찰할 수 있습니다.

따라서, 플랩을 여는 수술을 할 때도

시티로 미리 시뮬레이션을 해봐서,

뼈 밑으로 몇 mm에 심을지를 미리 정해놓는 것이 좋습니다.

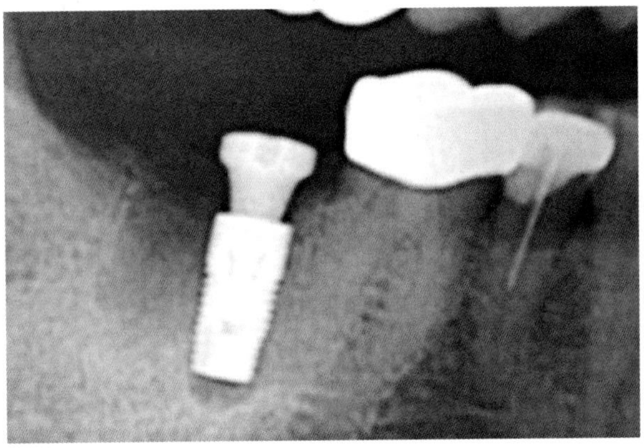

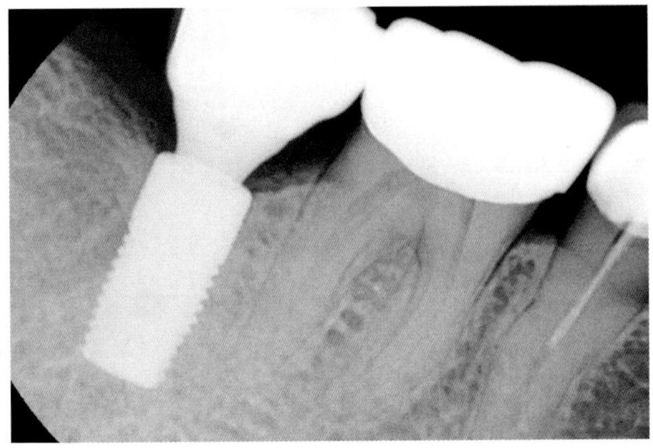

하악관 근접으로 인한 numbness 위험만 아니라면,

드릴링 깊이는 1-2mm가량 여유 있게 해놓는 것이 좋습니다.

그래야 실제 식립 시에 자유로운 높이 결정이 가능합니다(다음 우측 사진: 수술 8년 후 모습).

조금 더 깊게 넣어야 하는데, 바닥에 먼저 닿아버리면,

픽스쳐가 그 자리에서 돌아버리고... 그렇게 되면 초기고정을 잃어버리기 쉽죠.

물론... 무조건 깊게만 드릴링 한다고 초기고정을 얻을 수 있는 건 또 아닙니다.

드릴과 픽스쳐 간 coordination이 중요하고, 이는 임플란트의 설계/개발 단계부터 반영되어 있어야 합니다.

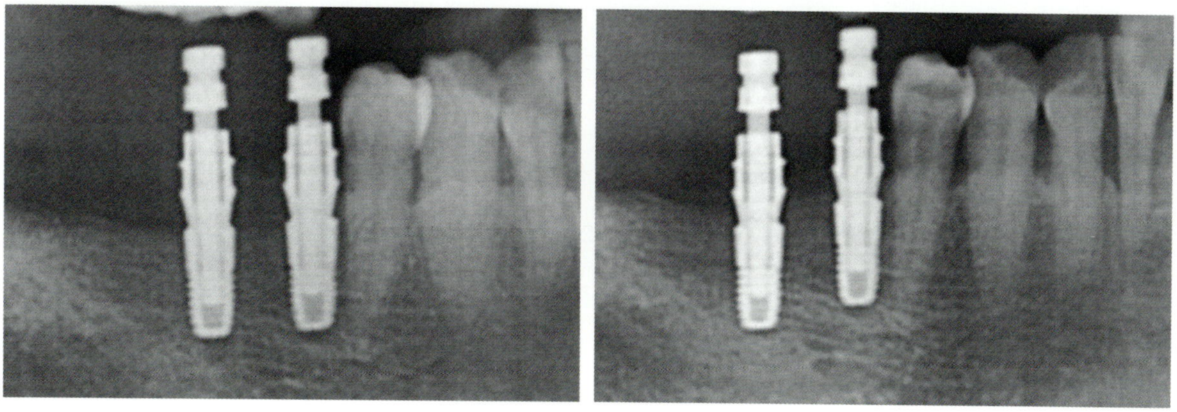

대구치 부위에 골폭이 좁아서 4.0mm 직경의 픽스쳐 2개를 심는데(내부 헥사가 없는 디자인),

심다 보니 협측에 thread가 조금 노출되는 상황이라서 아예 더 깊게 넣었습니다(좌 → 우).

드릴링 깊이가 여유로왔기 때문에 가능한 일이죠.

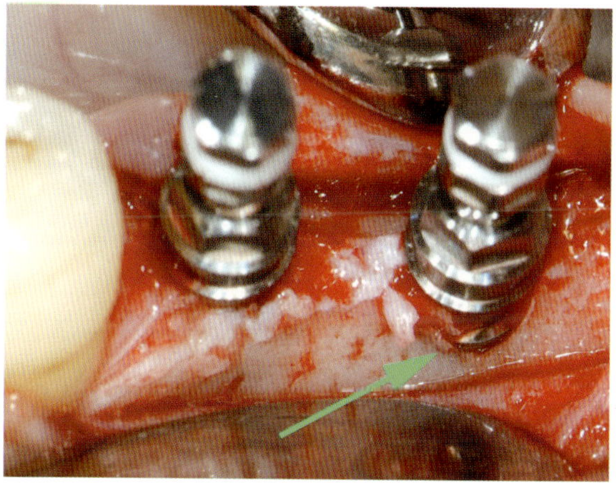

사실 약간의 thread 노출이 절대 일어나서는 안 되는 일은 아니지만,

임상은 원래 사소한 몇 가지가 어우러져 큰 결과를 내기 때문에

깊게 심어서 해결할 수 있다면, 그렇게 하려고 노력합니다.

즉, 픽스쳐는 10mm를 얕게 심기보다는 8mm를 깊게 심는 걸 훨씬 선호합니다.

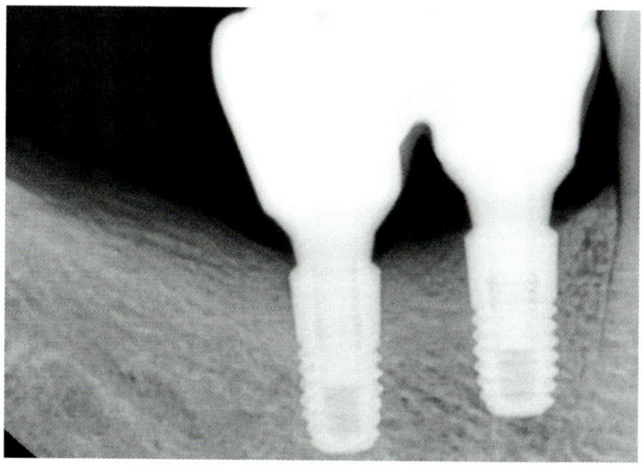

5년 후 골반응입니다.

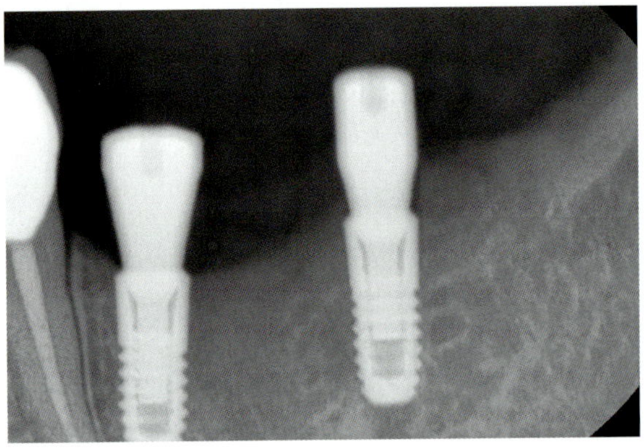

이 경우는 워낙 골폭이 좁아서 3.6mm 직경의 픽스쳐 2개를 심었는데,

#7 부위 골질이 너무 딱딱해서, 들어가다가 멈췄습니다.

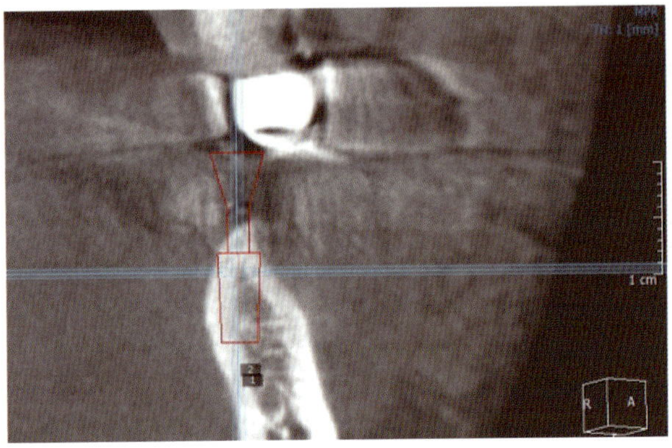

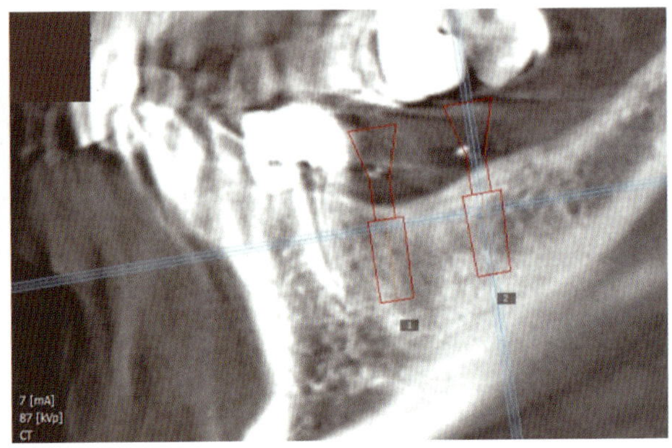

코티컬이 두껍고 딱딱한 골질은 사실 임플란트에 유리하지는 않습니다.

이렇게 코티칼 본이 2.5~3mm를 넘는다면... 너무 딱딱해서 고생하게 됩니다.

매로우 본이 너무 적어서 힐링도 걱정될 수 있습니다.

카운터싱크를 확실히 해서 더 깊게 심었으면 좋았을 텐데,

그냥 이 정도로도 어떻게든 되겠지 했는데

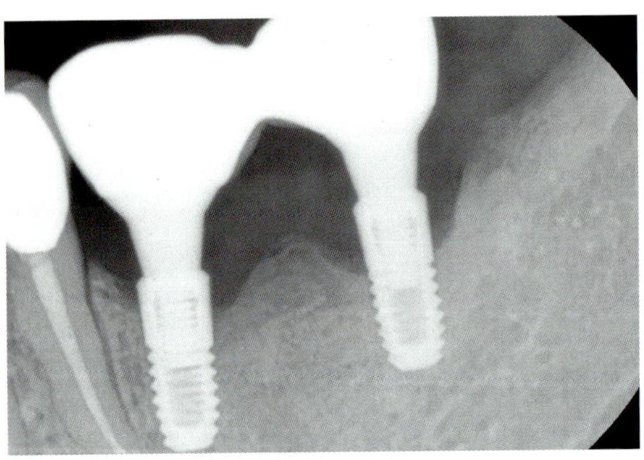

환자 사정상 4년 만의 fu 시에 상당 수준의 골소실이 보입니다.

철저한 TBI가 필요합니다.

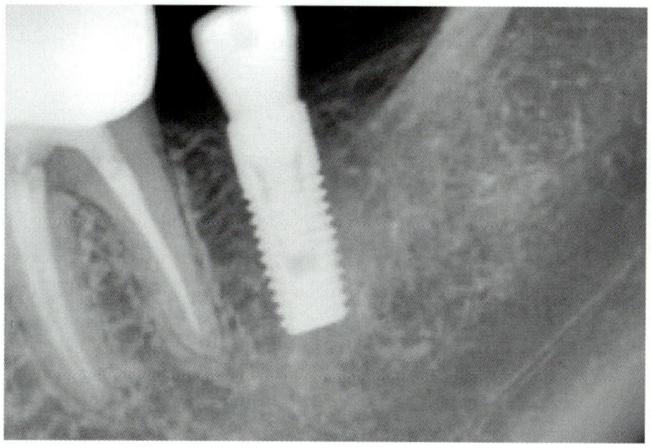

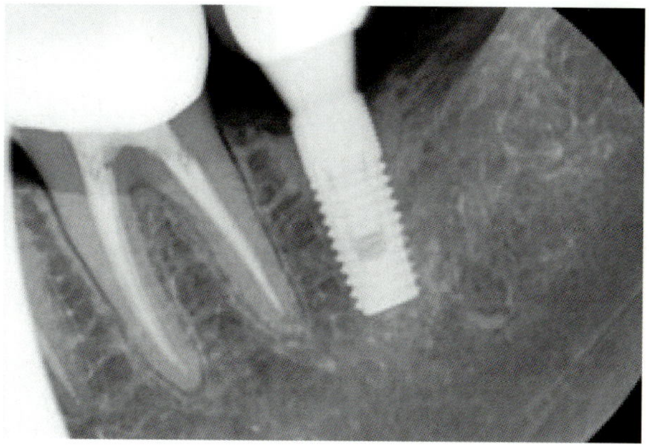

Q 이건 8년된 증례인데… 이 정도면 골흡수가 멈춘 거라고 봐도 될까요? (구치부 #7 싱글에 4.0mm 직경을 심는 패기.)

픽스처 상부에 골질이 증가되었군요. 골질 증가는 나름대로 안정 쪽으로 가는 반응이라고 생각합니다. 피괴적이지 않고 안정적인 방향이니 멈췄다고 보입니다. 하지만 철저한 치주 관리가 필요할 것 같습니다. 픽스처 표면에 세균이 침투하면 심각하게 됩니다. 아무래도 픽스처 표면은 외부에서 멀수록 안심이 됩니다.

골질판단의 핵심은 cortical bone의 두께

골질 판단 시에 가장 중요한 하나를 꼽으라면 '코티칼 본의 두께' 입니다. 코티칼 본이 얇거나 없다면 뼈가 매우 무르기 때문에 지극히 조심해야 합니다. 잘해도 5Ncm 얻기 어려워요.

코티칼 본이 1mm를 넘으면 고정력은 충분히 얻을 수 있습니다. 그런데 그 코티칼 밑으로 깊게 들어간다면? 순간적으로 그 고정이 사라지겠죠.

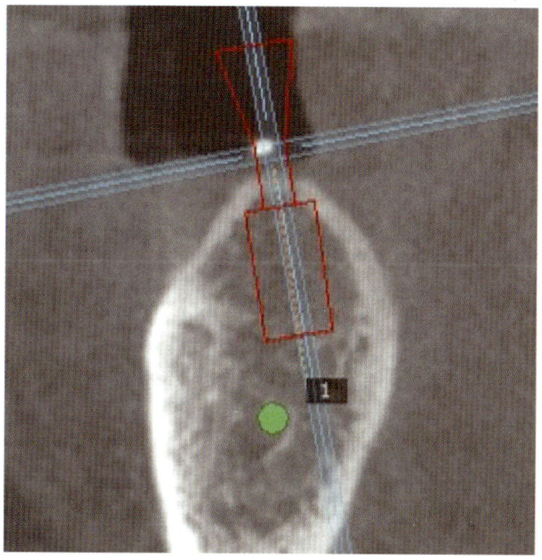

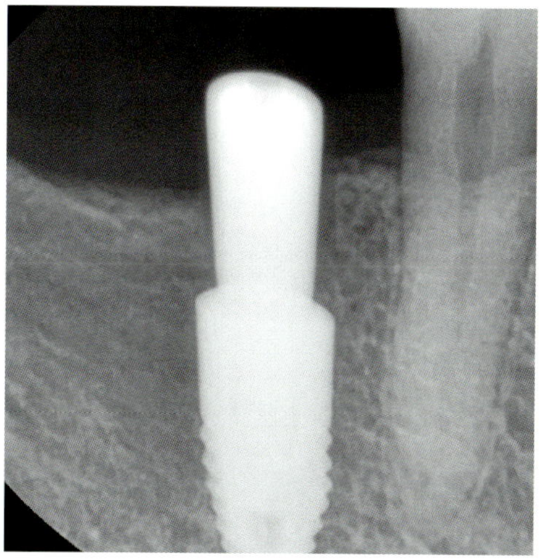

이게 그런 케이스인데, 조금 무르다 싶었지만 그냥 진행하다가... 4.5 직경 픽스쳐가 순간적으로 허당이 됩니다. 힐링을 넣어도 빙빙 돌고... 어쩔 수 없이 제거하고 5.0으로 바꿔도 여전히 빙빙 돕니다. 5.5 직경에서 운좋게 고정 확보~

직경 5.5/6.0은 일반적인 상황에서는 쓰지 않지만, 이런 경우를 대비해 예비로 준비해 놓는 것이 좋습니다.

Q 식립 시 회전토크는 최대 어디까지 괜찮다고 보나요. 마지막 1-2mm는 무한토크(라쳇 사용해서)로 넣어도 되는지요

안 됩니다. 위험할 수 있어요.

– 왜 위험해요? 픽스쳐 내부가 망가질 수도 있어서요? 아님 다른 이유일까요?

내부가 망가질 수도 있고, 강한 토크는 골압박이 심해서 골반응도 불리하죠. 그렇게 1-2mm를 무한토크로 넣는 방식은 브레네막이나 스트라우만처럼 외형이 스트레이트 타입에서 쓰던 거예요. 마지막에 식립토크가 크게 증가할 일이 없으니까요. 테이퍼 형태의 픽스쳐는 마지막까지 50Ncm 이하로 식립하는 걸 추천합니다.

Q 반대로 최소 회전토크는 어느 정도 나와야 한다고 보시는지요. 초기고정과 관련하여 궁금합니다. 힐링을 손으로 잠그기 조마조마한 정도라면, 아니면 힐링 잠그다가 픽스쳐가 돌아가는 경우라면, 픽스쳐 빼고 더 굵은 직경의 픽스처로 심으시나요, 기다렸다가 뼈가 차면 심으시나요?

손으로 돌아가면서 옆으로 흔들리기까지 하면 제거하는 게 좋습니다.

– 옆으로 안 흔들리면 그냥 둬도 될까요?

그건 복불복. 손으로 겨우 고정을 얻을 정도의 약한 고정력이라도 완전히 서브머지시키면 거의 다 골결합이 성공합니다. 러프 서피스의 장점이죠.

골결합을 얻기에 토크가 너무 강해도 불리하다고 생각합니다. 토크가 꼭 고정력이라고 볼 수는 없지만 그래도 대체로 15~30Ncm을 추천합니다.

하지만, 실제 임상에서는 다시 드릴링 하기 귀찮아서 50Ncm 이상으로 심은 경우도 있습니다. 뭐 실패하지는 않았구요... 느낌상 좋다고 보이진 않더군요. 토크가 너무 강하면 약간 역회전시켜서 토크를 조금 풀어줄 때도 있습니다.

50Ncm 이상의 경우는 여러 가지 부담이 있습니다. 그리고 80Ncm 정도 되면 내면 손상이나 마운트/기구의 파손 우려가 생기기 시작합니다.

손으로 라쳇을 돌려 보면 50 아래는 빡빡하면서도 나름 부드럽게 들어갑니다. 그런데 그게 뭔가 부담스럽다면 바로 포기하시는 게 좋습니다. (감각적인 이야기라서 사람마다 다를지도 모릅니다.)

Q 라쳇으로 돌려서 더 넣으려다가 마운트가 파절된 경우는 없을까요? 만약 그렇다면 이런 경우 픽스쳐 내부에 손상을 주지 않고 마운트를 제거하는 방법은 뭘까요?

마운트 손상 있습니다. 저도 해본 적 있구요. 정말 옛날에(덴티움 개발 초기에...) 마운트는 망가지고 픽스쳐는 뼈에 꽉 끼고... 적당한 기구도 없던 시절에 고생한 분들이 여럿 있었습니다. 추천은 픽스쳐를 어떻게든 뼈에 손상없이 빼시고 드릴링 조금 더 하시고 새 픽스쳐를 심으세요.

새 픽스쳐가 없으면 그 상황에 최선이라고 생각되는 방법을 찾으세요. 다음에 식두가 최선을 다해서 픽스쳐에 손상없이 마운트를 제거해서 새 마운트를 연결하거나 노마운트 드라이버를 이용해서 잘 심으셔야겠죠.

아스트라 타입의 마운트는 다음 사진처럼... 제거 가능하도록 파절되는 경우가 많아요.

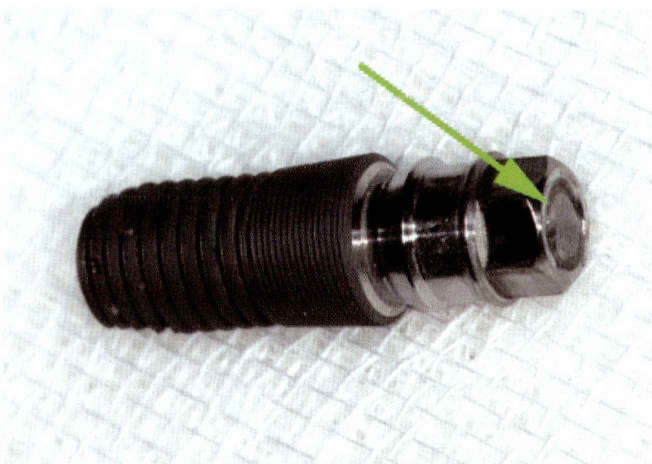

파절 부위 바로 아래 헥스를 잡고 역회전하면, 부러진 마운트로도 픽스쳐를 제거할 수 있습니다.

그렇게 잡아주는 전용 기구도 물론 있습니다.

007 드릴링과 초기고정

식립토크 – 드릴공과 픽스쳐 디자인 관계

– 식립토크란 이야기를 수도 없이 듣습니다. 그리고 보통 '식립토크 = 고정력'이라고 믿어버립니다. 하지만, 엄격히 말해서 식립토크는 식립 시에 발생하는 회전저항력입니다.

– 회전저항이기 때문에 직경이 큰 픽스쳐를 심으면 더 높게 걸리고, 직경이 작은 픽스쳐는 낮게 나오게 마련입니다.

그리고 표면이 거친 픽스쳐에 건조한 상태라면 더 높게 나오겠죠. (녹슨 나사를 잠그려면 많은 힘이 필요하죠. 그런데 정작 꽉 잠그기는 어려운 것과 마찬가지입니다.) 하지만 이런 요소(factor)들은 정작 고정력을 더 만들지는 않습니다. (물론 직경이 큰 픽스쳐는 접촉 면적 자체가 크기 쉽겠죠. 접촉 면적이 같을 경우의 이야기입니다.)

고정력도 회전에 대한 것이냐, 수직/수평에 대한 것이냐에 따라 다 다를 겁니다.

– 픽스쳐 디자인하고 드릴공의 관계를 보겠습니다.

드릴링에 의해서 만들어진 드릴공에 픽스쳐를 회전진입시키게 됩니다. 이 때 픽스쳐의 나사부가 골질로 파고들어서 치조골이 압축됩니다. 그 양과 골질이 고정력과 식립토크의 핵심이 됩니다.

– 치밀골하고 해면골의 밀도 차이는 엄청나게 큽니다. 해면골의 압축 저항은 미미하고 치밀골의 영향은 매우 큽니다.

고정력이 어떻게 생기나?

– 고정력은 움직임(외력)에 대한 저항입니다. 구조적 형태, 그 접촉 부위의 골밀도, 전체적인 골밀도... 매우 복잡합니다. 치밀골이 잡아서 고정이 되는 것입니다. 탄성한계 안에서 골이 압축하여 고정을 얻지요. 하지만, 뼈가 부러지고 나면 오히려 고정을 잃게 될 것입니다. 과도한 압박을 하는 것은 손해가 되겠지요. 결국 어디에 치밀골이 있는지가 중요합니다.

2차 고정력

– 결국 임플란트가 기능을 하는 것은 초기 고정력에 의한 것이 아니지요. 우리가 구멍을 뚫어서 상처를 낸 것이 골조직으로 아물어서 픽스쳐 주변을 뼈가 긴밀하게 감싸야 합니다. 즉, 2차 고정력입니다.

늘 강조되는 초기 고정력은 결국은 사라지는 겁니다. 다만 픽스쳐 주위에 긴밀하게 골재생을 얻으려면 픽스쳐가 움직이지 않고 고정이 되어야 하니까 그 필요한 만큼의 고정력을 충분히 얻으면 그 이상은 필요 없습니다.

뼈의 능력

- 인체에서 '뼈'라는 조직은 부하를 받기 위하여 존재합니다. 부하가 늘면 골조직은 거기에 맞게 적응해 갑니다. 골밀도도 높아지고 응력을 분산시키는 구조를 만듭니다.

부러질 정도의 힘을 받지 않는다면 말이죠.

과도한 기능력과 골반응

- 정상적인 교합력으로는 골파괴가 생길 수 없습니다. 픽스쳐가 여러 나사산을 가진 구조라면 충분히 받아 냅니다.

Parafunction이 아주 심하다면...? 예외적인 분들도 있겠지만 그런 강한 힘을 받으면 뼈보다 픽스쳐-어벗 연결부가 더 먼저 망가지기가 쉽습니다. 또 그런 강한 힘은 지속시간이 긴 것이 아니라서 재생력을 가진 생체가 더 유리합니다. 금속은 장기적으로 피로가 누적되어서 결국은 파절이 될 겁니다. 그 기간이 얼마나 걸릴지가 문제죠.

즉, 과부하로 골파괴가 일어날 확율은 매우 낮다. 오히려 진짜 문제는 연결부에서 시작된다는 말입니다.

드릴링 시 열발생

드릴링 시 발생하는 열의 본질은 마찰열입니다. 이 역시 회전수 하나만의 영향을 받는 것은 아닙니다. 기본적으로 마찰에 대한 개념으로 생각해야 합니다.

절삭력이 좋아서 드릴이 신속히 진행된다면 회전수가 다소 높더라도 (대체로 300~2,000rpm의 범위잖아요. 그리 큰 차이가 아닙니다.) 발열의 걱정은 거의 없습니다.

문제는 절삭력은 떨어지고 골질은 딱딱해서 드릴이 진행이 안 될 때가 무제입니다. 잘 안 깎일 때는 회전수를 낮추고 힘을 줘서 깎으려 하기보다는, 절삭력이 좋은 드릴로 교환하여 사용하는 것이 좋고, 그런 드릴이 없다면 차라리 절삭에 유리한 고회전(1,500~2,000rpm)으로 힘 주지 말고 간헐적인 가벼운 터치로 조금씩 깎아 나가는 것이 좋겠습니다.

좋은 드릴 시스템

일단 잘 깎이는 절삭력이 좋은 드릴이 좋습니다. 그래야 힘을 주지 않고 원하는 진행을 할 수 있습니다.

혹시 잘 드는 드릴이 너무 푹푹 나가서 위험하다고 느낀다면 술자 본인의 드릴링 방법이 힘주어 깎는 게 습관이 된 것이 아닌가 돌아볼 필요가 있습니다. 평소에 절삭력이 떨어지는 드릴만 사용하다 보면 저절로 그런 습관이 들 수 있습니다.

또 픽스쳐 형태하고 딱 들어맞는 형태의 테이퍼 드릴도 사용하기 어려운 드릴입니다.

드릴공 형상에 픽스쳐를 겹쳐서 보면 딱 맞고 빈 공간이 별로 없어서 일견 좋아보입니다. 하지만 실제 식립 상황에서 일어나는 것을 순차적으로 시뮬레이션 해 보면 꼭 그렇지 않고 어려운 상황이 생길 소지가 많습니다.

우선 드릴링부터 검토해보겠습니다. 드릴은 맨 끝단에만 날이 있습니다. 맨 끝에서만 절삭이 일어나지요. 그래서 스트레이트 드릴(일자형 드릴) 경우에 중간 부위는 오히려 맨끝단보다 살짝 가늘게 되어 있습니다. 직경을 넓혀가면서 드릴링 하면 드릴의 가운데 부분은 기존에 드릴링으로 이미 빈 공간입니다. 직경이 넓어진 만큼 삭제 저항의 토크는 커지게 되겠죠(토크암이 길어지고 동시 접촉량도 증가해서).

그런데 테이퍼 드릴의 경우에는 동시에 접촉량이 많이 걸리게 됩니다. 처음부터 굵은 드릴로 깎아 들어가는 상황과 같습니다. 다만 옆에서도 잡아주니 흔들리지는 않으니 덜 불안정하긴 합니다. 골질이 단단하지 않다면 그리 어렵지 않게 드릴링이 되겠으나 골질이 단단한 경우에는 절삭이 매우 어려워질 수 있습니다.

또 테이퍼 드릴은 깊이하고 폭이 물려 있어서 동일한 직경을 유지하면서 깊이만 깊게(혹은 얕게) 하기에 매우 곤란합니다.

즉, 깊이 드릴링 하면 넓어지고, 옅게 드릴링 하면 좁아지게 됩니다.

치조골의 상연이 경사지거나 하여 깊이를 조절하려 하거나 골질에 따라 같은 깊이에서 폭경만 조절하려 하는 경우, 또 그 두 가지를 동시에 해결해야 하는 경우에는 매우 난감한 상황에 처하게 됩니다.

또 테이퍼 드릴링에 의한 드릴공 형상이 픽스쳐하고 너무 잘 맞는 것도 상황에 따라서는 문제가 될 수 있습니다. 골질이 치밀한 경우 전체 면에서 동시에 꽉 끼게 될 수 있습니다.

물론 시술을 많이 하면서 경험적으로 상황에 맞게 다른 드릴을 잘 골라 쓰게 될 수도 있겠지만 사실은 다양한 상황에 적응력이 매우 부족한 불합리한 시스템이라 할 수 있습니다.

- 결국 좋은 드릴 시스템은 절삭력이 뛰어난 일자형(스트레이트) 드릴에 기반을 둔 드릴 시스템이 좋겠습니다. 현재 시중에서는 오스템의 '1-2-3 드릴 키트'를 추천합니다.

바람직한 식립은?

골질에 따라서 식립 목표가 달라져야 합니다.

1. 정상적인 상황: 대충 해도 잘됩니다. 어렵게 느껴진다면 드릴 시스템에 문제가 있는 겁니다.
2. 너무 단단한 골질: 좋은 드릴 시스템이라면 어렵지 않게 심을 수 있습니다. 절삭력이 좋은 드릴이 필수. 치밀골의 양과 위치를 이해해야 합니다. 치밀골을 under-drilling 했다가는 '빼도 박도 못하는' 상황이 벌어질 수 있습니다. 치밀골 부위는 0.1mm 적은 드릴로도 고정이 충분할 수 있습니다.

3. 너무 약한 골질: 컴팩션을 많이 시킨다고 고정이 좋아진다고 생각하면 착각입니다. 식립 시에 느낌이 좋게 느껴질 수 있지만 현실은 꼭 좋은 건 아닙니다.

혹시 적더라도 치밀골이 있으면 거기에 의존하는 것이 좋다고 생각합니다. 요즘의 거친 표면들은 초기고정력이 적어도 묻어 놓으면 거의 다 골결합(osseointegration)을 얻을 수 있습니다.

Bone compaction 등으로 골조직을 파괴시키면 오히려 골재생이라는 면에서는 더 불리하게 됩니다. 손상이 적어야 재생에 유리하죠. 골결합 재생에 필요한 고정력 그 이상으로 욕심을 내는 것은 위험한 일입니다.

헐거워지지 않도록 조심스러운 드릴링에 단번에 식립하는게 좋다고 생각합니다.

즉시부하

골질이 어느 정도 이상은 있어야 합니다. 초기고정으로 어느 이상 버텨야 하니까. 표면이 아주 좋다면 재생이 빨라서 버티는 기간이 줄겠죠. 어려운 주제이니 넘어갑니다.

008 뼈 밑으로 숨을 수 있는 픽스쳐

4.5 - 10

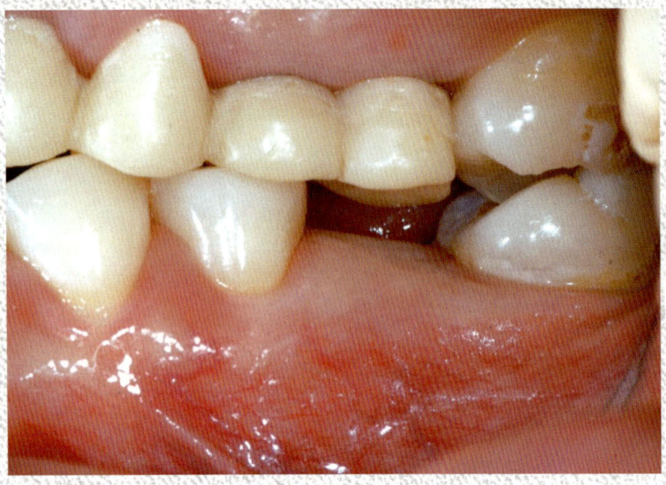

VD가 많이 모자라는 #45 부위입니다.

꼭 임플란트를 하고 싶다는 환자여서 부득이하게

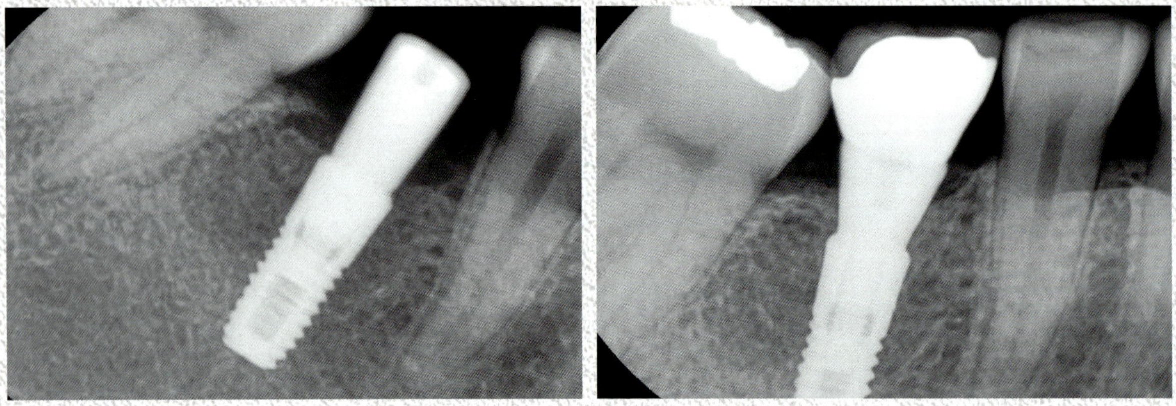

치조골을 삭제해 크라운 공간까지 추가로 만들면서 수술했습니다.

다음은 식립 직후(좌)와 5년 후 모습(우)입니다.

그렇게 삭제했음에도 픽스쳐 상부로 다시 뼈가 차오릅니다.

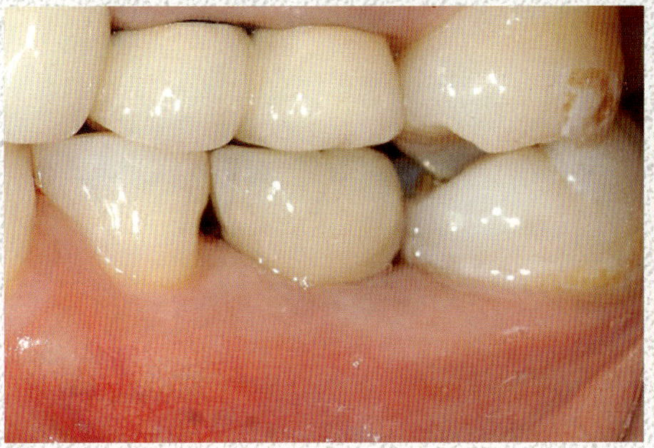

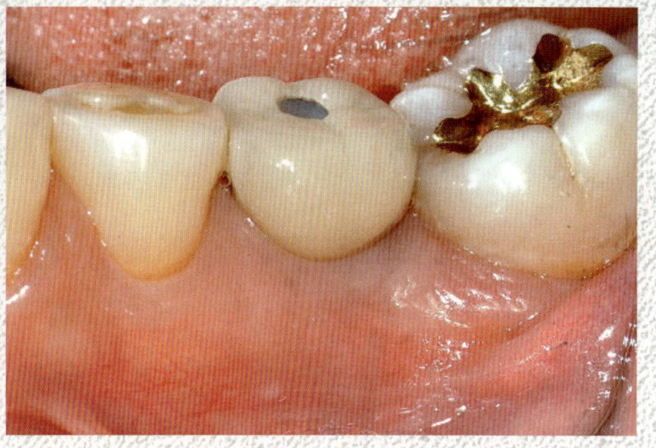

5년 전·후의 임상사진입니다.

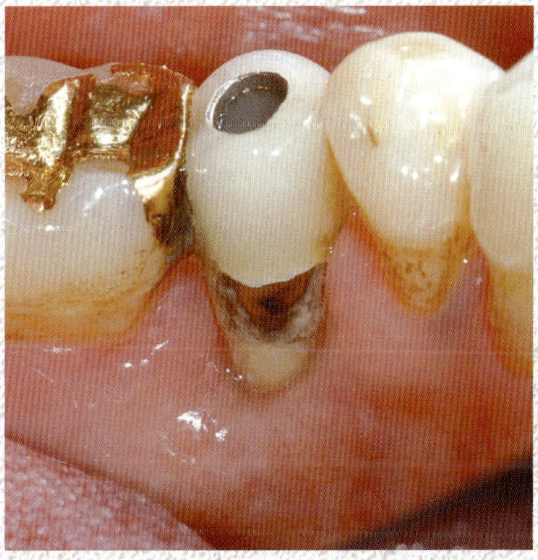

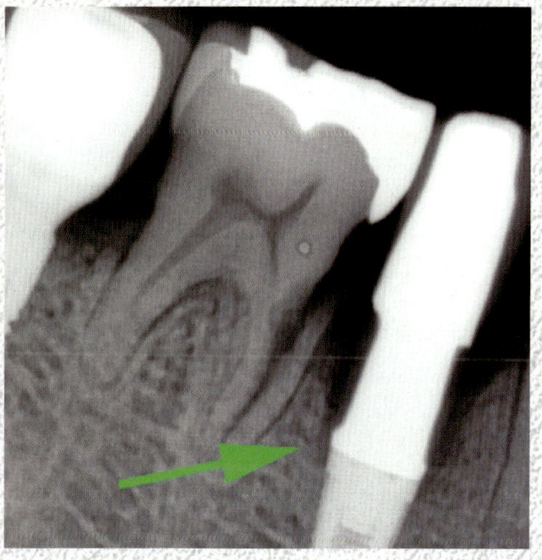

반면, external hex 임플란트에서는 깊게 심으면 그만큼 뼈가 녹는 경우가 대부분입니다.

임플란트의 주위 뼈가 잘 유지되려면,

주위 잇몸이 들썩거리지 않는 상태여야 합니다.

어벗 등이 흔들리거나(micromobility) 하면,

세균으로부터 잇몸이 제대로 protective barrier 역할을 할 수 없습니다.

아스트라 타입 임플란트에서 주위 뼈가 잘 유지되는 이유는

어벗의 micromobility가 최소화되기 때문입니다.

또한 거꾸로,

잘 유지되는 뼈는 어벗 주위의 잇몸을 단단하게 감싸서

외부자극으로부터 조용한 상태를 만들어 임플란트의 골소실을 방지합니다.

즉, 상부상조하는 셈이죠.

02 상악동

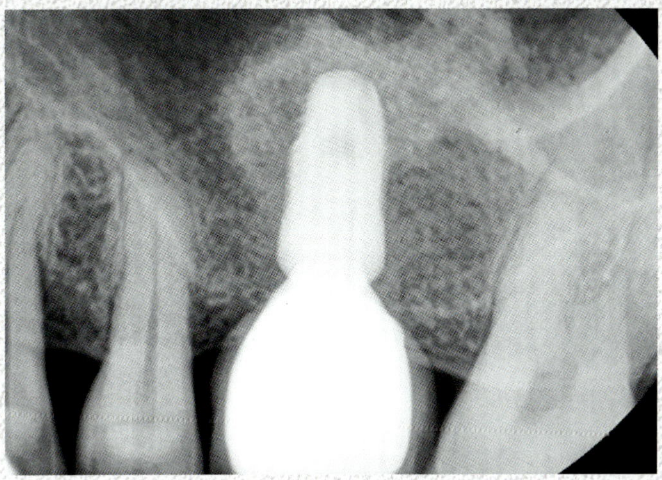

흔히 sinus graft 후에 엑스레이를 찍으면

저 뼈를 내가 다 만들었나 싶겠지만

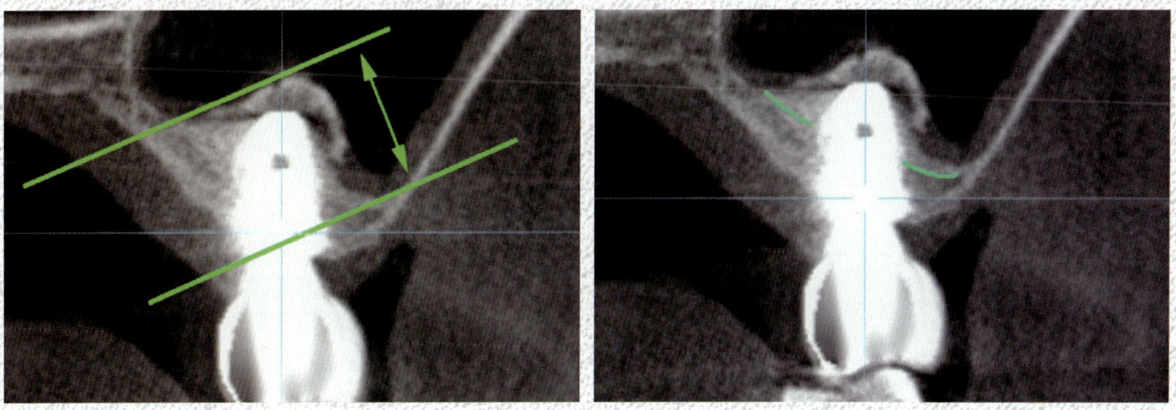

3차원 입체정보 중에서, X-ray와 접하는 구조물의 경계만을 보여주는 PA나 파노라마에서는 이식된 부분이 80-90% 정도로 보이지만(좌) 실제로는 약 절반 정도는 원래 있던 뼈이고, 50%가량만… 막을 위로 올리면서 이식한 부분이라는 걸 알 수 있습니다(우).

즉, CT 영상 없이, PA나 파노라마만으로는, 상악동 골이식의 효과를 자칫 과대평가하게 되는 경우가 있습니다.

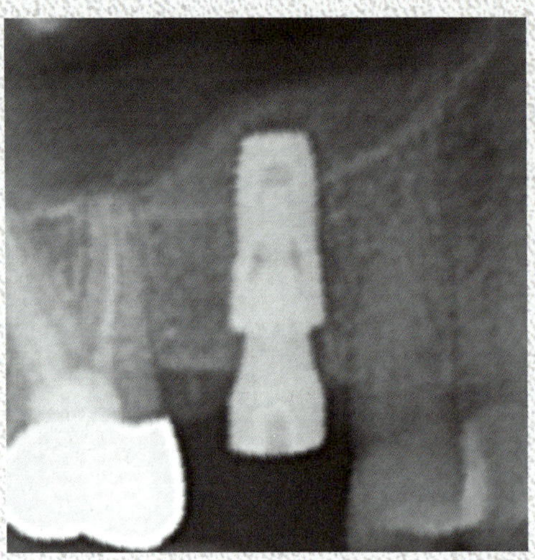 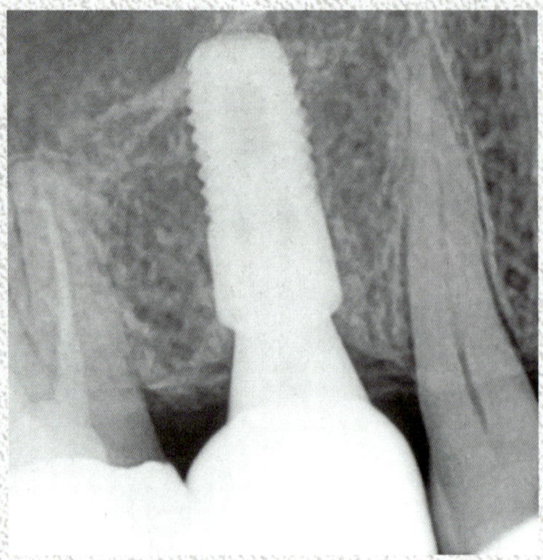

꼭 뭔가를 이식하지 않고, 막만 살짝 들어올려도 뼈가 잘 차는 경우도 있습니다.

사진은 해치리머로 막 거상만 시행한 후 5년 결과입니다.

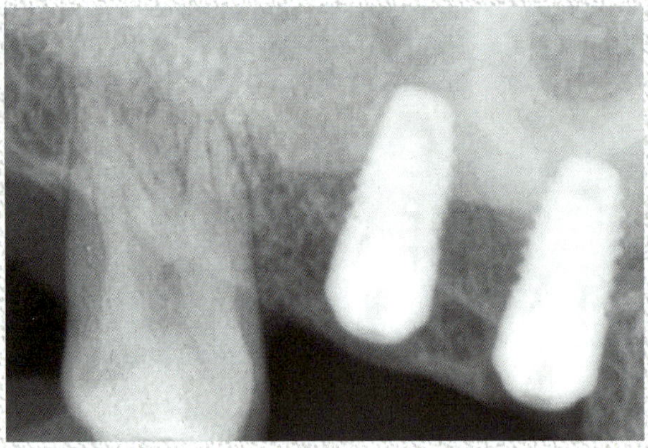 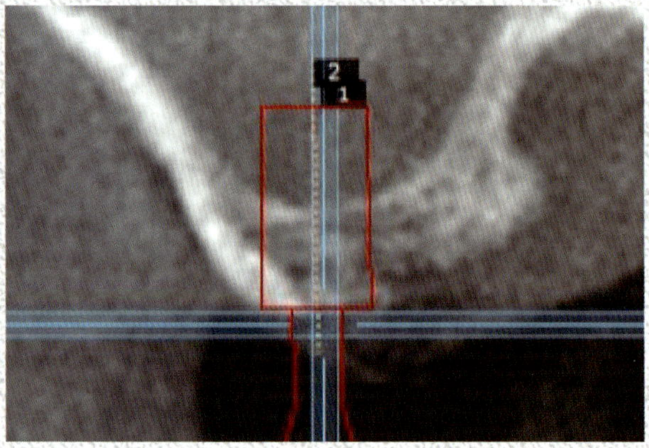

이처럼 살짝 막만 들어올려도

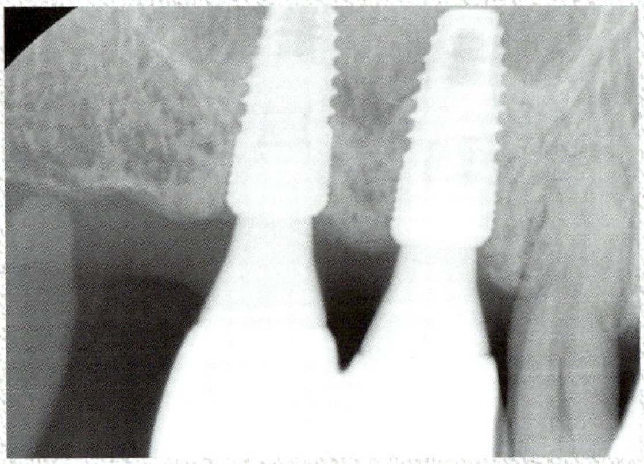

2~3년이면 거상된 막을 따라서 뼈가 올라가는 모습이 관찰됩니다.

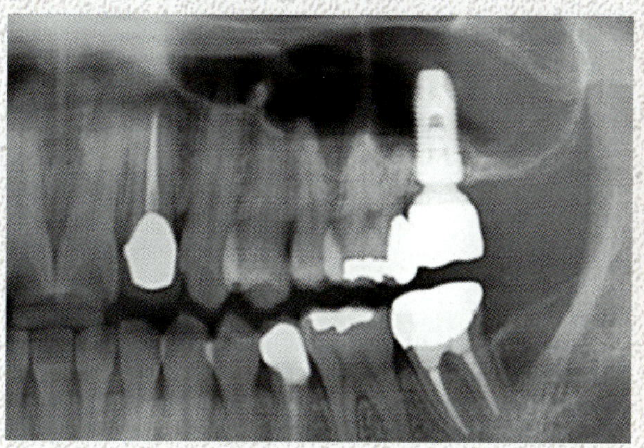
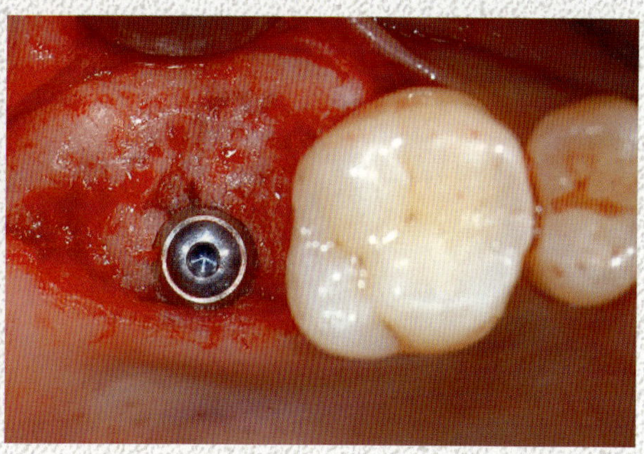

다음 사진을 보면, 상악동에 픽스쳐가 빠졌나 싶지만, 이미 8년째 잘 사용하는 중입니다.

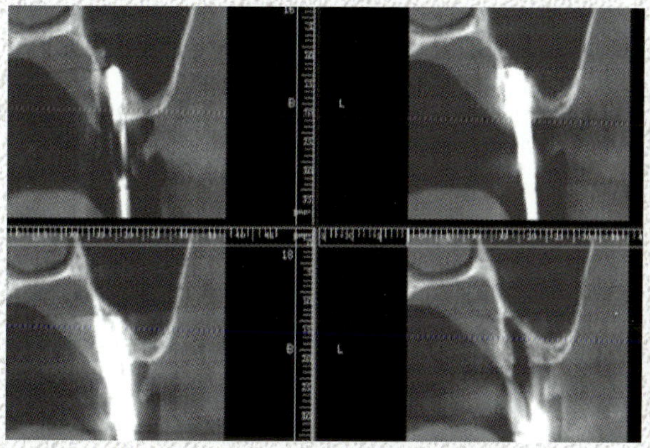
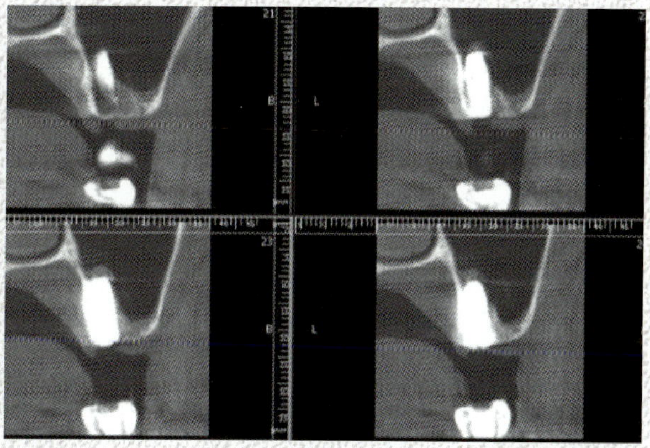

Palatal에 뼈 있는 곳을 찾아 살짝 드릴링 해서(좌)

픽스쳐로 막을 들어올렸습니다(우).

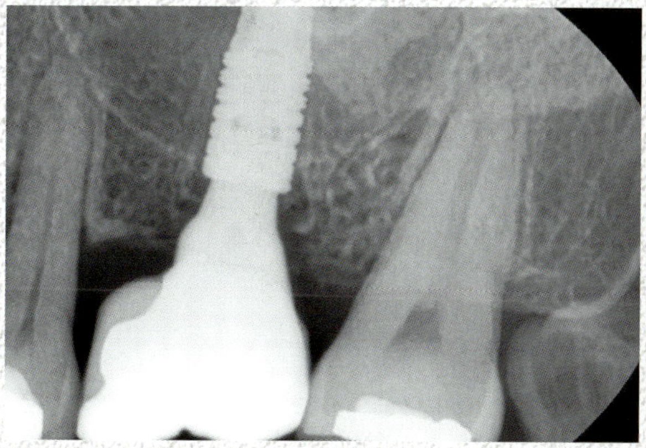
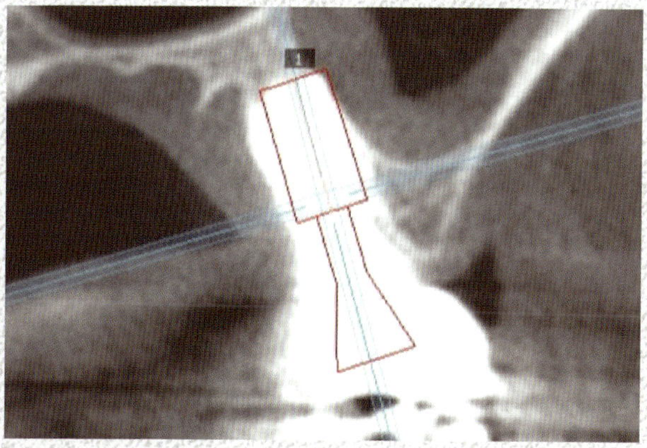

10년째 잘 사용하는 픽스쳐인데

이 경우는 palatal 로 기울여 심었습니다.

Palatal로 심는다고 역학적으로 크게 불리하지도 않다는 걸 CT 단면으로 확인할 수 있습니다.

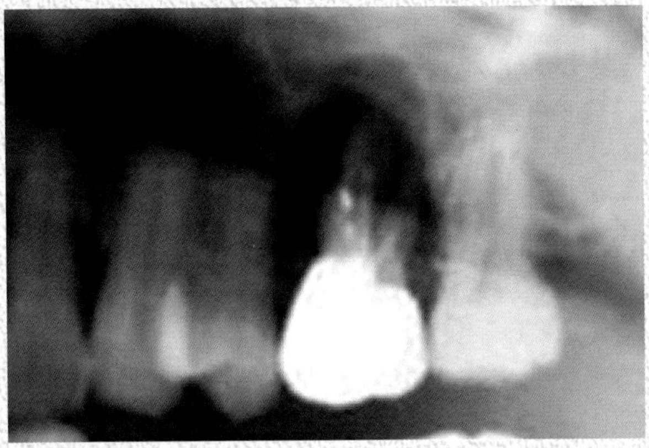
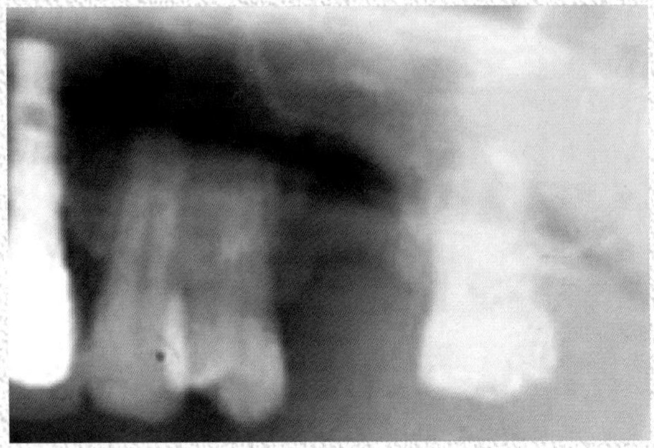

심한 치주질환으로 #26 발치 후(좌)

1년이 지나서야 조금씩 재생되는 뼈가 보입니다(우).

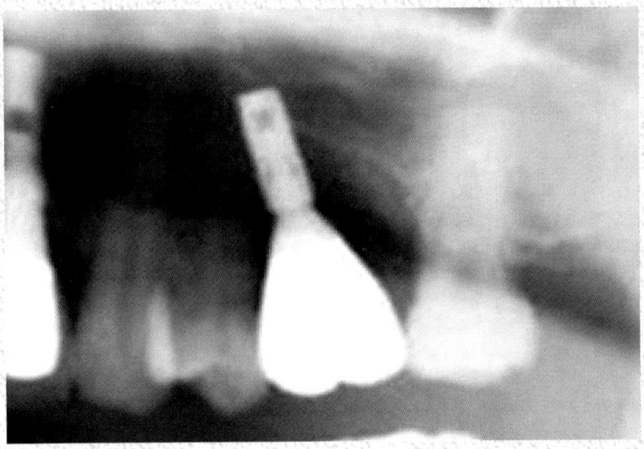
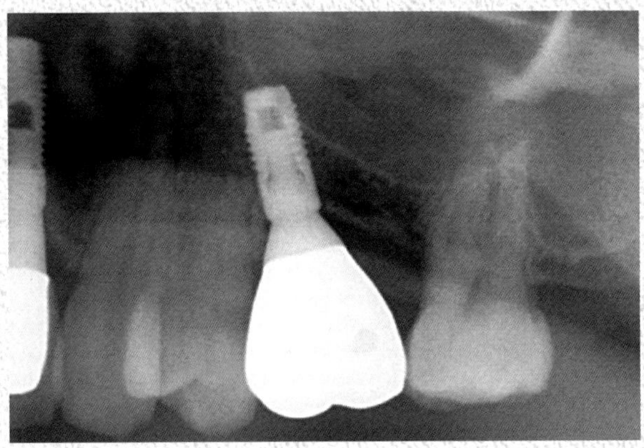

예전의 골이식에 관한 좋지 않은 기억 때문에, 골이식을 한사코 거부하는 환자의 사정상,

별도의 골이식 없이, 뼈 있는 곳을 조심스레 찾아서 심고(4.0 - 10)

발치 1년 반 만에 보철을 올렸고(좌),

12년이 지나도 여전히 잘 사용하고 있습니다(우).

지금 와서 보면, 좀 더 기다려서 심었다면 보다 수직 방향으로 식립이 가능했을 것 같습니다.

– 상악동 공간에 막을 올려서 이식재를 넣는 것과

– 그 이식재가 픽스쳐의 로딩을 감당할 수 있는 뼈가 되는가

는 조금 다른 이야기일 수 있습니다.

중요한 것은 픽스쳐 로딩에 필요한 뼈를 확실히 확보하는 것이며,

꼭 이식재 삽입에만 의존할 필요는 없어 보입니다.

Q Fixture로 막을 들어올린다는 건 수압으로 막을 거상하는 과정 없이 적당히 drilling 하고 나서 fixture를 식립하는 과정에서 상악동 쪽 얇은 골이 떨어지고 fixture가 진행하며 막이 들어 올려진다는 뜻인가요?

그렇죠. 수압거상이 요즘 루틴인가 봐요?

– 네. 상악동 세미나 들으면 크레스탈 접근인 경우 수압거상을 가르쳐줘요.

수압거상은 좋은 방법입니다. 저도 사용하구요. 하지만 수압거상 안 되는 경우도 많습니다. 수압이 새는 경우가 은근히 많은데... 드릴공하고 수압 키트 사이에 seal 형성이 잘 안 되는 경우가 있거든요. 그리고 연속된 2개 올려야 하는 경우 상악동 내에서 서로 개통되면 그 순간부터 수압은 못 쓰게 됩니다..

제일 확실하기는 측방 접근처럼 기구로 조심스럽게 들어 올리는 건데... 구멍은 좁고 뼈는 두껍고 적당한 기구는 없는데 막도 뼈에 딱 붙은 경우가 대책이 없어요... 막을 뼈에서 떼어야 하는데 그게 안 되죠. 수압을 쓰더라도(새지 않는 상태에서도) 막이 딱 붙어서 잘 안 올라가는 경우도 있습니다.

Q 픽스쳐 식립하면서 막이 들어 올려지는지, 뚫리는지는 CT로 확인해야 상태를 알 수 있겠죠? 근데 막이 뚫린 채 들어 올려져도 결과에 차이가 있을까요? 픽스쳐나 드릴에 막이 뚫린다고 해도 기존 상악동에 감염이 있었던 게 아니라면 괜찮지 않을까 해서요...

막이 뚫린지 안 뚫린지는 보통 드릴공(구멍)에 피가 찬 걸로 알 수 있습니다. 차 있는 피가 막의 움직임에 따라서 높이가 출렁거리면 안 뚫린 겁니다. 뚫린 것 같으면 코를 잡고 코로 불어보라 합니다. 안 뚫렸으면 숨이 안 나와요. 세게 불 것도 없어요. 살짝만 불어도 압니다. 뚫렸으면 드릴공으로 공기가 팍 샙니다. 술자 마음도 구멍이 나지요...

상악동을 올리는 이유는 그 올려진 공간으로 피가 차게 해서 뼈를 만들어보려는 거잖아요. 문제는 혈병이 흩어지지 않게 하려고 막을 찢지 않으려고 하는 건데... 좀 찢어져도 피가 보통은 엉겨붙어 있을 테니까... 그냥 뼈를 부순다 생각하고 올릴 때도 많아요. 좀 부숴놔야 피도 좀 나고 리모델링도 좀 되고... 그 사이에 뼈도 좀 늘어나지 않겠어요?

임플란트에 필요한 뼈는 보통 높이 4mm 정도라고 생각합니다. (페리 임플란타이티스 경우 4mm만 붙어 있어도 로딩에는 문제가 없습니다.) 그래서 저는 4mm 이상이면...마음 편하게 올려요. 그 이하면, 아예 측방 접근을 하거나, 두 번 수술할 수도 있다는 생각으로 일단 crestal로 올려보고 생각해요.

그리고 뚫려도 감염은 무관한 것으로 알고 있고, 제가 뚫렸던 경우를 봐도 감염은 한 번도 없었습니다.

03 Bone height가 부족한 경우

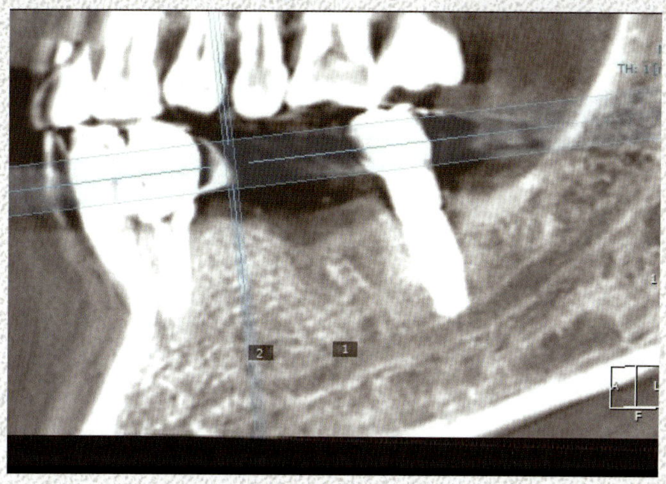

예전에는 하악관 바로 위에 픽스쳐를

다음과 같이 없는 것이 자랑이었을지 모르지만,

요즘은 그렇지 않죠.

길이에 여유가 없다면, 짧은 임플란트를 쓰고 끝내는 경우가 대부분입니다.

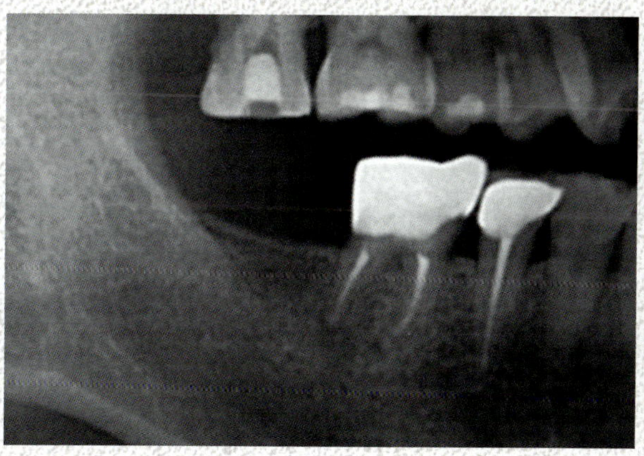

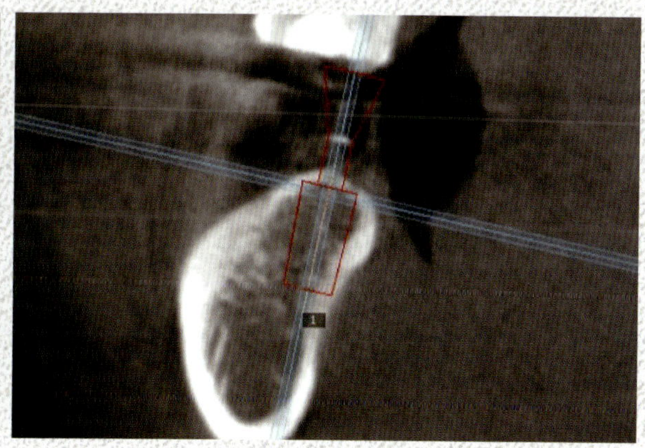

조금 신경 쓰면 10mm 픽스쳐를 심을 수도 있겠지만, 이 정도면 7-8.5mm로 끝냅니다.

10mm를 쓰는 경우는

- 즉시로딩이나

- 발측 등에서 위 뼈가 부족해서 아래 뼈를 이용할 때 정도입니다.

임플란트는 수술 전

- 어느 포인트에, 어떤 방향으로, 몇 mm를 드릴링 해서

- 카운터싱크는 얼마나 하고

- 픽스쳐는 어느 깊이까지 위치시킨다는

계획이 디테일하게 준비되어야 합니다.

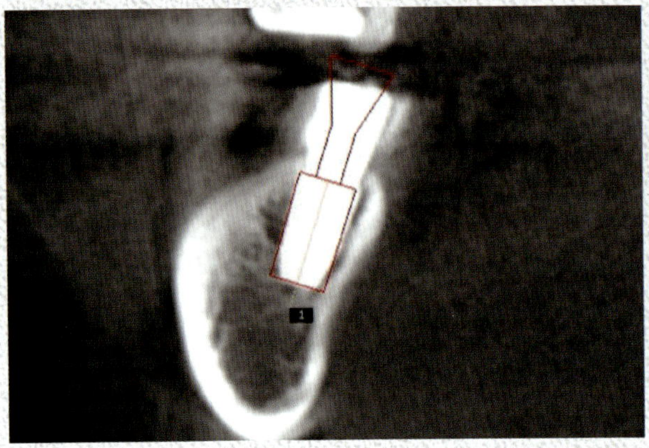

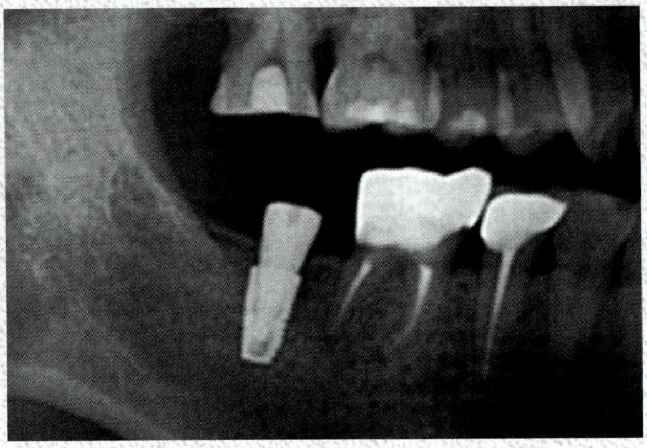

그런 준비가 디테일할수록 수술은 빨리 끝날 수 있습니다.

이 정도의 수술은 그냥 플랩리스로 진행하는 것이 훨씬 안전할 수도 있습니다.

플랩을 열고 뼈를 기준으로 하는 것보다

플랩리스가, 드릴링의 레퍼런스가 오히려 안정적일 수도 있습니다.

치조골을 보며 수술하면, 초심자는 협측골을 기준으로 하기 쉬운데,

드릴 직경이 늘어나면서, 그 협측골의 높이가 급격히 바뀔 때가 많거든요.

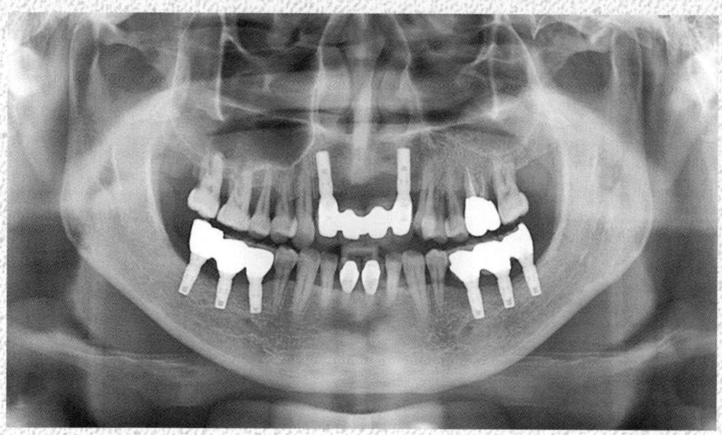

하악관까지의 길이가 부족해서 고생한
8년 전 증례인데

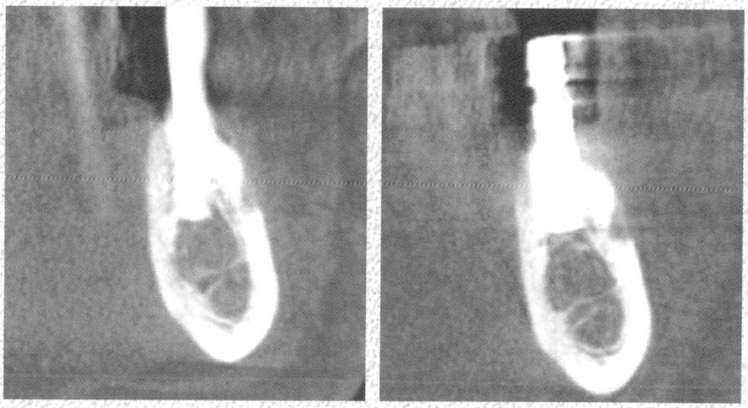

왼쪽은 드릴을 넣은 상태이고,

오른쪽은 픽스쳐가 들어간 모습입니다.

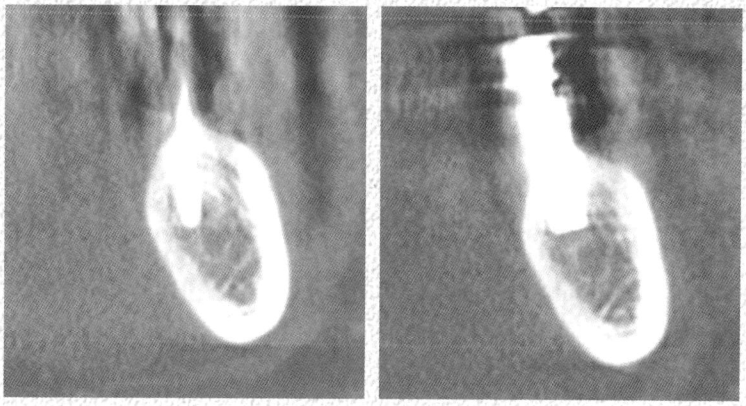

이처럼 뭔가 잘 모르겠다 싶으면,

필요할 때마다 드릴을 직접 넣고 CT를 찍어서 확인하는 것이 좋습니다.

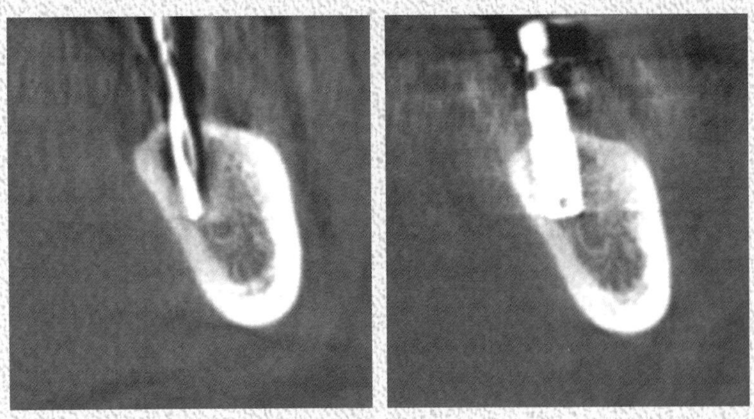

아주 아슬아슬하군요.

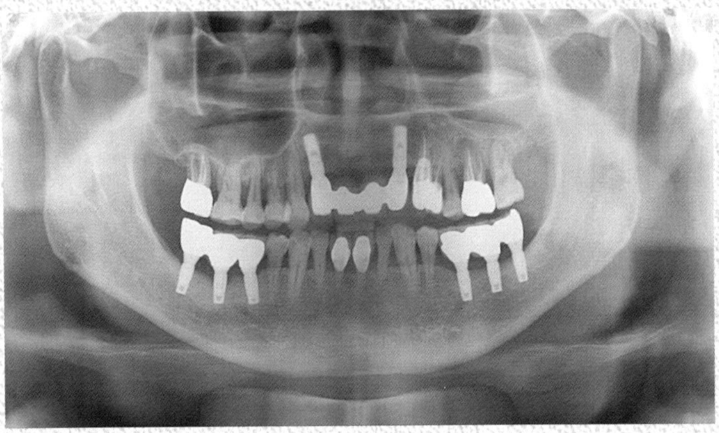

다행히 무사히 수술이 끝나고, 8년 후의 상태입니다.

요즘은 8mm보다 더 짧은 픽스쳐가 다양하게 나와 있어서 보다 안전한 수술이 가능하며, CT 촬영 후 영상 재구성도 수십 초면 끝낼 수 있습니다.

조금이라도 미심쩍다 싶으면, 바로 멈추고 CT를 촬영해서 확인하는 것이 좋겠습니다.

Q CT를 너무 자주 찍으면, 방사선 노출량 면에서 위험하지 않을까요?

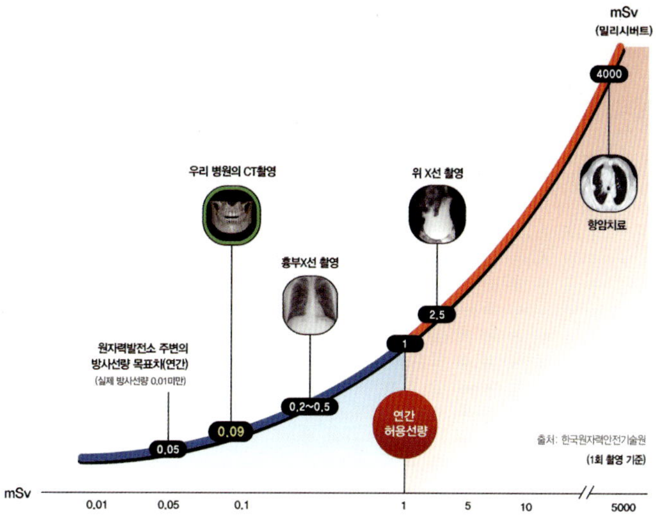

회사 자료에 따르면, CT를 3-4번 촬영해야 chest PA 촬영 1회 정도입니다. 그 정도는 걱정 안하셔도 될 것 같아요.

Q 가이드핀을 넣고 찍는 거랑, 사용한 드릴을 넣는 거랑, 얼마나 차이가 있을까요?

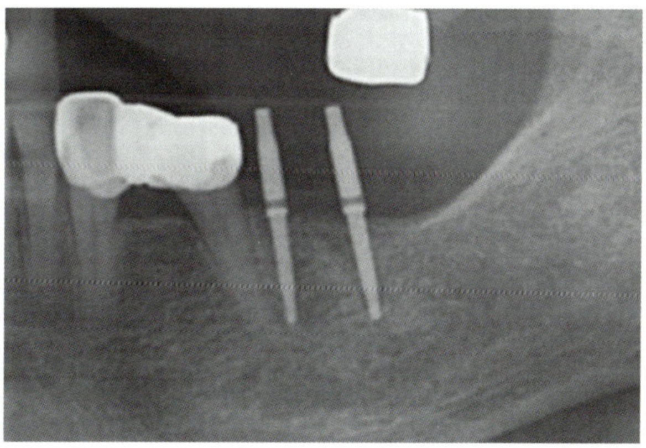

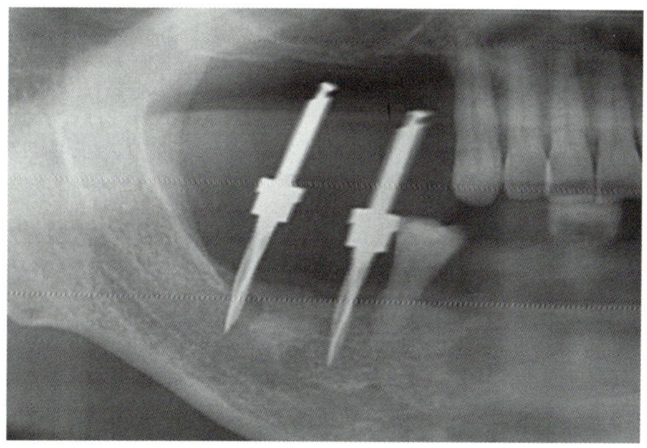

드릴이 삭제해 내는 형태(드릴의 형태와 거의 유사)와 가이드핀의 차이만큼 다르겠죠. 대체로 패스를 보기에는 문제가 없을 것 같습니다. 방사선사진으로 드릴공의 깊이를 정확하게 보려면 사용한 그 드릴을 넣고 찍는 게 나을 것 입니다. 촬영 시 환자가 입을 다물기 어려운 점이 문제지만…

04 Bone width가 부족한 경우

골폭이 좁을 때는

- 뼈를 쪼개서 벌리거나

- 뭔가를 붙여서 넓게 만든 후에

심으면 되겠지만... 사실 제가 환자라면 선뜻 내키는 수술은 아닙니다.

MS 3.0 - 11.5

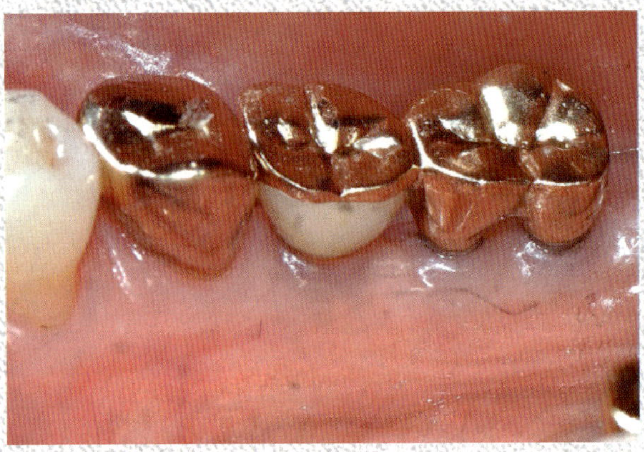

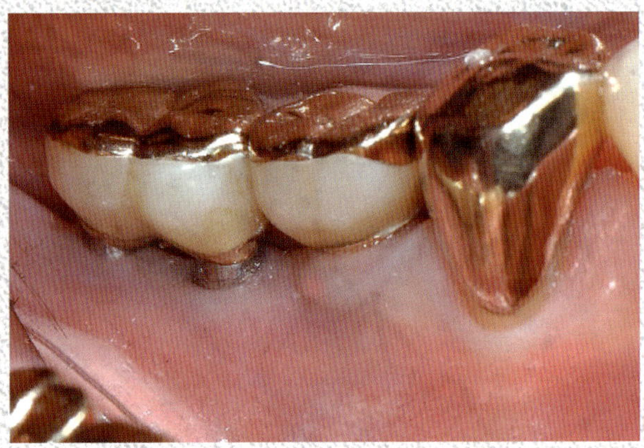

7년 전 3mm 직경의 원바디 임플란트 3개를 심어서 보철을 올린 결과인데,

아직 아무 불편없이 사용하고 있습니다.

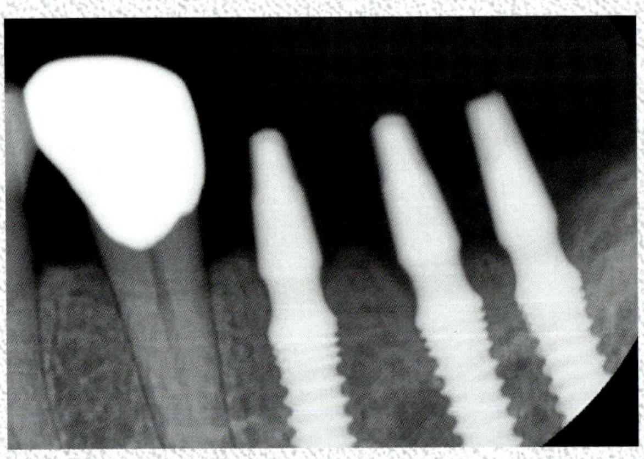

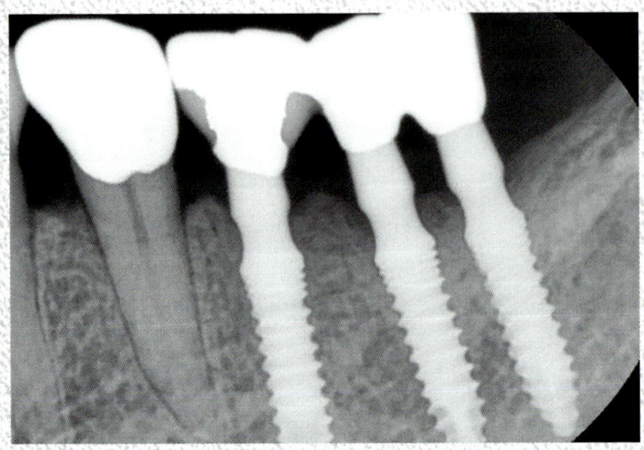

X-ray 소견입니다. 7년 전·후 사진입니다.

자세히 보면, 마진을 서브로 내리지 않고,

인상 떠서 나오는 부분까지만 수프라로 한정해서 보철을 제작했습니다.

이렇게 수프라 마진으로 하는 것이 장기 예후가 더 좋습니다.

구치부인데 바이오필름이 끼는 마진을 굳이 밑으로 내릴 필요는 없겠죠.

MS 3.0 - 11.5

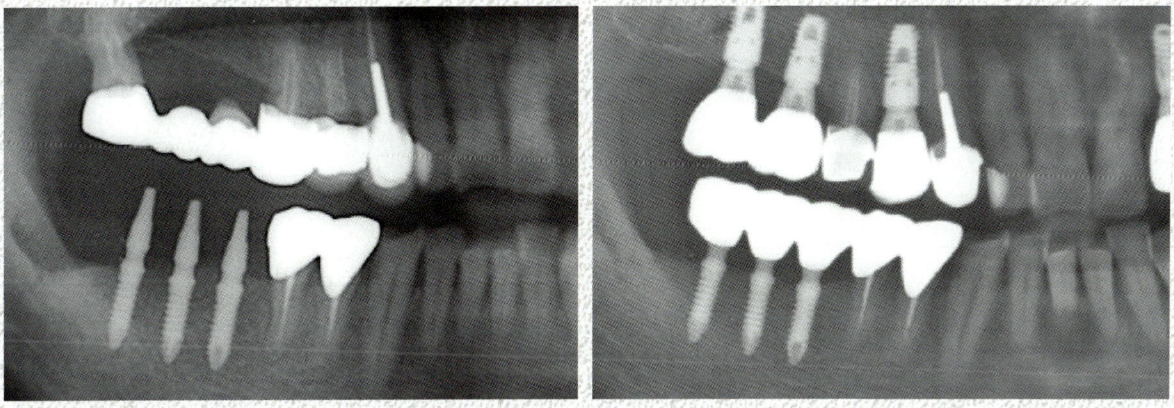

이 역시 3mm 직경 원바디 임플란트의 5년 전·후 사진입니다.

이번에는 마진을 너무 밑으로 딱 맞춰 내려서 다소 골소실이 된 점이 아쉽습니다.

칼라 높이에 딱 맞추는 것이 프로토콜이라고 하면 할 말은 없지만,

제가 환자라면 치료받고 싶은 프로토콜은 아닙니다.

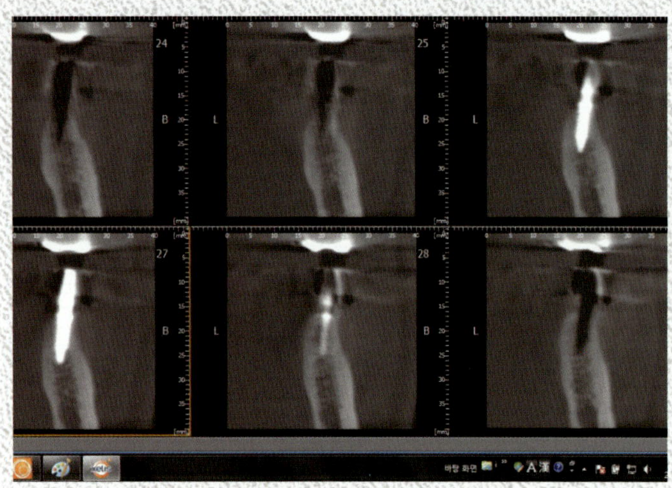

'그럼 골폭이 좁으면 다 원바디 심으면 되겠네~' 싶지만,

원바디도 나름의 고충이 있습니다.

일단 수술이 까다롭습니다.

거의 단 한 번의 드릴링으로 수술이 결정되며(1.8mm 드릴),

만약 어긋나면 몇 달을 기다려야 되는 경우도 있습니다.

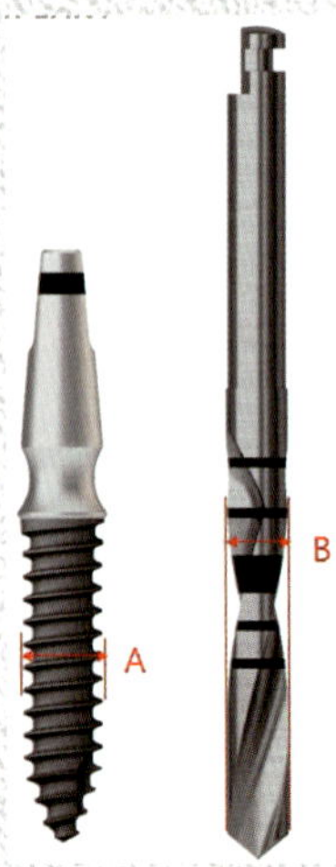

MS Implant			
공칭직경		F2.5	F3.0
A (실제직경)		Ø2.5	Ø2.9
B (드릴직경)	Soft Bone	Ø1.8	Ø1.8
	Normal Bone	Ø1.8	Ø1.8
	Hard Bone	Ø2.3	Ø2.5

거기에 여러 개의 임플란트를 스플린트하려면, path도 비교적 정확해야 합니다.

MS 임플란트는 아주 딱딱한 뼈가 아니라면, 2.5/3.0 직경 대부분 1.8mm 드릴만 사용합니다.

코티컬이 아주 딱딱한 경우에만, 윗부분을 2.3mm 드릴로 살짝 추가해줍니다.

MS 2.5 - 11.5

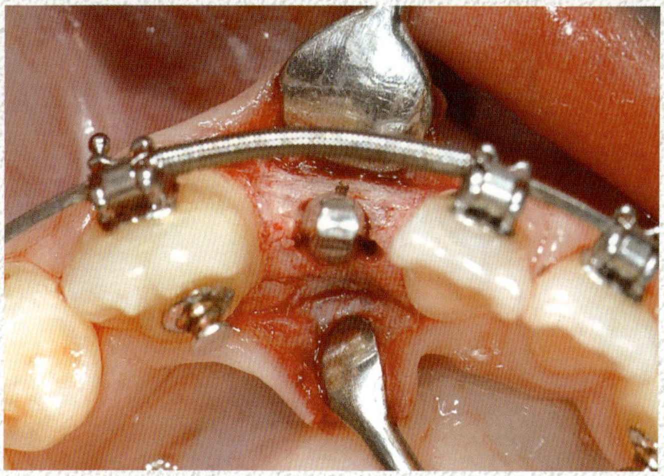

얼핏 제대로 심은 듯하지만

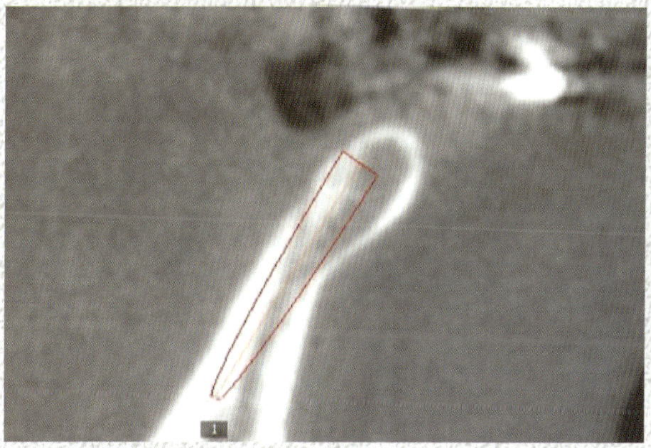

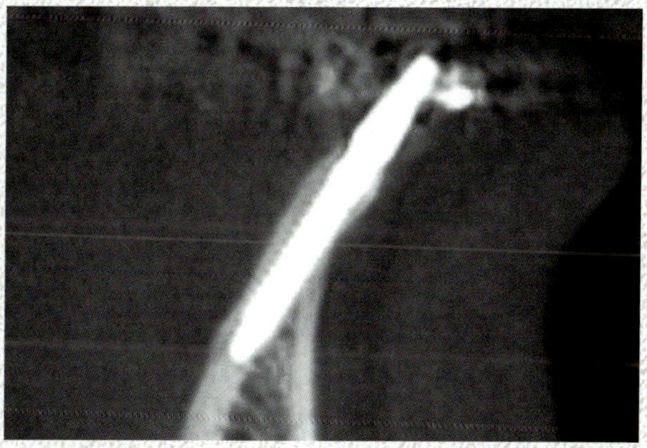

buccal bone이 너무 얇아졌습니다. 다시 제거 후

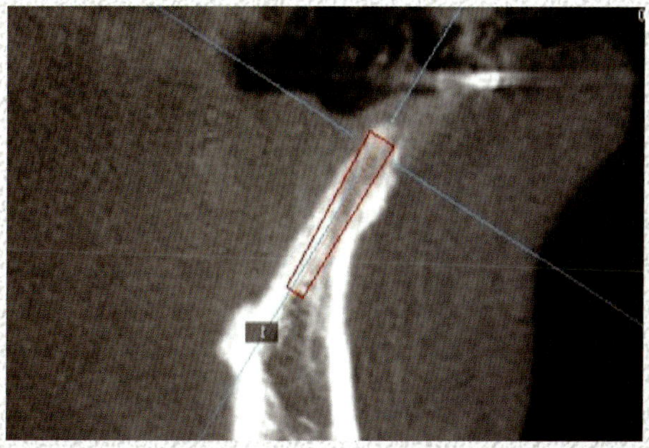

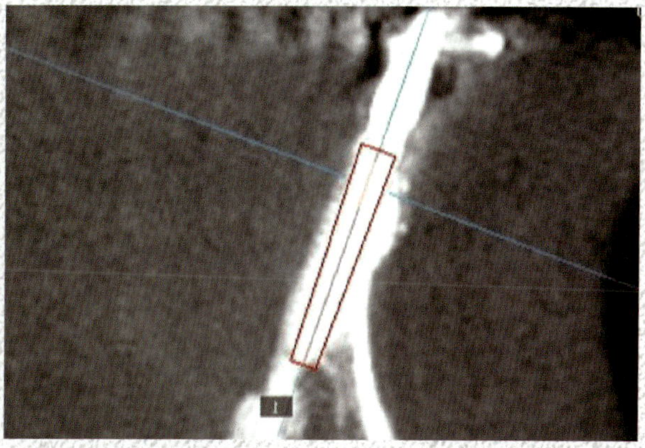

2달이 지나서 조금 방향을 바꿔서 재수술했습니다.

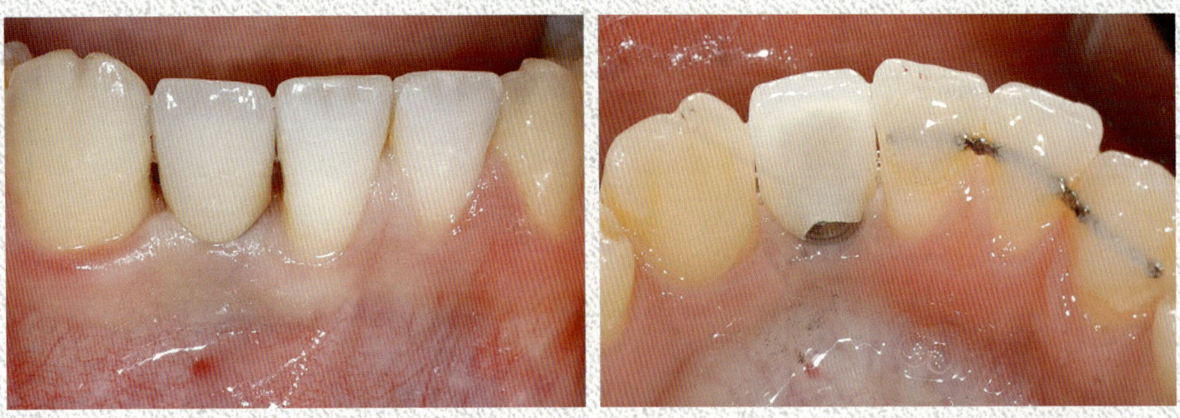

7년 전이고

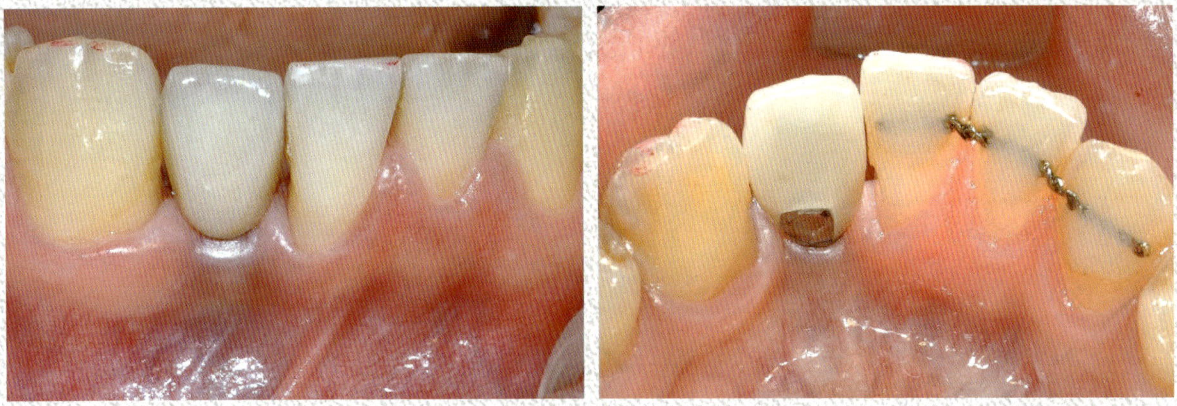

7년 후인데

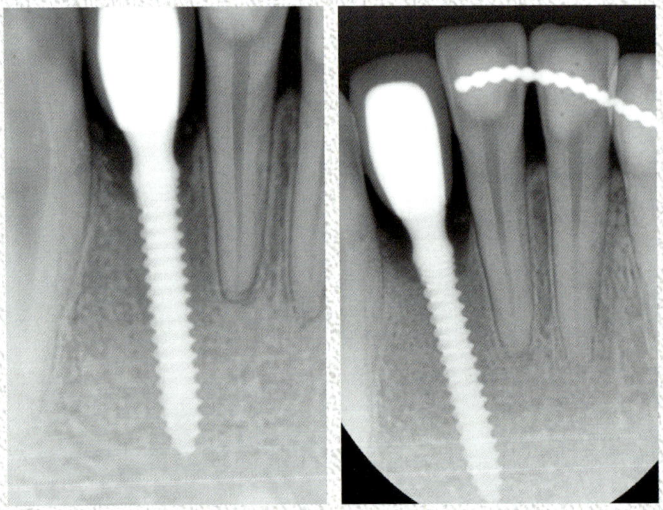

픽스쳐 칼라에 딱 맞춰 보철물을 서브로 마진 설정하는 바람에

잇몸이 퇴축되고 골재생도 부족하지 않나 싶습니다(7년 전·후).

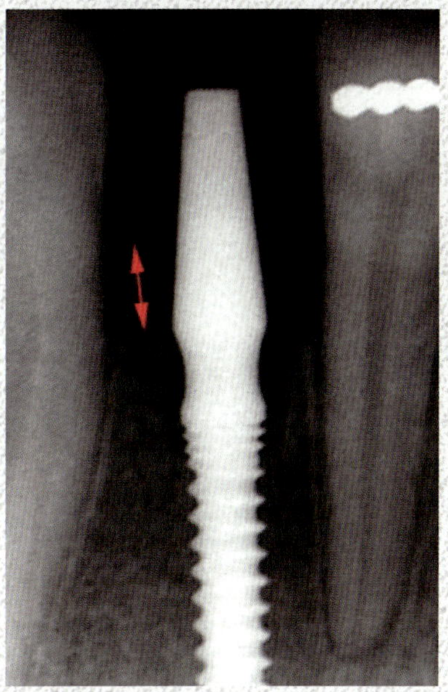

이런 디자인의 픽스쳐는 보철물 마진의 높이를 비교적 자유롭게 정할 수 있습니다.

심미적 및 기능적으로 가능한 범위 내에서, 마진은 될수록 깊지 않은 것이 좋습니다.

MS 3.0 - 10

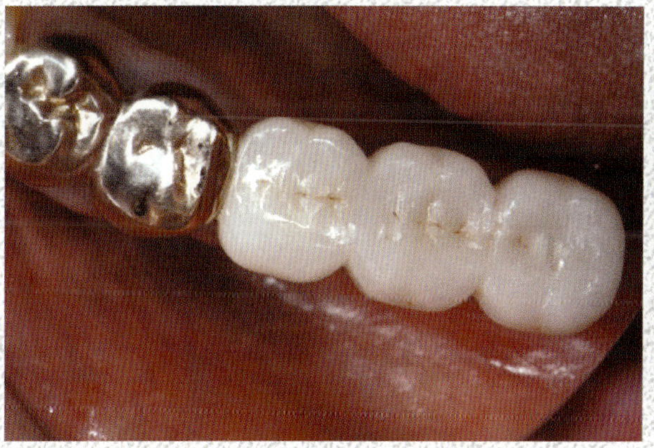

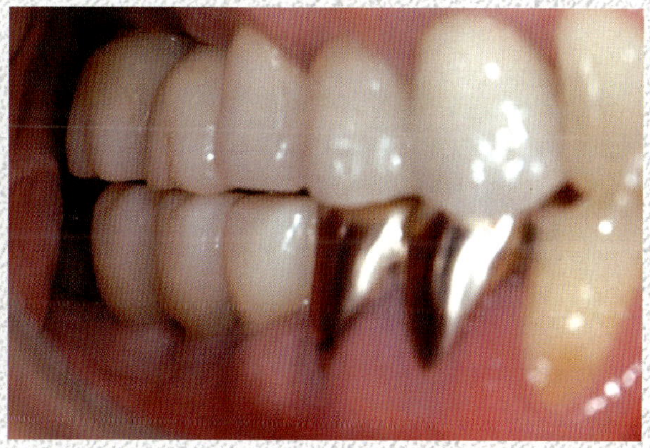

원바디 임플란트로도 이처럼 투피스 임플란트 부럽지 않은 결과를 만들 수 있지만,

비교적 정확한 수술이 뒷받침되어야 합니다(5년 증례).

MS 3.0 - 11.5

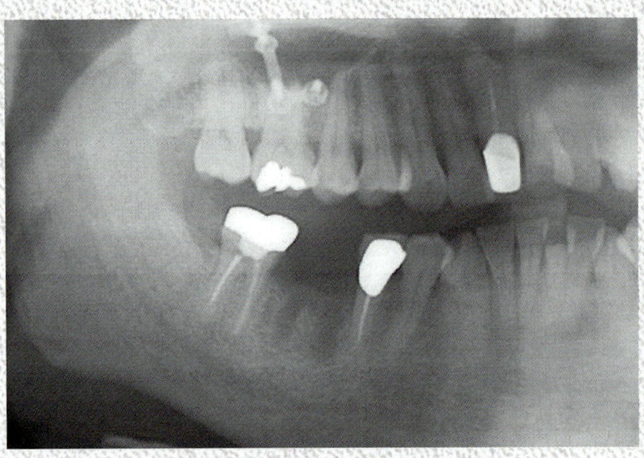

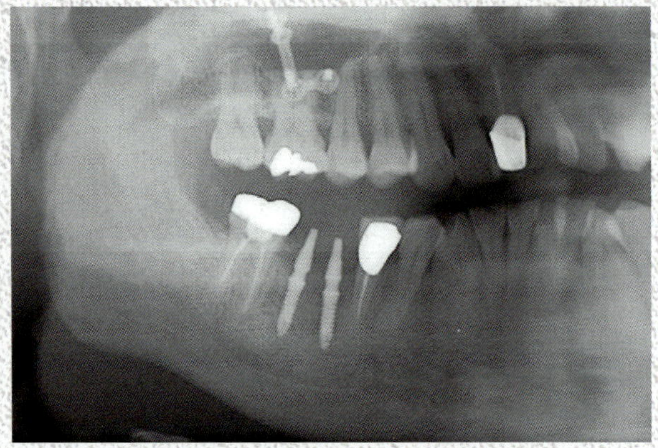

이 역시 #6 자리에 2개를 식립해서

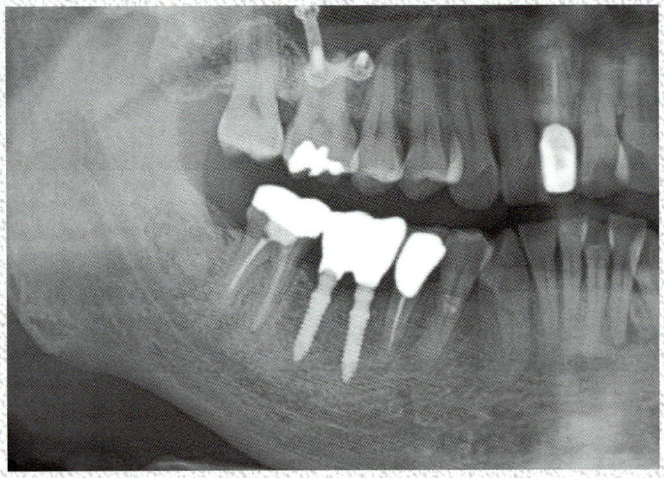

5년 후 결과입니다.

MS 3.0 - 11.5

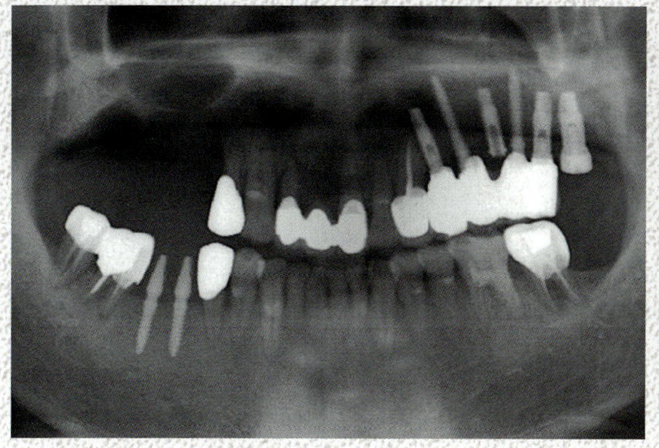

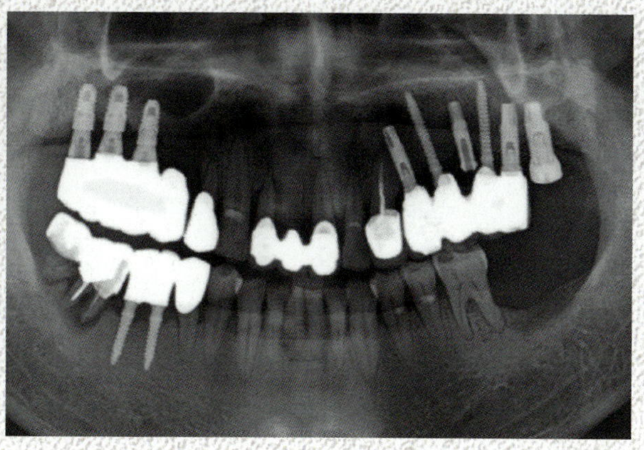

이 역시 5년 후 결과입니다.

하악 전치부와 MS system

하악 전치부는 전용 시스템이 필요합니다.

그 이유로는

1. 보철할 부위의 크기를 계산해봐도, 2피스 어벗으로는 거의 불가능한 수준입니다.
2. 픽스쳐도 직경이 커지면 인접치에 붙일 수 있는 한계가 있죠.
3. 마지막으로, 식립도구의 크기를 계산해봐도 전용 시스템이 필요한 걸 알 수 있습니다.

구부릴 수 있으면 결국 부러진다

- 식립 후 각도를 구부려서 패스를 바꾸고 싶어하지만 그게 가능할 정도라면 장기적 사용 시에 결국 부러지게 됩니다.

2피스는 연결부가 취약하거나 굵기의 문제가 있어서

- 역시 정밀하게 계산해 보면 크기가 안 맞음을 알게 됩니다.

MS fixture – 현재까지 장기적 결과가 좋음

아직까지 임상에서 매우 좋은 결과를 보여주고 있습니다. 심미성, 골반응 등 모두...

새로운 시스템이라서 걱정되고 불안하겠지만 시작하면 다 해결됩니다. 일단 몇 케이스만 제대로 해보시면 됩니다.

요령

- 처음에 정확한 위치, 정확한 각도를 잡고 그대로 한 번에 드릴링 해서 심으셔야 합니다.
- 짧은 드릴은 거의 필요 없습니다. 긴 드릴로 다 하세요.
- 상부 피질골 드릴이 핵심입니다. 약간 작게 드릴링 하는 느낌으로. 1피스라서 무조건 즉시보철로 하셔야 합니다.
- 상부 피질골이 많으면(2mm 이상 두께) 피질골부만 약간 넓게 드릴링 합니다(일종의 코티칼 드릴링).
- 식립 깊이 기준은 치조골 상연하고 탑의 높이 두 가지를 보는데, 나사부는 뼈 속에 들어가고 연결부 오목한 곳에 치조골상연이 위치하면 됩니다. 상부는 잇몸 위로 2.5–4mm 정도 올라오게 식립합니다.
- 방향은 앞에서 볼 때 좁게 보이게 하는 게 유리할 때가 더 많습니다.
- 설측으로 약간 두드러지게 되는 것은 어쩔 수 없으니 꼭 환자에게 미리 설명하여야 합니다. 환자의 적응에 문제는 없습니다.
- 임시보철은 전용 캡을 이용하여서 시멘트 없이 합니다.
- 보철 위해 삭제 시엔 높이만 조절합니다(수평 삭제).
- 측면을 삭제할 필요가 있을 때는, 기공소에서 삭제 후 삭제 가이드 지그를 이용하여 구강내에서 삭제합니다.

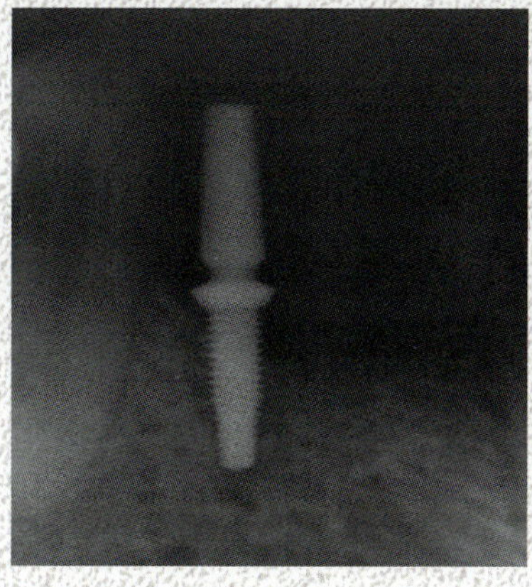

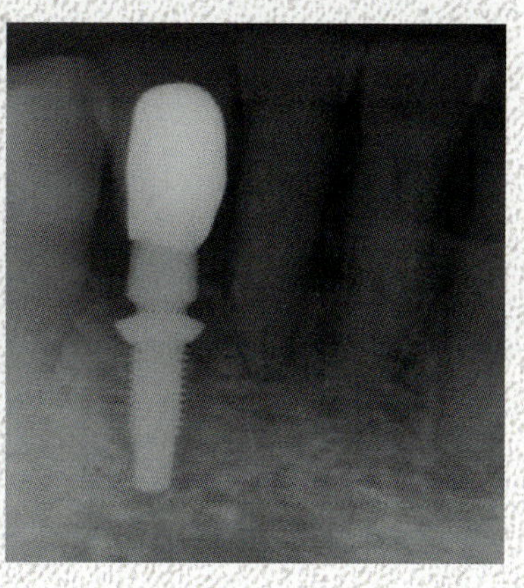

하악 전치부 측절치에 식립한 원바디인데,

보철물 마진을 굳이 밑으로 내리지 않았습니다(10년 전/후).

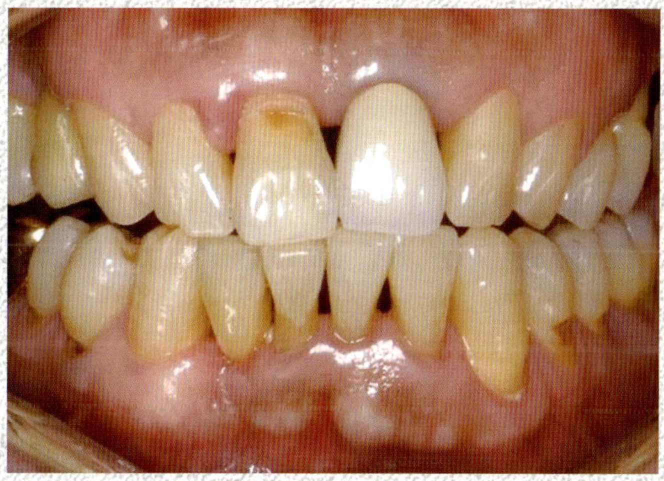

10년 후 임상사진입니다.

투피스 임플란트로 이런 결과를 만들어내기는 쉽지 않습니다.

하악 전치부는 원바디가 추천됩니다.

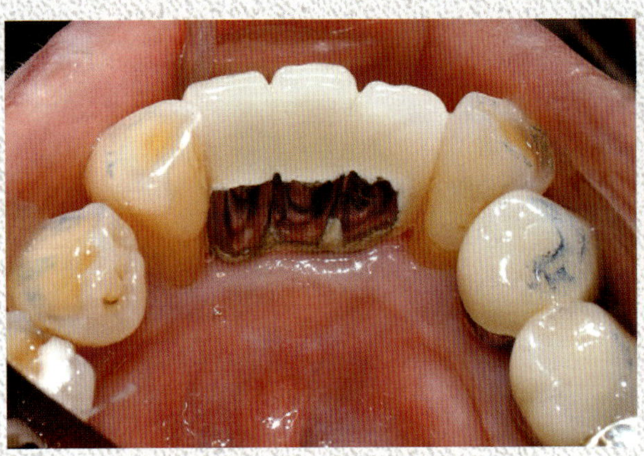

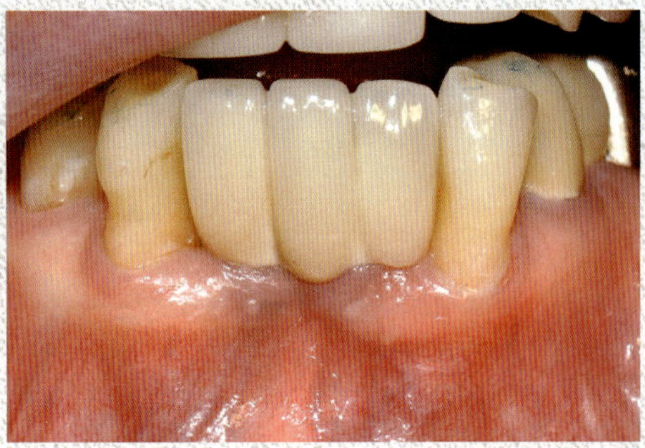

4년 전 타 치과에서 치료받은 하악 전치 보철인데,

다소 투박한 기공물이긴 하나

나름 양호한 연조직반응을 보여줍니다.

잇몸 아래는 대체 어떤 상태일까...

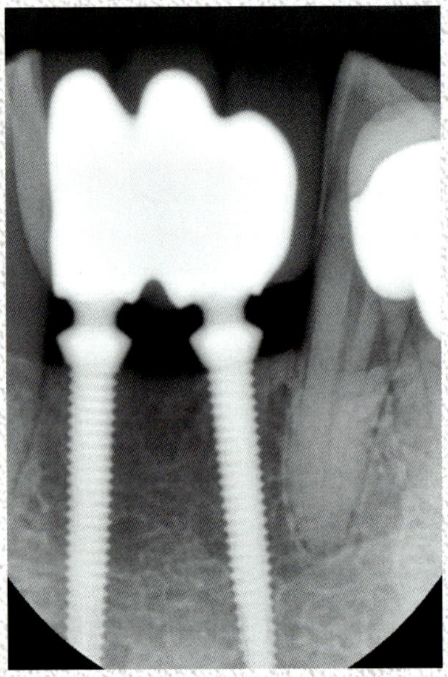

X-ray를 찍어보니... 어벗 부위가 가늘어서

연조직이 두꺼울 수 있었군요.

역시나 연조직이 풍부하면

그 위 보철물에 관대해질 수 있는 것 같습니다.

Q MS 임플란트 같은 원바디 타입을 2개 심어놓고 보니 Br로 연결하기에 path가 안 맞는다면 abutment 부분을 살짝 prep'하시나요? 아니면 즉시 1개를 제거하고 기다리시나요?

깊게 심으면, 치은연상에 노출되는 부분은 taper한 부분이라서... 실제 해보시면 웬만큼은 패스가 맞습니다. 정 안 되면 삭제 지그를 기공소에 만들어 달라고 해서, 세팅하기 전에 지그를 끼운 상태로 해당 부위를 삭제하면 됩니다. 1개 제거하고 기다려서 다시 심을 정도로 패쓰 안 맞는 건 거의 없을 것 같습니다.

Q 원바디 임플란트는 픽스쳐 길이가 비교적 긴 거 같은데 로드 베어링이 가능한 길이가 얼마일지 궁금합니다. 치조골이 얇아서 원바디를 선택하지만 양측 지대치 루트의 만곡을 고려했을 때 사진과 같은 긴 걸 심는 것도 어려운 일인 것 같습니다.

원바디 픽스쳐는 식립즉시 어쩔 수 없이 힘을 받게 되죠. 그래서 약간 긴 걸 씁니다. 경험적으로 하악 전치에는 11.5mm 길이를 일반적으로 씁니다. 가끔 10mm도 쓰구요. 13mm는 다른 재고가 없어서 어쩔 수 없을 때 주로 씁니다. (평소 재고 확인을 잘했다면 쓸 일이 거의 없겠죠.)

구치부에는 길이의 한계가 있기에, 8.5-10mm 길이에 직경 3.0mm를 주로 사용합니다.

05 상악 전치부

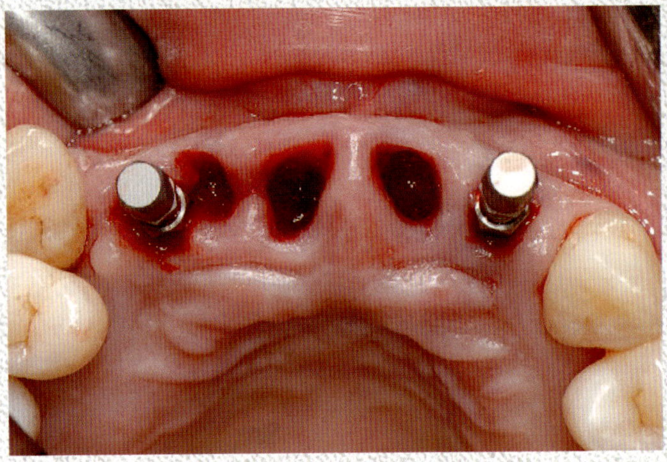

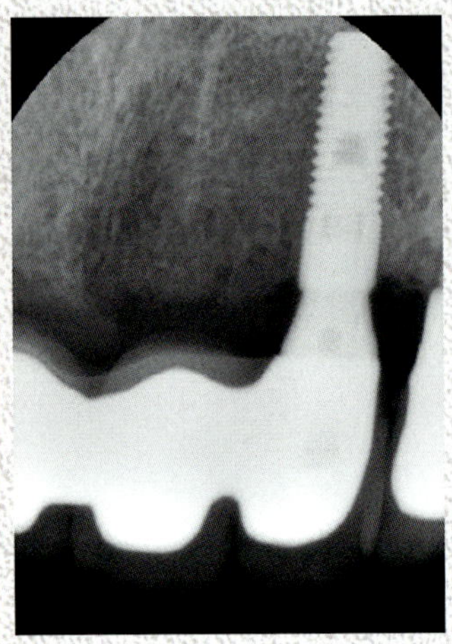

전치부 수술 8년 후의 결과입니다(발즉/즉시로딩).

X-ray를 보면 그럭저럭 괜찮은 것 같지만,

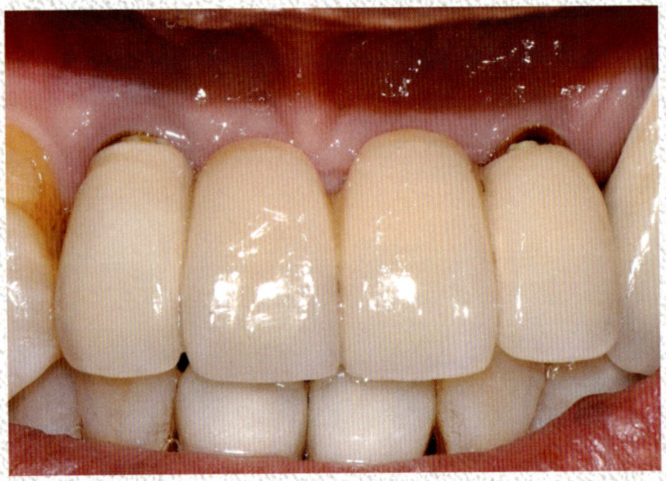

왜 어벗 칼라가 노출되었을까?

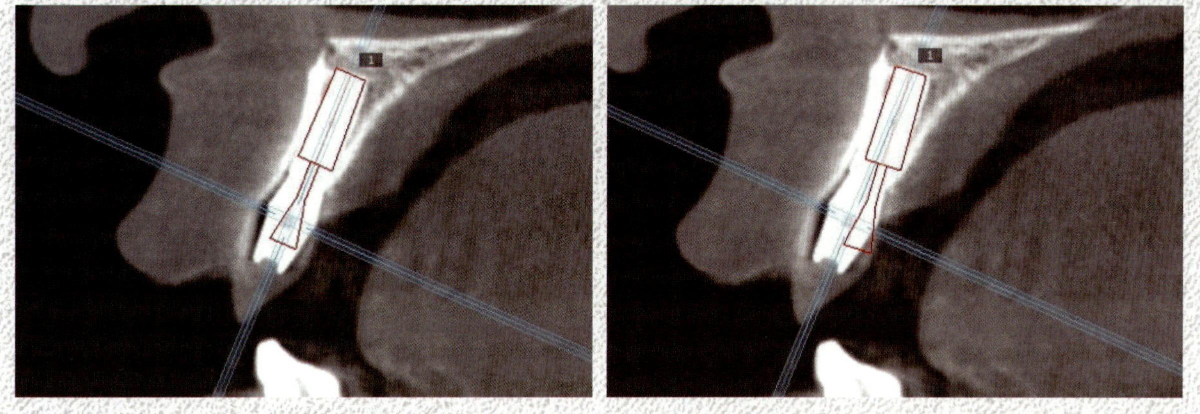

이유는 좌측처럼 심어서, buccal bone housing을 충분히 남기지 못했기 때문이며,

그런 결과를 피하려면, lingual cortical bone을 터뜨리는 한이 있더라도

최내한 palatal로 심어야 합니다(우측).

이렇게 심게 되면, SCRP로 제작해 스크류 리타이트닝과 retrievability를 확보하기도 유리합니다.

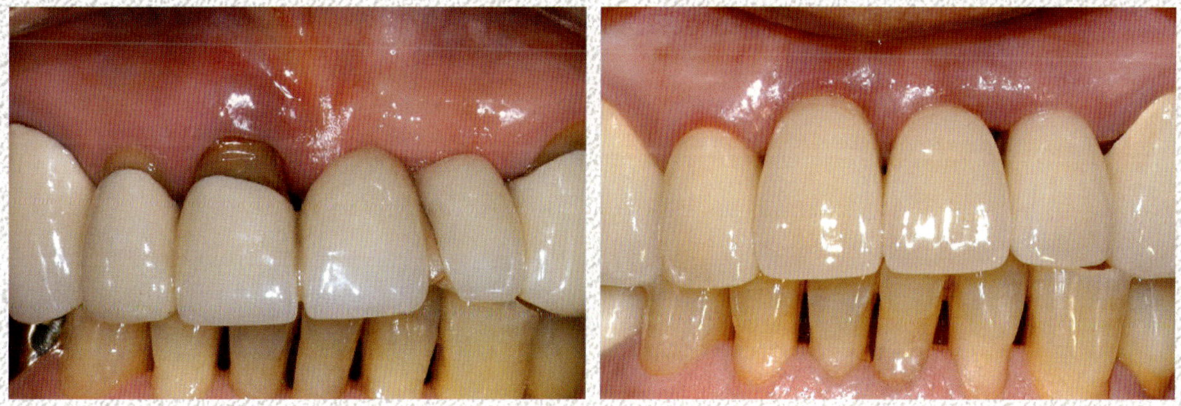

#11 발치 전 / #11,21,22 임플란트 보철 후 5년입니다.

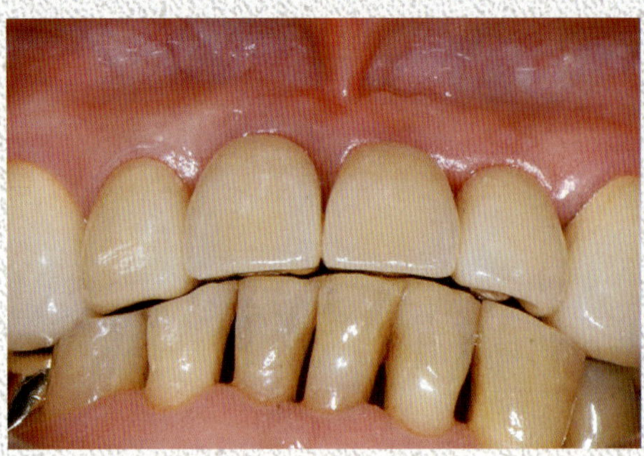

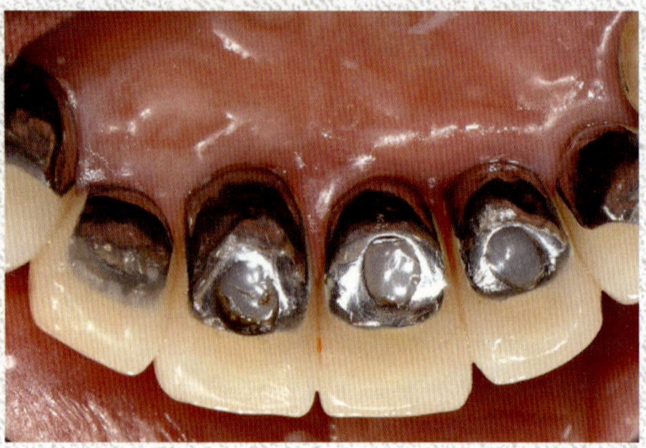

어떠한 골이식도 없이, 3개 모두 싱글로 처리한 결과이며,

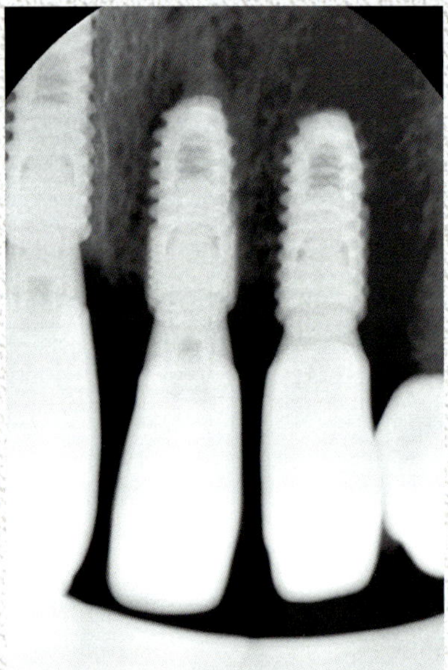

X-ray 소견입니다.

기성 어벗을 G/H를 짧게 해서 서브마진으로 처리했고,

시멘트 제거를 위해서 스크류를 한 번 풀렀다가 재위치시켰습니다.

가운데 임플란트 스크류를 풀러서 시멘트 제거하고 다시 재위치시킨 후,

다시 양쪽을 각각 제거하고 다시 재위치 ~~

그렇게 하면, 넌헥스 어벗으로도 충분히 재위치 가능합니다.

심미성을 위해 - 구개측에 깊게 심기

- 픽스쳐의 위치를 원래 치아의 위치에 심지 않고 구개측으로 깊게 심으면 좋습니다. 그렇게 하면, 뼈 이식을 최소화하면서도, 순측 잇몸의 폭과 높이가 다 두꺼워진 효과를 얻을 수 있습니다. 물론 이때도 이물감에 대해서 미리 설명해서 환자의 이해를 얻어야 합니다.
- 픽스쳐의 크기는 보철과는 상관이 없으므로, 크지 않은 픽스쳐가 위치와 각도에서 더 유리합니다.
- 불리한 각도는, 어벗의 각도를 바꿔서 해결하는 것은 실제로 좋은 결과를 얻기 어렵고, 깊게 심어야 문제가 해결될 수 있습니다. 각도가 불리할수록 깊은 것이 유리합니다.

스크류 접근이 가능해야 편하다.

- 구개측에 심으면 스크류홀의 위치도 유리해집니다. Cingulum이나 약간 더 구개측에 위치해야 크라운 절단연을 손상시키지 않고 스크류 사용이 가능합니다. 앵글드 헥스 드라이버 등이 있긴 하지만 그런 것은 특별히 어쩔 수 없는 경우에 사용하는 것이 좋습니다. 그런 드라이버들은 사용상 어려움이 있고 힘도 강하게 조일 수 없습니다.
- 심미적인 이유로 시멘트 마진의 위치가 치은연하로 깊이 내려갈 경우가 많아서 구강내에서 시멘트 접착 후에 다시 스크류를 풀어서 여분의 시멘트를 제거해야 합니다. 이렇게 스크류로 착탈이 가능하면, 포세린 파절 시에도 수리가 가능한 장점이 있습니다.

Zirconia abutment는 장점이 없다.

- 이렇게 구개측에 깊이 심게 되면 티타늄 어벗으로도 전혀 비치거나 하지 않고 심미적인 결과를 얻게 됩니다.
- Zirconia 어벗은 물리적 기계적 적합과 강도에서 문제가 많은 어벗입니다. 장기적으로는 내구성도 불안해서 사용하지 않는 것이 좋습니다.

앵글드 어벗을 써서 심미적인 결과를 얻을 수 없다. - 차라리 다시 심어야

- 앵글드 어벗의 유용한 용도는 전치부가 아닙니다. 구치부에서 근·원심으로 기울어진 경우에 유용합니다. 전치부에 순측으로 경사지게 심었다면, 다시 심어야 합니다.
- 본하우징 상황이 도저히 어쩔수 없다면 최대한 깊이 심으시면 각도 수정에 도움이 됩니다. 이런 경우도 앵글드 어벗을 사용하기보다는 CAD/CAM 커스텀 어벗이 바람직하고 경우에 따라서는 가는 직경의 어벗으로 해결할 수도 있습니다.
- 앵글드 어벗은 인상용 코핑도 없고, 아날로그도 없습니다. 보철 기공에서 매우 불리합니다.

Q 크라운 제거를 용이하게 하기 위해 cingulum으로 스크류 홀을 낼 수 있게 path를 잡으면 픽스쳐의 apex가 순측으로 나올 가능성이 높지 않을까요? 만약 순측으로 뚫리고 치은으로만 덮여있다면 촉진 시 저작 시 뭔가 느낌이 있다고 할 수 있을 것 같아서요…

뚫려서 픽스쳐가 나올 정도라면 어쩔 수 없이 스크류 홀을 포기하고 심어야죠. 하지만 7-8.5mm같이 짧은 픽스쳐를 쓰면서 순측으로 삐져나올 정도가 되기는 쉽지 않습니다. 충분히 구개측으로 심으신다면…ㅎ

Q 그리고 cingulum 쪽 어버트먼트 길이가 짧아져서 탈락 가능성도 높지 않을까라는 생각도 드는데…아닌가요? 해보지 않았지만 궁금해서 여쭤봅니다…

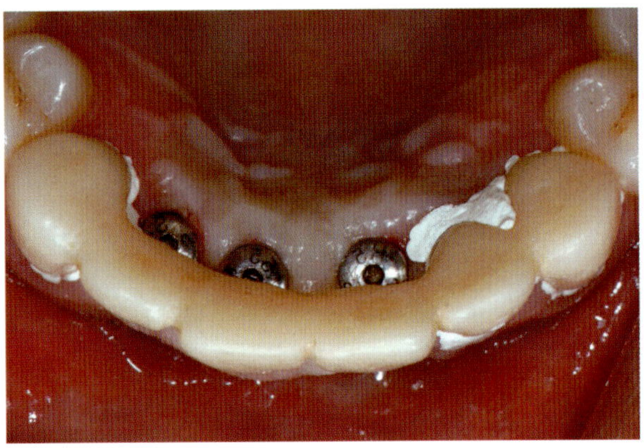

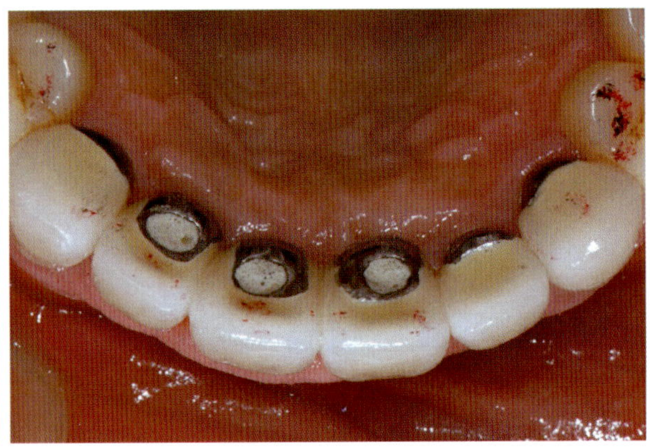

길이 문제로 어벗을 삭제해 본 적은 거의 없습니다. (있기는 있는데 많지 않습니다) 아마도 제가 깊게 심어서 그렇겠죠.

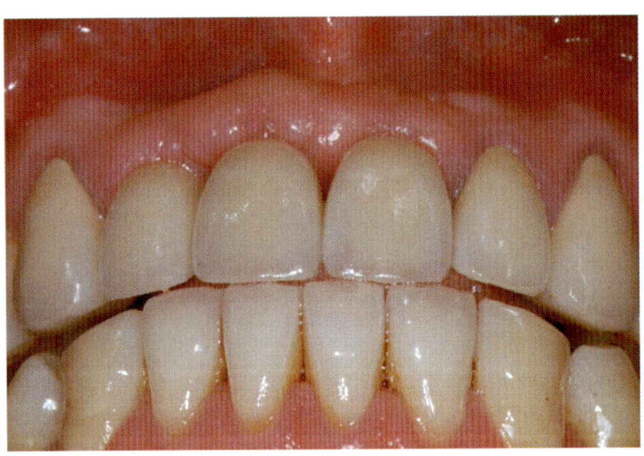

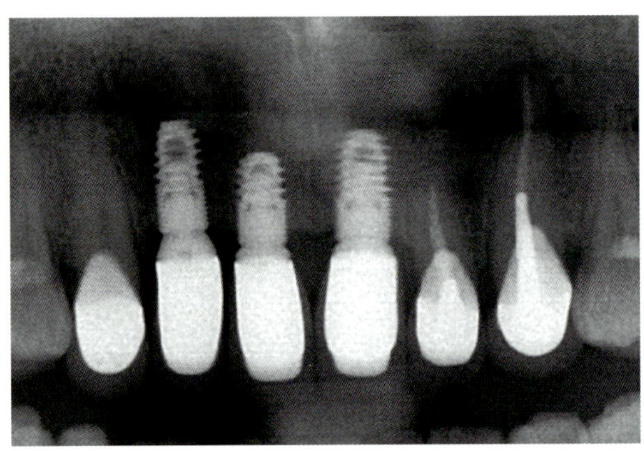

상악 전치부는 심미성 때문에 크라운 마진을 서브로 3mm 가까이 넣습니다. 아마 최소 2mm 서브일 겁니다. 4mm가 될 수도 있구요. 대신 접착 후에 풀어서 시멘트 제거하고 다시 끼웁니다(저는 거의 싱글로 해서...). 이 케이스를 지금 다시 하면 더 깊이 심겠습니다. 지금 보니 아쉽습니다. 어벗 G/H가 3mm 이상이 되도록...

Q 캐드캠이나 밀링을 하게 되면 어떤 면에서 탈락 가능성이 줄어드는 걸까요? 기성 어버트먼트를 프렙하는 것보다 높이를 조절할 수 있나요? 잇몸 부위를 치아 모양으로 만들 수는 있을 것 같지만 어버트먼트 높이는 대합치에 의해 제한되고, 넓이는 잇몸에 의해 제한되니 비슷한 결과를 보이지 않을까 하는 의문이 들어서요. (캐드캠이나 밀링 어버트먼트 경험이 전혀 없어서 죄송합니다.)

캐드캠 어벗 사용하면 일단 접촉 면적하고 각도를 더 유리하게 설계할 수 있습니다(디자인을 잘해야 하겠지만). 그래서 탈락 가능성이 줄어들 수도 있지만... 꼭 그럴지는 알 수 없습니다. 저는 캐드캠 어벗 안 쓰고 거의 다 기성 어벗을 쓰는데 탈락으로 고민해 본 적이 없습니다. 빠져서 오는 경우가 있긴 해요. 하지만 수시로 빠지거나 한 적은 없어요. 빠진 분은 교합체크 철저히 하고 다시 붙여드리는데 거의 이후에 문제없습니다. 정말로 수시로 빠신다면 어벗 표면을 살짝 갈아서 표면을 거칠게 하고 붙이면 접착력이 훨씬 강해집니다.

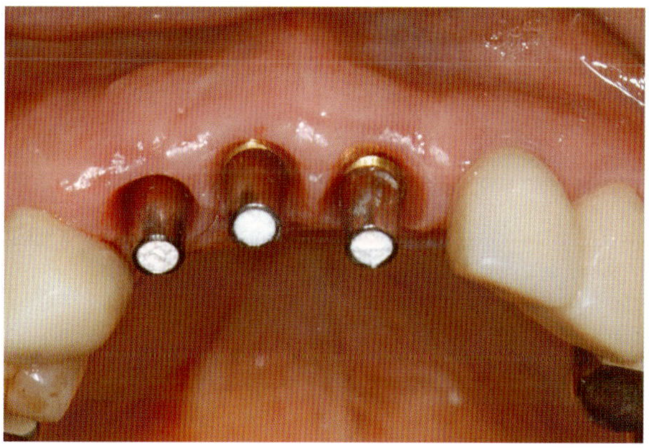 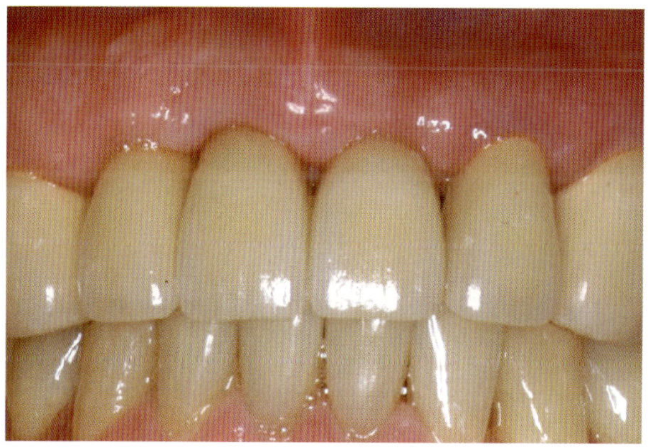

캐드캠 어벗이 아니더라도, palatal로 깊게 식립하면

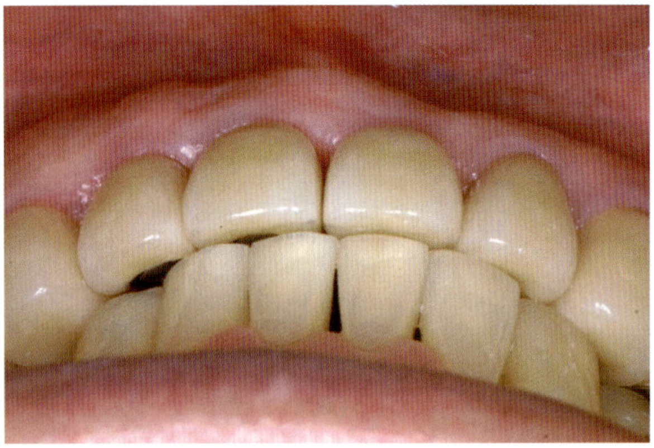

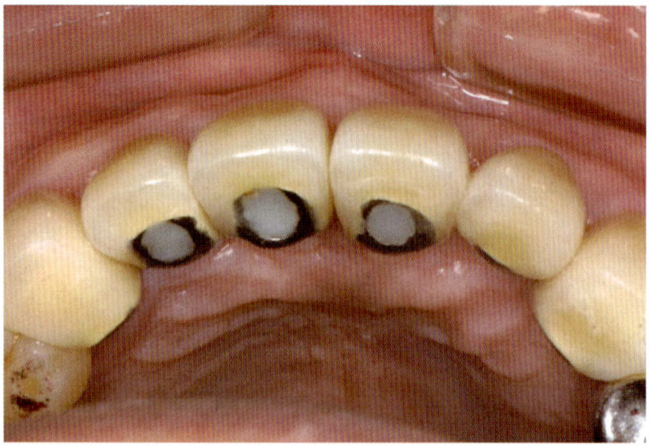

이렇게 충분한 기능과 심미, retrievability를 확보할 수 있습니다.

Q SCRP로 해서 서브마진으로 기공물을 만든다 했을 때, PFM과 지르코니아의 fitting이 동일하다면, 지르코니아가 더 잇몸반응이 좋을까요? (컨투어 똑같고, 시멘트 제거는 구외에서 한다고 했을 때) - 질문을 바꾸면, 전치부 싱글 SCRP 보철을 한다면, 지르코니아와 PFM 둘 중 어떤 걸 선택하시겠습니까?

형태와 쉐이드의 섬세함은 PFM이 더 우위에 있습니다. Biocompatibility에서 지르코니아가 약간 우위일 수는 있지만 임상적으로 크게 느껴본 적은 별로 없습니다. 거래하는 기공소장하고 의논해서 정할 것 같습니다.

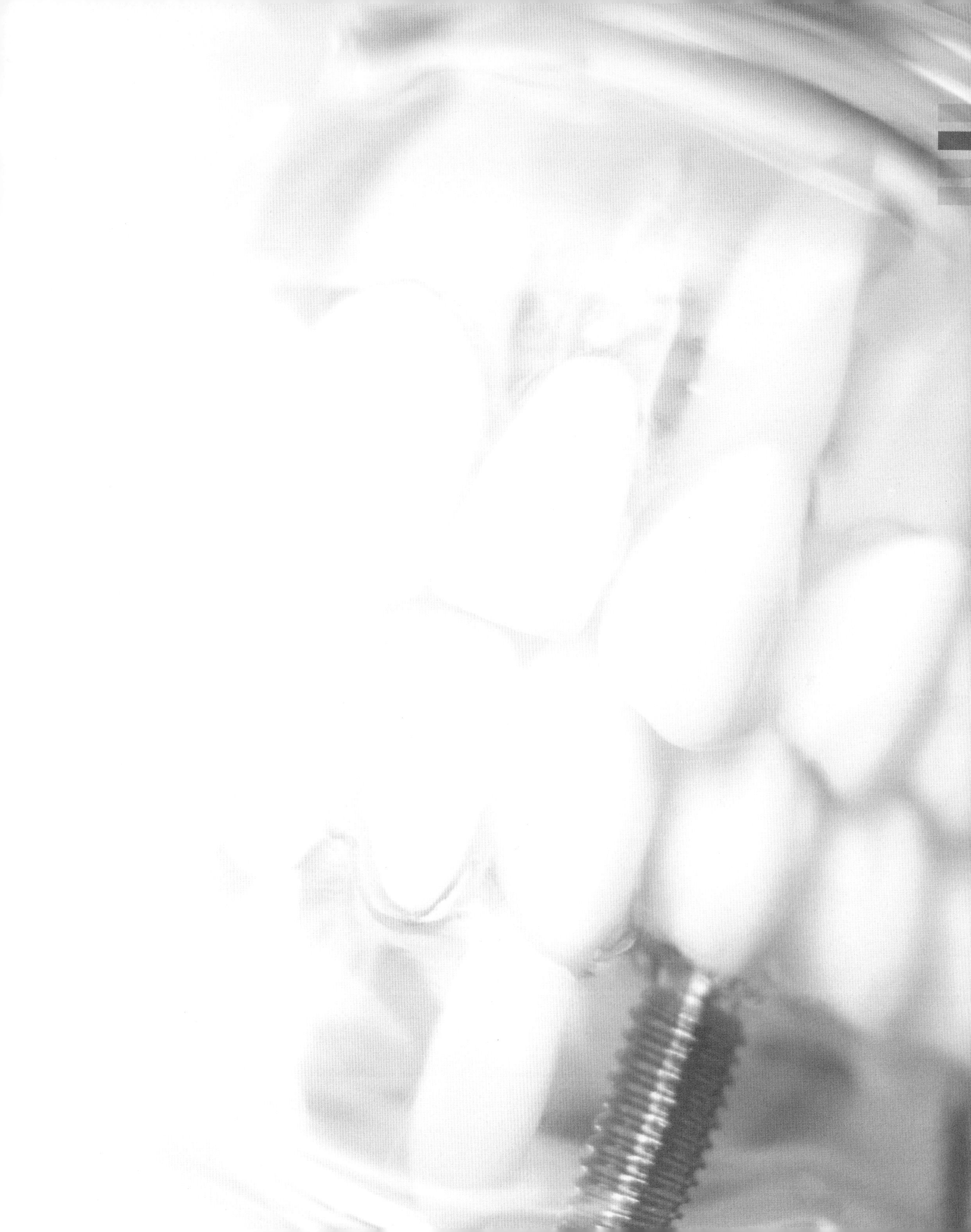

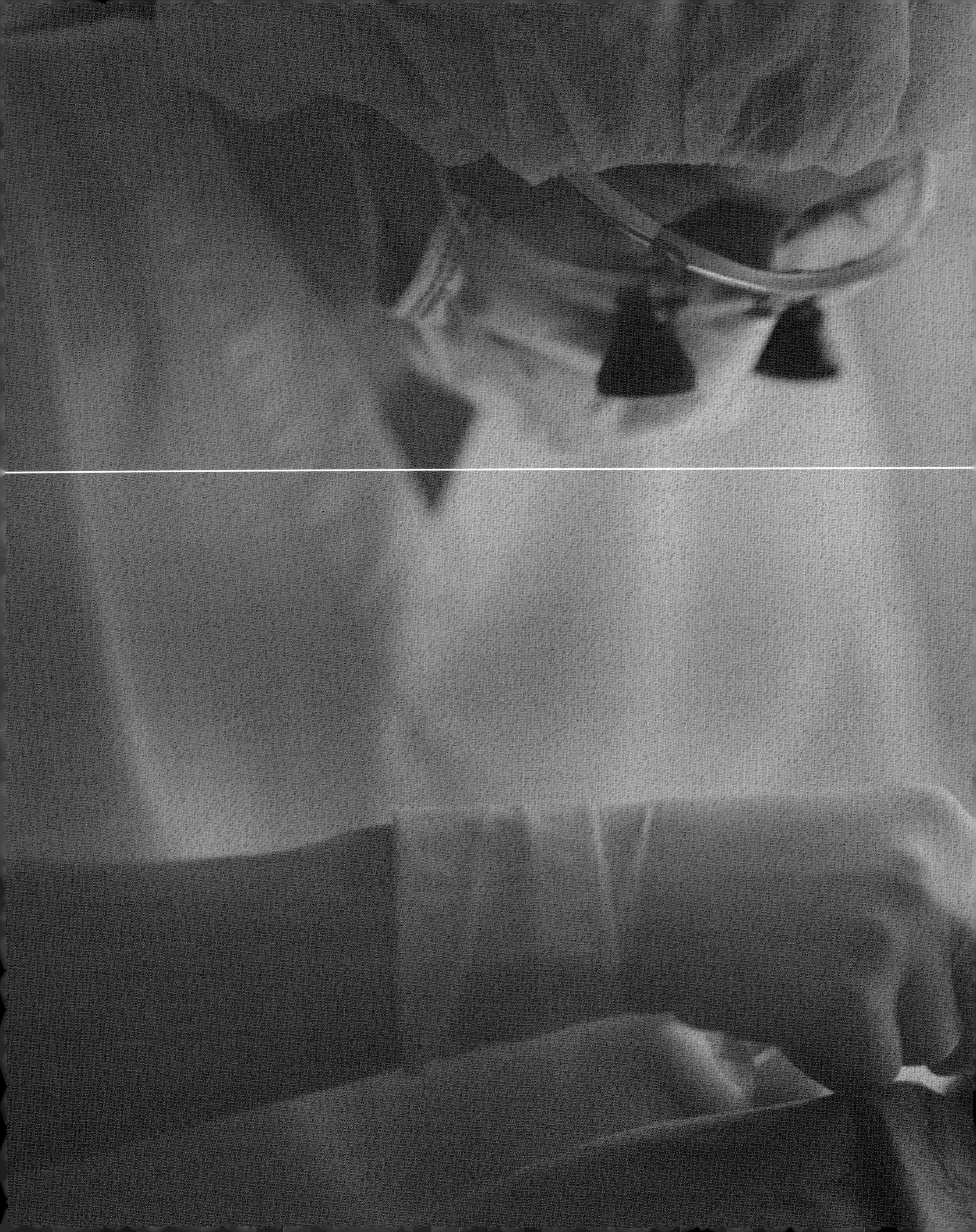

PROSTHETICS

CHAPTER 3 보철

001 1차 인상 및 어벗의 선택

002 Provisonal

003 최종 인상채득

004 리모델링을 고려하자

005 바이트 채득

006 어벗 - Hex vs non-Hex

007 교합

008 Cementation

009 컨택

010 치간공극

픽스쳐를 식립하고 osseointegration이 완료되면, 이제는 보철이죠. 어벗의 선택에서 시작합니다.

001 1차 인상 및 어벗의 선택

Q 선생님의 어벗 선택은 임시보철 제작을 위해 픽스쳐 레벨 인상 뜰 때 정해지는 거겠네요. 구강내에서 어벗 규격을 결정하나요? 아니면 모델상에서 선택하나요?

매번 체어사이드에서 직접 하면 좋겠지만, 어벗 선택은 편의상 주로 모델에서 이뤄지죠. 구강내에서 예상 외의 결과를 보이거나 사용 후 바꾸는 게 낫겠다 싶으면 바꾸고 또 경과를 봐야죠. 그래서 '임시보철'이라는 표현보다 'provisional'이라는 표현을 많이 씁니다.

Pro(미리) + Vision(보다): 최종보철 후의 결과를 미리 예측한다는 뜻입니다.

Q 어벗 체결 상태로 환자를 집에 보내지 않는 이유가 궁금합니다. 제 생각에는 어벗 레벨의 임시보철 인상채득이 편해보여서요.

어벗이 들어가고 프로텍트 캡만 끼우는 것을 말씀하시는 건가요? 그럴 수도 있겠지요. 그런데 그게 환자가 더 불편할 수 있어요. 프로텍트 캡이 빠지거나 부서지기도 합니다. 심미적으로 (전치부 경우) 착탈식 임시치아 사용하는 경우도 있고... 그래서 어벗이 들어가면 임시보철까지 들어가야 한다고 생각합니다. 그러려면 시간이 걸려서요... 대부분 체어타임이 주원인입니다. 개수가 많거나 환자가 많은 상황에도 진료흐름에 무리가 없게 하려고... 환자 내원 횟수가 늘더라도 일을 단순화시키고 체어타임을 줄이는 게 좋다고 생각합니다. 어벗이 들어가는 날 임시보철까지 해야 마음이 편합니다. 앞으로 디지털 기공이 발전하여 클리닉에서 쉽게 제작이 가능해지면 당연히 바로 provisional 보철까지 끼고 가야 하겠죠.

또, 랩아날로그상에서 provisional을 만들지 않고, 석고모델상에서 만들면, 다이가 파절되기 쉽죠.

Q 어벗 최소 높이가 보통 4mm쯤인데, 이 4mm 이상으로 높이를 늘일 필요가 있을까요? 현재는 4mm만 쓰고 있는데, 리텐션에 문제가 생길지, 그 외에도 다른 문제가 혹시 또 있을지 궁금합니다.

리텐션은 같은 4mm라도 직경과 각도(어벗 외면 테이퍼), 표면 거칠기에 따라 달라집니다. 또 탈락시키게 되는 힘의 작용도 환자와 상황에 따라 다르죠. 그리고 기공하는 입장에서 교합면 공간이 너무 커도 기공이 어렵게 됩니다. 추가로, path에 따른 영향을 고려해야 할 상황도 있습니다.

그런데 직경 5mm에 어벗 높이 4mm면 리텐션이 넉넉한 건 아닌 것 같습니다. 리텐션이 적다는 것은 주로 탈착 path가 많은 것과 긴밀한 관계를 갖습니다. 같은 높이라도 경사가 수직에 가깝거나 직경이 가늘어지면 리텐션이 증가합니다(표면적 감소라는 일부 손해도 있겠지만).

리텐션이 걱정되는 상황을 만나면...

1. 교합을 잘 맞춘다.

2. 교합면 크기를 줄인다.

3. 기공물 적합도를 정밀하게.

4. 필요에 따라 어벗 표면을 거칠게 한다.

5. 그렇다고 강한 시멘트를 굳이 쓰진 않는다... ㅎ

6. 접착 시 공들여서 한다.

즉 시멘트를 잘 개고(mixing), 어벗을 잘 말리고, 잘 물게 하는데, 10분 이상 물게 하고 그 이후 시멘트에 손댑니다.

저는 이렇게 합니다.

Q 같은 높이라도 경사가 수직에 가깝거나 직경이 가늘어지면 리텐션이 증가합니다. ➜ 직경이 가늘어지면 리텐션이 증가하나요? 삽입철거 방향이 다양해져서 리텐션이 감소할 것 같은데...

리텐션은 빠지는데 저항하는 거죠. 뒤집어지는 각도가 달라지기에 내면 적합이 잘 맞으면 가늘고 긴 게 리텐션이 더 커집니다. 물론 높이가 같은데 직경을 가늘게 하면 리텐션에서 무조건 더 유리한 건 아니죠. 우선 접촉 면적도 줄어드니까. 하지만 삽입철거로라는 점만 본다면 더 좁은 방향이 됩니다. 내면 삭제가 없이 타이트하게 맞을 경우...

Q 필요에 따라 어벗 표면을 거칠게 한다. ➜ 어벗을 거칠게 한 후에 인상을 뜨나요? 아니면 세팅 전에 거칠게? 다이아포인트 등으로 하시나요?

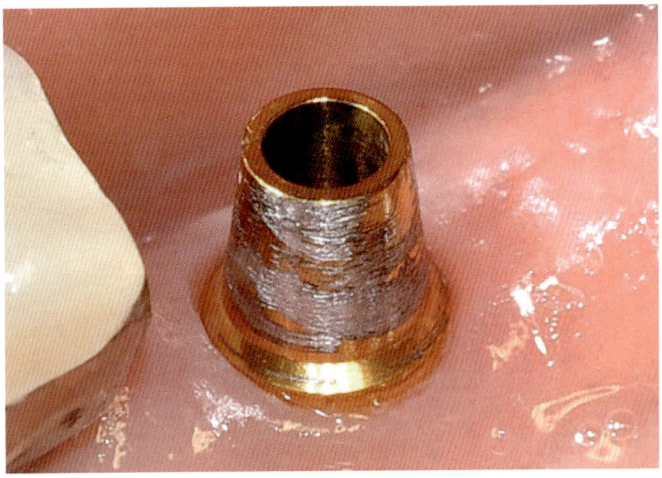

저는 인상은 거의 어벗용 임프레션 코핑을 사용하니까... 보철물 붙이기 직전에 거칠게 합니다. 있는 도구로... (대충 도움이 좀 되는 거죠.) 템포러리를 빼보면... 표면 거칠기에 따라 빼기가 얼마나 어려워지는지 바로 느낄 수 있습니다.

보철에 대한 이해를 많이 얻으려면 provisional 보철을 많이 해보면 됩니다. 이렇게도 해보고 저렇게도 해보면서 비교를 하면 궁금한 문제들이 많이 해결돼요.

오스템의 앵글드 어벗이 예전에는 표면이 깔깔이였어요. 옆구리에 구멍이 나게 되니까 리텐션을 늘리려 했는지...? 어쨌든 그거 템포러리 붙인 거 빼려면 정말 픽스쳐 안위가 걱정될 정도였습니다. 죽어라고 안 빠져요. ㅠ

002 Provisonal

어버트먼트가 치은과 치조골을 몰딩하는 중요한 장치인 만큼 provisional은 중요한 단계입니다. 물론 그만큼 시간은 더 소요되겠지만 그건 감당해야 할 것 같다는 생각이 듭니다. 특히 여러 개 임플란트가 들어가는 경우라면 턱관절, 근육, 저작, 볼살 등을 원래 상태로 돌려보내기 위해서라도 필요한 과정입니다.

그냥 바로 최종보철로 들어가는 것보다, provisional을 거치는 것이 훨씬 좋다고 생각합니다. 저는 대부분의 임플란트 케이스를 provisional 합니다. 픽스쳐 레벨 인상 떠서 지대치 선택하고, 기공실이나 기공소를 이용해서 임시치아를 만듭니다. 즉, 돈으로 체어타임을 줄이는 거죠.

Q 그런데 임시치아로 안정적인 턱의 위치를 찾았다면 그걸 최종보철물에 그대로 옮길 수 있도록 인상을 채득하는 방법이 따로 있을까요? 픽업을 떠야 할까요? 임시치아 벗기고 인상채득하고 바이트 뜨면 임시치아를 수정하면서 얻은 힌트를 결국 잃어버릴 것 같아서요

그렇게 provisional 사용하여 안정-적응-무탈한지 확인한 후에, 어벗 레벨에서 임프레션 캡 이용하여 다시 최종 인상을 떠서 보철물을 만듭니다. 이때 전악보철이나 많은 부분의 보철이라서 턱의 위치가 불안하다면, 최종보철을 한 번에 전체를 만들지는 않습니다. 부분적으로 최종보철로 바꿔 가는 거죠. 나머지로 턱의 위치를 유지할 수 있게... 또 기공소가 provisional에 준하는 형태를 만들게 하려면, provisional 장착상태로 인상 떠서 그대로 만들어 달라고 합니다. 없는 것보다는 나아요.^^

Q 픽스처 레벨 인상으로 최종보철까지 한 번에 가는 게 힘들다고 하셨는데, provisional까지 가는 것은 가능한가요?

아무래도 provisional 은 컨택과 교합을 수정하기가 쉬우니까요. 그런 상태에서 어벗을 여러 번 재조임 한 후, 어벗 레벨에서 다시 인상을 떠서 최종보철물을 만들면... 쉽고도 확실합니다. 전악보철에 가까운 경우는 provisional 을 여러 번 바꿔주기도 합니다. 케이스가 커지면 과정이 훨씬 복잡해지고 비용도 더 들어 갑니다. 치료의 단계가 높은거죠. 사실 치료비도 가중적으로 더 받아야 맞습니다. 현실에선 어려운 일이지만...

Q 픽스처 레벨 인상은 트레이에 hole을 뚫어야 하는 픽업 타입으로 하시나요? 아니면 트랜스퍼 타입으로?

저는 넌헥스 트랜스퍼 타입 코핑(원피스)만 사용합니다. 픽업 타입이 꼭 더 정확한지는 잘 모르겠어요. 이론적으로는 두 가지가 차이가 있을지 몰라도 (오스템사의) 컴포넌트 개발 단계에서 비교 계측한 결과는 유효한 차이가 없었습니다. 픽업 타입 선호는 아마도 선입관에 따른 마음의 위안인 것 같습니다. ^^

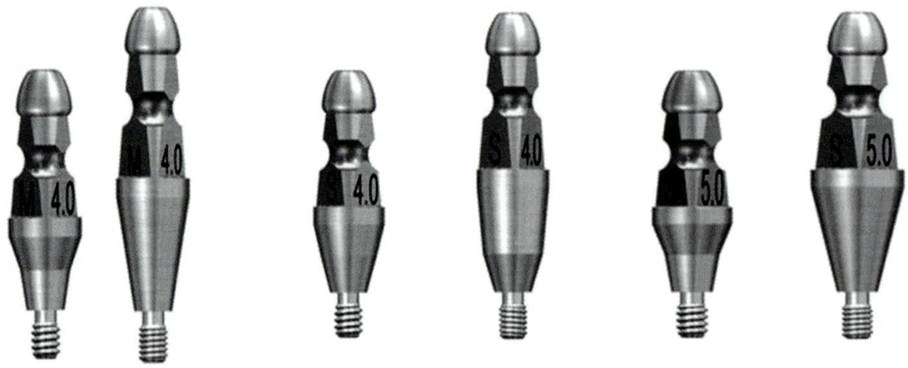

– 깊게 심는 사람은 인상코핑을 긴 걸 쓰는 게 좋겠네요? 치은 위로 너무 안 올라오면… 인상체에 고정이 불리할 테니까요.

그렇죠. 깊게 심는 사람은 S 4.0(standard) 긴 놈만 있으면 돼요.

굵을 필요가 없죠. 결국 왼쪽에서 4번째만 써요.

이처럼 사용하는 부품의 가짓수를 최소한으로 해놔야 임상이 편해요.

Q 임플란트의 provisional을 만들다 보면… 리라이닝 하다가 픽스쳐에 너무 큰 힘이 가해질 수도 있겠다 싶은데요. 어떻게 피하세요?

임플란트에 직접 리라이닝 안 해요. 밖에서 어벗이나 아날로그에 맞추죠.

003 최종 인상채득

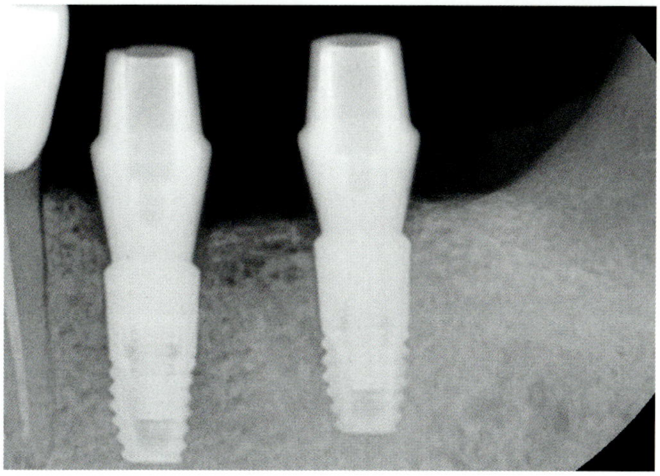

인상채득은

– fixture level

– abutment level

두 가지가 있는데,

fixture level로는 보통 provisional까지만 진행하고,

어벗이 체결된 상태에서 충분히 반복적인 리타이트닝 후에

최종인상은 어벗 레벨로 뜨는 것이 안전하고 정확합니다.

마진 채득이 어렵다면, 임프레션 캡을 쓰거나 코드를 살짝 꼽으면 될 일이고,

그렇게 해도 인상이 어렵다면, 잇몸에 염증이 있다는 뜻이며

가능하나면 G/H가 더 긴 기성 어벗으로 아예 바꾸는 게 장기적인 예후에서 유리합니다.

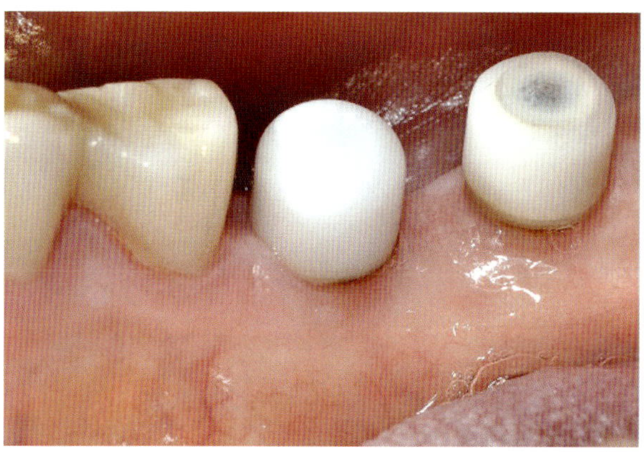

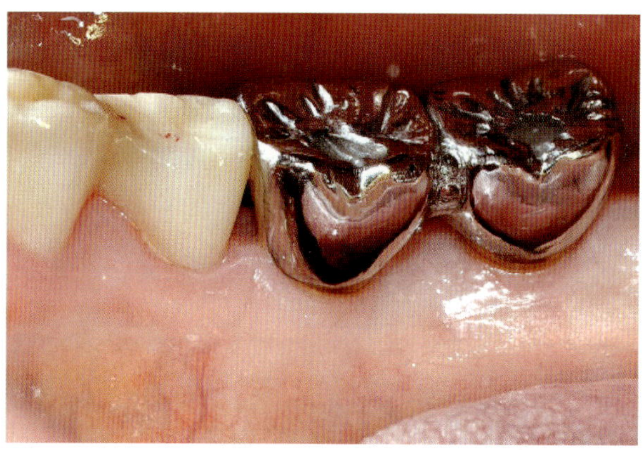

물론, 체어타임 긴 걸 힘들어하는 환자에서 수프라 마진이 가능한 구치부 심플 증례는
편의상 provisional을 protect cap만으로 대신하는 경우도 종종 있습니다.

임플란트 인상은 픽스쳐 레벨 픽업 타입이 가장 정확하고 좋다?

인상의 오차는 정작 다른 문제가 더 많습니다.

- 임프레션 코핑 오체결

- 컴포넌트 선택 오류 (안맞는 걸 착각으로 선택)

- 인상과정의 오류 (가장 많은 오류일 수도...)

등등...

제대로 디자인된 임프레션 코핑이라면, 그것이 트랜스퍼 타입이든 픽업 타입이든, 그 차이로 인한 오차는 미미해서, 정작 기공과정에서 다 묻혀버리는 수준입니다.

오히려 픽스쳐 레벨 인상으로 보철까지 한 번에 완성하는 것보다 어벗 레벨에서 인상채득 한 모형에서 보철을 만드는 것이 더 정확할 가능성이 높습니다.

004 리모델링을 고려하자

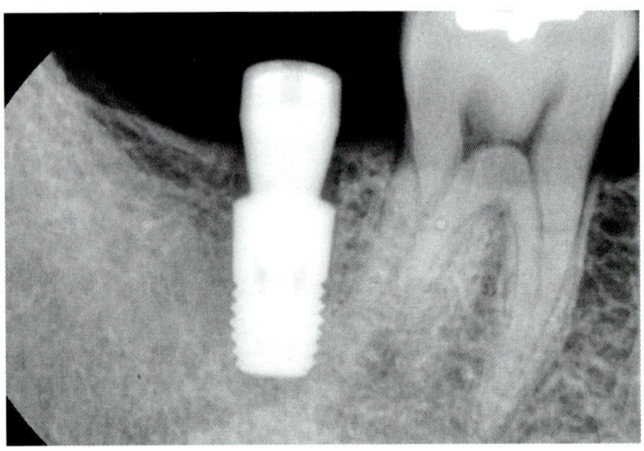

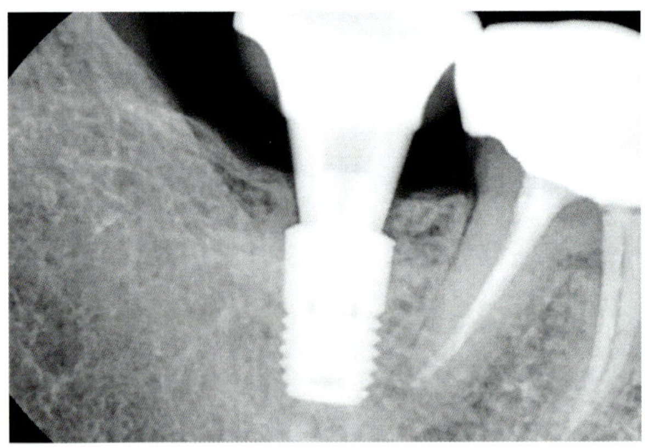

임상에서 흔히들 하는 시도가 연조직에 보철을 맞추려는 것입니다.

위는 식립 직후와 5년 후의 사진입니다.

뼈를 보면 그냥 좀 리모델링되었군~ 싶지만

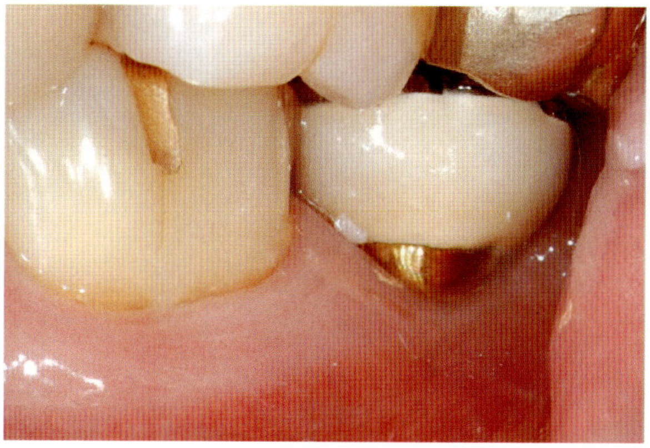
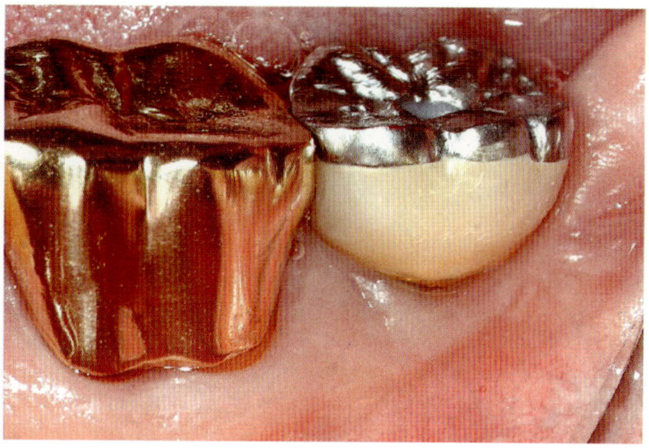

임상사진을 보면, 꽤나 많이 바뀐 것을 알 수 있습니다.

만약 보철할 때 저 협측마진을 밀링이나 CAD/CAM 등을 이용해 치은에 딱 맞춰 내렸다면,

협측은 서브마진이 되었을 수도 있습니나.

괜히 번거롭게 수고하면서 위험을 자초하는 셈이죠.

이처럼, 임플란트와 어벗 주위 연조직에서는

시간이 흐름에 따라 리모델링이 상당 수준 일어나는 걸 알 수 있습니다.

즉, 현재의 연조직 형태에 집착하기보다는

향후 연조직이 어떤 모양으로 바뀔지 예측하고

그 형태를 고려한 보철물을 만드는 것이 훨씬 중요합니다.

어찌 보면, 미래의 연조직 건강에 현재의 보철물이

최소한... 부정적 영향을 끼치지는 않도록 해야겠죠.

Q 5년 만에 바뀐 이유가 뭘까요?? 깊게 심어서 그 픽스쳐 위 뼈와 연조직들이 알아서 번성한 걸까요?

건강한 잇몸반응이라고 생각됩니다. 이게 인체입니다. 우리가 환자의 몸을 고치는 게 아니고 환자의 반응을 이끌어내는 거죠.

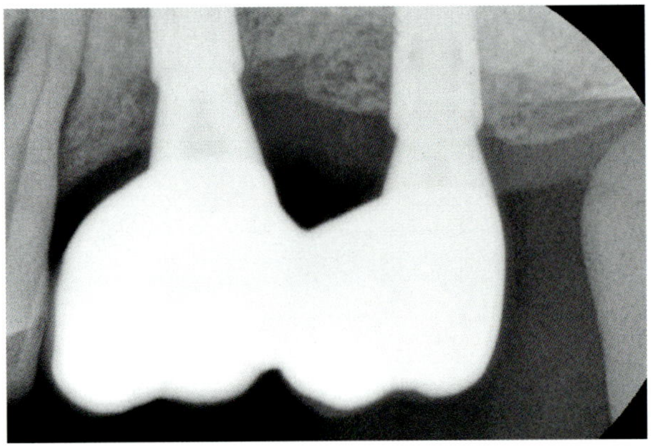

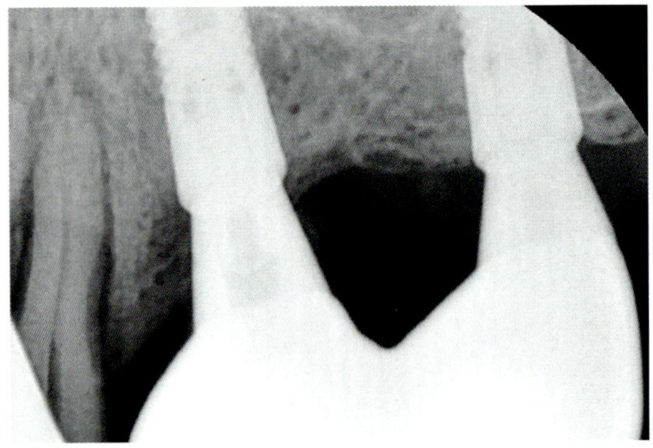

보철 직후와 5년 후 사진입니다.

뼈가 좀 차올랐네 싶지만,

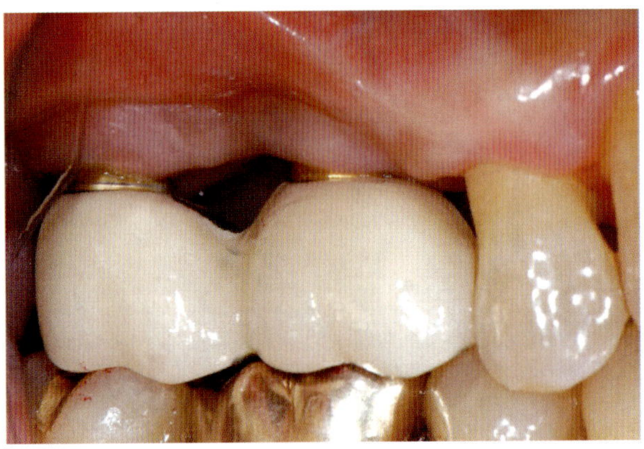

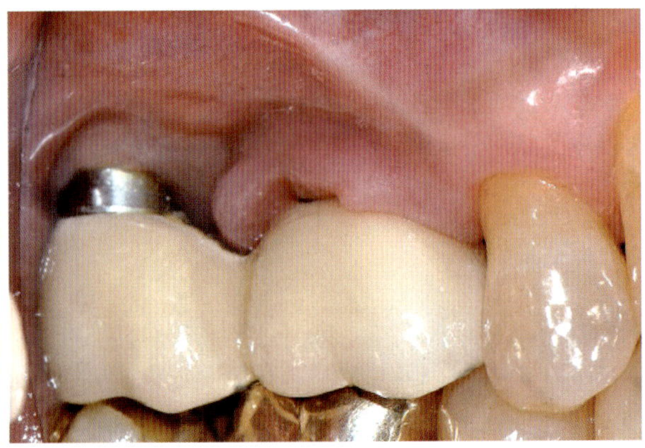

처음에는 약간 여유롭던 수프라 마진이었음에도

치은이 증식되어 보철물을 많이 덮고 있습니다.

심미가 아주 중요한 부분이 아니라면, 대부분의 구치부는

뼈와 연조직의 레벨링 현상을 고려해 기성 어벗을 이용해

여유 있는 수프라 마진으로 해주는 것이 최종 결과가 더 좋지 않나 싶습니다.

005 바이트 채득

Q **임플란트 앞·뒤로 치아가 있다면 모르겠지만, 바이트를 잡기 어려운 케이스인 경우(#14-17 임플란트) 바이트 채득은 어떤 방법을 쓰시는지요. (픽스쳐 레벨 인상 뜰 때.)**

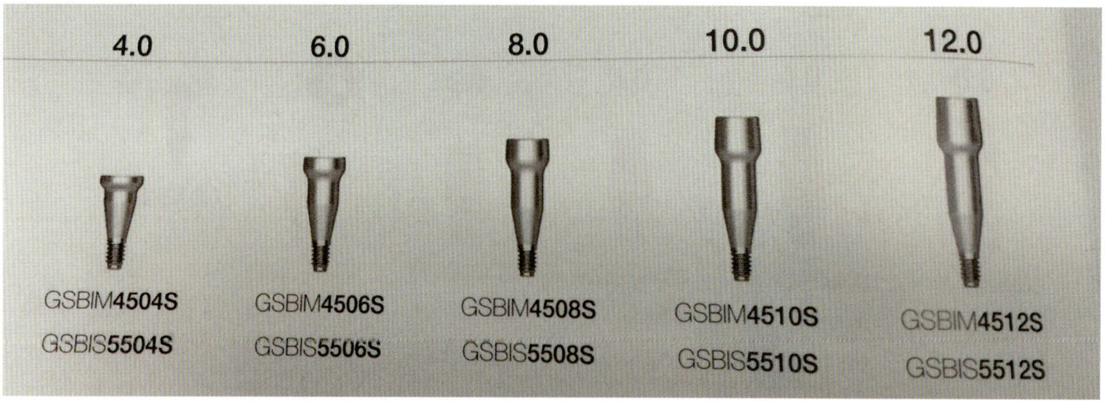

픽스쳐 레벨 작업 시 바이트 채득을 위한 컴포넌트가 있습니다. 힐링 어벗 위에 바이트 뜨는 방법도 있는데 그걸 더 편하고 좋게 디자인을 수정해서 바이트 전용으로... 오스템에 제가 제안해서 만들었습니다. 나름 장점이 있습니다.

깊게 심는 사람은 대부분 4508S가 제일 유용해요.

공간이 많은 건 큰 문제가 없죠. VD가 적은 상황이 난감한 거지. 그럴 때는 4506을 가끔 씁니다.

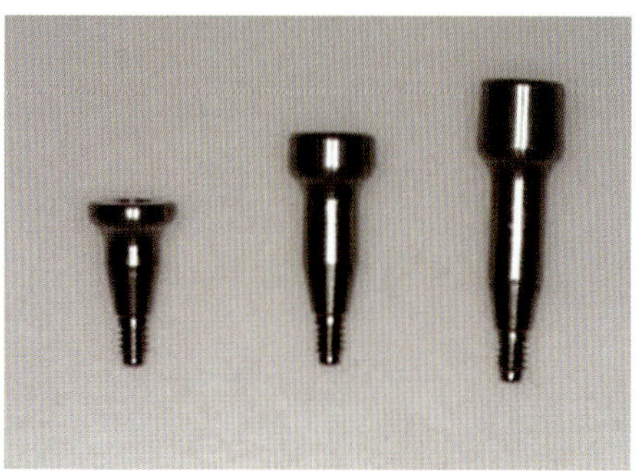

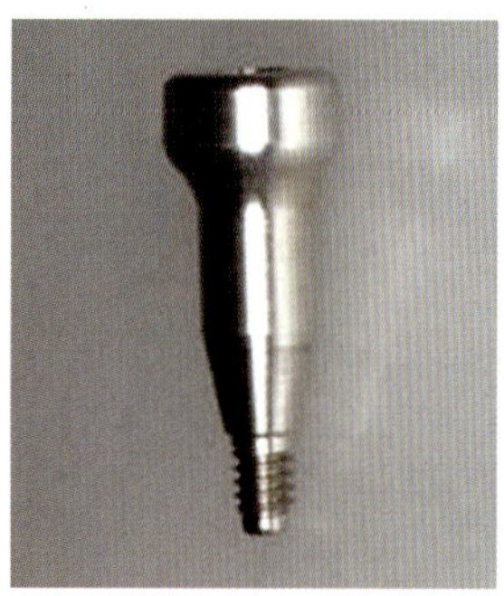

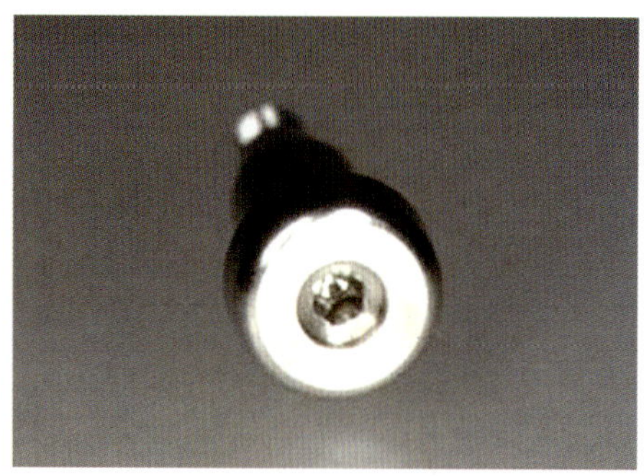

- 바이트가 채득되면... 저 헥스 부위는 버로 깎아내고 모델상에서 바이트를 물리나요?

헥스 부위는 바이트에 거의 안 나옵니다. 나오면 분지르면 됩니다. 버로 깎기는 뭘...ㅎㅎ

헥스가 인상에 나오거나 하면 칼이나 버로 깎으려 하지 말고 톡 꺾으면 떨어집니다. 핀셋으로 잘 꺾여요.

006 어벗 - Hex vs non-Hex

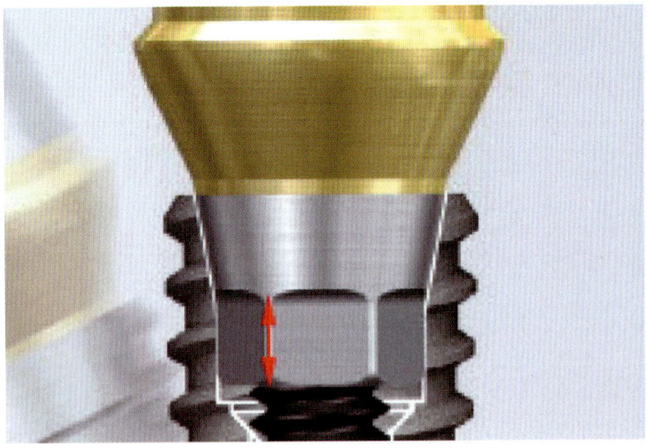

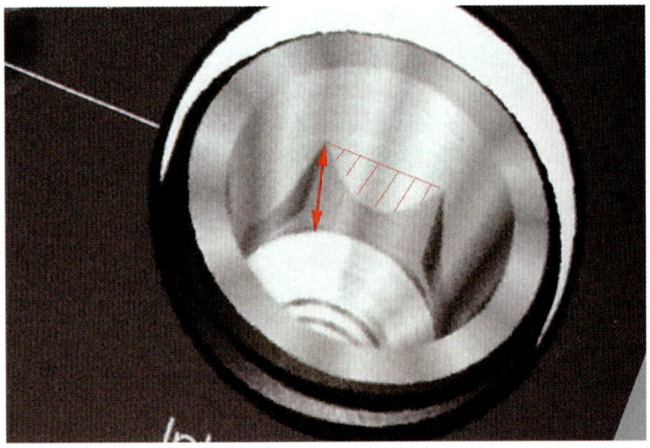

어벗은 헥스와 넌헥스 두 가지로 나뉘는데,

어차피 헥스가 새겨져 있는 픽스쳐라면, 어벗이 헥스든 넌헥스든 똑같이 접촉하지 않을까

싶겠지만,

빗금친 부분은 (어벗에서 가공 방법 문제로 인해) 헥스 어벗은 픽스쳐와 접촉이 안 되는 부분으로

결론적으로,

헥스 어벗은 넌헥스 어벗에 비해 결합의 견고성이 떨어질 수 있습니다.

(사진의 좌/우 화살표 부위가 픽스쳐와 어벗이 서로 대응되는 곳.)

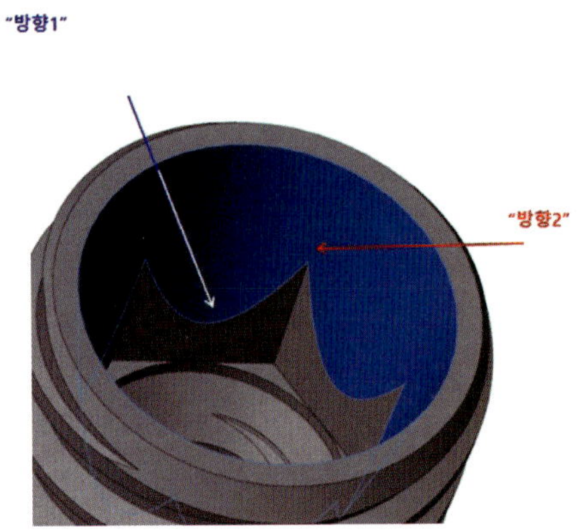

다시 한 번 살펴보면,

픽스쳐의 헥스 가공은 이렇게 커튼 모양으로 가공되는데,

방향 2 부분에서는 헥스/넌헥스 어벗의 접촉 양상이 동일하지만,

방향 1 부분에서는 접촉 양상이 다릅니다.

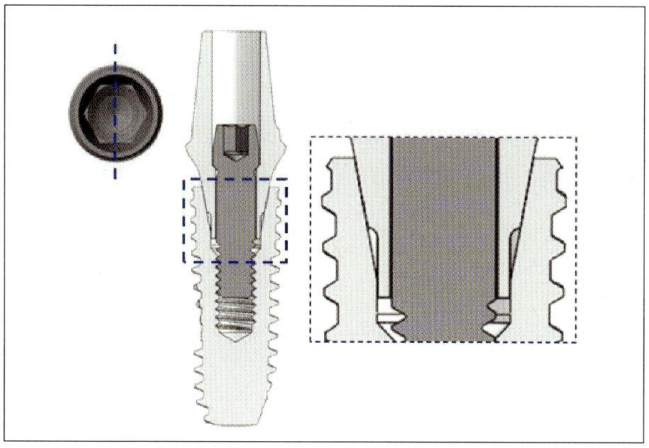

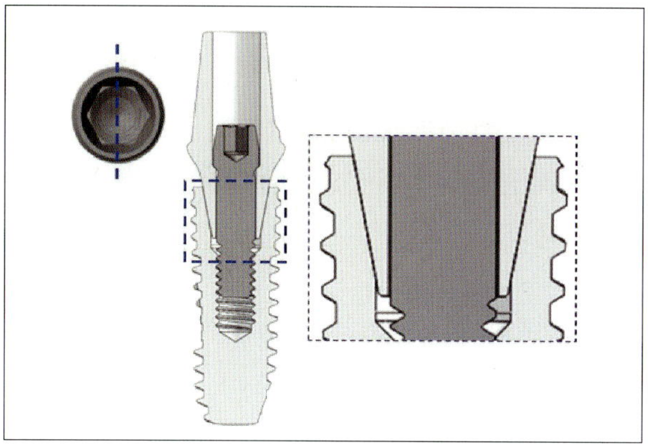

좌측이 헥스 어벗이고, 우측이 넌헥스 어벗입니다.

넌헥스 어벗이 훨씬 넓게 접촉한다는 걸 알 수 있습니다.

(넌헥스 어벗 17.83mm^2 vs 헥스 어벗 12.68mm^2)

물론 헥스 어벗이 오체결의 가능성이 높고, 결합의 견고성이 조금 떨어진다 해도

임상에서 반드시 그 차이가 드러나는 것은 아니며,

스크류 루스닝이 된 싱글 보철물을 리포지셔닝 할 때는 헥스가 좀 더 유리할 수도 있습니다.

결국 그 장·단점을 비교해 최종 선택을 하는 것은 임상가의 몫이겠죠.

헥스 어벗을 사용하는 것이 보통?

당연하다는 듯이 헥스 어벗을 사용하는 분이 많습니다. 하지만 그게 당연한 일일까요?

원래 픽스쳐의 헥스는 단지 픽스쳐 식립을 위하여 회전시키기 위한 구조였습니다.

헥스가 있는 어벗은 브레네막 초기 시절에는 아예 없었어요. 원통형의 어벗만 존재하였고 임플란트는 거의 하이브리드 타입 보철로 전악수복에 사용하였을 뿐이죠.

그런데 임플란트 사용이 확대되면서 부분악이나 싱글도 임플란트를 이용하여 해결하려는 시도가 생기기 시작했죠.

헥스가 있는 어벗을 주로 쓰는 이유는 보철의 회전각 재위치가 주목적입니다. 그래서 어벗 레벨에서 인상채득 하여 보철을 한다면 굳이 헥스 어벗을 사용할 필요가 없습니다. 재위치시킬 필요가 없으니까요.

인터널 코니칼 커넥션을 가진 임플란트의 경우에는 어벗 연결하고 보철 후에 싱크다운 등의 이유로 어벗 재조임이 필요하고 미세하게 어벗 위치가 변동(대부분 수직적 위치)될 수도 있습니다. 그러니 픽스쳐 레벨에서 인상채득하여 모형(픽스쳐 레벨 모형)상에서 어벗 연결하고 그 상태에서 보철을 완성하는 방법은, 어벗 연결하여 임시보철 사용 후 재조임 하고 어벗 레벨에서 인상채득 하여 어벗레벨 모형에서 보철을 만드는 것보다는, 불안정하게 될 가능성이 높습니다.

넌헥스 어벗 vs 헥스 어벗

다시 한번, 두 어벗의 특성을 비교해 보겠습니다. 단순히 헥스가 있고 없고의 차이가 아닙니다.

- 연결부에서 접촉 면적은 넌헥스 어벗이 더 넓습니다.
- 헥스 어벗의 헥스 부위는 파절에 더 취약합니다. 단이 생겨서...
- 헥스 어벗은 사용 시에 훨씬 불편합니다. 헥스 위치를 맞춰서 연결하는 것은 생각보다 매우 어려운 경우가 상당히 많습니다. 이 작업을 보조인력을 시키려면 많은 교육과 훈련이 필요합니다. 또 잘하는 사람이 하더라도 넌헥스 연결에 비해서 시간이 훨씬 많이 걸립니다.
- 보철물을 연결하여 만든 경우 (splinting) 패스가 안 맞으면 헥스 부위가 걸려서 못 뺄 수도 있습니다.
- 넌헥스 어벗에서 회전 위치 재현은 지그를 사용하지 않으면 할 수 없습니다. 이때 해결 방법은 지그를 사용하거나, 어벗 외면의 회전 방지 구조를 블록아웃하여서 보철물을 붙이면 됩니다. 회전 방지 구조가 없이 싱글에 사용하여도 별 문제는 생기지 않습니다. 인접치 컨택을 참고로 크라운의 포지셔닝이 가능하거든요.

그리고 오히려 싱글 보철이 아닌 경우에는 외면 회전 방지 구조가 적합을 방해하게 되므로 사실은 사용하여서는 안 되고, 오히려 블럭아웃이 필요합니다.

넌헥스 어벗은 싱글에 쓸 수 없다?

- 넌헥스 어벗이라 하여도 완전히 조임을 하면 구강내 기능력으로 회전하거나 하지 않습니다. 넌헥스 구조라도 마찰력에 의해서 충분한 회전 방지 저항력을 갖고 있습니다. 심지어 픽스쳐 제거 시에 넌헥스 구조의 기구로 마찰저항력을 사용하여 픽스쳐를 역회전시켜서 뺄 수 있을 정도의 강한 회전 방지 저항력을 가질 수 있습니다. 즉, 헥스 구조는 회전 방지에 필수적인 구조가 전혀 아닙니다.
- 결국 헥스 구조는 싱글 보철물의 회전 위치 재확인 이외에는 장점이 없습니다. 또 싱글 보철의 경우에 넌헥스를 사용하여도 회전 위치에 의한 문제는 해결 방법이 있는 거죠.

심미적 치료에는 커스텀 어벗? 지르코니아 어벗?

- 픽스쳐를 구개측에 깊이 심어서 순측에 충분한 치은을 확보하는 것이 소위 심미에 아주 중요합니다. 순측에 두꺼운 치은을 확보하지 못하면 아무리 지르코니아 어벗을 사용하여도 심미적인 결과를 얻을 수 없습니다.
- 지르코니아 어벗은 연결부가 티타늄으로 된(링크 타입) 것이든 전부 지르코니아로 된 것이든 다 기계물리적 특성이 문제가 많습니다. 인터널 서브 머지드 타입 임플란트에서는 굳이 이런 한계를 안고 갈 정도의 장점이 없습니다.
- CAD/CAM 커스텀 어벗은 매우 좋습니다. 다만 현재는 임프레션 코핑과 아날로그가 없이 달랑 어벗 하나만 있다는 게 크게 아쉬운 점입니다. 기성 어벗의 가장 큰 장점은 임프레션 코핑, 아날로그, 똑같은 어벗이 있어서 임상과 기공을 편하고 실수를 보완하게 해주는 점입니다.

앞으로 커스텀 어벗에서도 디지털 데이터로 이런 것들(임프레션 코핑, 아날로그, 템포러리, 같은 어벗...)이 다 제공되는 날이 빨리 오기를 기대합니다.

전치부에 앵글드 어벗으로 심미 보완이 가능하다?

- 전치부 경우 순측으로 위치, 혹은 순측 경사지게 식립되기 쉽습니다. 이런 경우 앵글드 어벗으로 보완 개선이 가능한가요?

거의 불가능합니다. 앵글드 어벗은 식립된 방향으로 2mm 이상 더 올라온 후에야 각도가 꺾이게 됩니다(모든 2피스 어벗의 한계죠). 그 결과 문제점이 더 드러나기 쉽습니다. 차라리 작은 직경의 1피스 어벗에서 더 나은 결과가 나올 수도 있습니다. 이 두 가지를 비교 검토해 볼 필요가 있습니다.

물론, 잘못 식립된 픽스쳐를 빼고 다시 좋은 위치에 심는 것이 가장 좋습니다.

기성 어벗을 그냥 쓰면 path 맞추기 어렵다?

- 많은 분들이 이렇게 생각하십니다. 물론 심은 각도상 path가 안 나오는 경우이겠죠.

그러나 보철물의 path는 사실 약간의 여유가 있을 수 있습니다. 인접치, 대합치와의 공간 여유를 많이 주면 보철물이 드나드는 path에 여유가 생길 수 있습니다.

즉 가늘고 짧은 어벗을 사용하면 path 보완이 가능합니다.

007 교합

Q 임플란트 교합은 자연치의 교합과 달라야 할까요? 교합 조정 시에 주의할 사항이 있는지 알고 싶습니다. 강의하시는 분마다 교합에 대한 생각이 너무 달라서 어떤 분은 가볍게 물리도록, 어떤 분은 자연치와 동일하게… 그분들께 물어봐야 하는 내용이지만 만나뵙기가 어려워서요…

술자의 제작책임을 면하려면 아무래도 약하게 닿도록 하게 됩니다. 그런데 사실 그걸 제대로 확인하시려면 접착 후에 교합 확인하시고 또 며칠 후에 다시 확인하셔야 합니다. 접착 전·후에 차이가 날 수 있구요, 접착 시 꽉 물어서 대합치나 인접치가 눌려 있다가 압력 해제 후에 천천히 올라올 수도 있구요… 교합이란 게 하루 중에도 다르고 매일매일 달라질 수 있습니다.

가끔 리콜 때 체크해 보면 변화 있는 분이 많습니다. 수시로 확인해 보세요. 그리고 필요에 따라 조절해주시구요. 오래 쓰는 길은 플라그 관리 잘하고 무리한 힘이 가해지지 않도록 하는 겁니다..

Q 예를 들어 #3,4,5 자연치 #6,7 임플란트일 때 선호하는 교합이

a. 전방부 자연치보다 CO에서 더 세게 닿는다.

b. CO에선 같은 정도도 닿고 working도 담당한다.

c. CO에서 같은 정도로 닿고 working에서 뜬다.

d. CO에서 살짝 약하게 닿고 working에서 뜬다.

- 객관식이라면 몇 번을 선택해야 할까요?
- 무엇보다도… 전체를 먼저 봐야 하겠죠. (주관식 ^^)
- 환자를 보고…
- 그 다음에 전체 구강상태…
- 그 다음 전체교합…
- 그 다음에 그 부위…
- 치아는 맨 나중에

또한,

- 자연치를 보호할 건지...?

- 내가 치료한 임플란트의 수명을 중요하게 생각할 건지...?

- 환자가 나를 믿고 오래오래 잘 따라올 사람인지?

- 내가 한 치료를 딴지 걸 게 없나 그런 생각을 하는 환자인지?

- 얼마나 세게 씹거나 이갈이가 있는지?

환자하고 나의 관계가 첫 번째입니다.

어떤 신뢰관계 수준인가?

a, b, c, d 다 답이 될 수 있는거죠.

a는 웬만하면 피하고 싶지만... 0%는 아닐 수 있어요.

Q 환자의 기존 바이트보다 의도적으로 높이는 경우가 있으신지, 어떤 경우인지, 이런 경우 적응기간을 얼마나 두시는지 궁금합니다.

저는 간이 작아서 그런 거 못합니나(부분적으로 높이는 거). 혹시 올리려면 전악을 다 올립니다. 오래 두고 천천히 합니다. 웬만하면 안 하고 싶습니다.

Q 양쪽 구치부를 모두 수복하는 경우라면, 한쪽 임시치아 완성 후 반대쪽 임시치아 세팅하시는지, 한 번에 들어가는지 궁금합니다.

한 쪽씩 하면 안 된다고 생각합니다. 턱 위치가 바뀔 수 있어요. 양쪽 임시치아 다 넣고 충분히 두고 보고 최종보철 차분하게 가려 해도 조심스럽습니다. 양쪽 임시치아가 다 있는 상태에서 한쪽씩 최종보철로 바꿔 갈 겁니다. 턱 위치 고정을 위해서...

Q 아래처럼 상악 #7 폰틱 부위가 움푹 꺼진 경우에... 하악 임플란트 식립과 보철을 이상적인 상악 형태에 맞출까요? 아니면 현재 형태에 맞출까요? 상악 브릿지 리메이크 계획이 없어도, 곧 새로 만든다 보고... 그걸 고려해서 보철을 할까요?

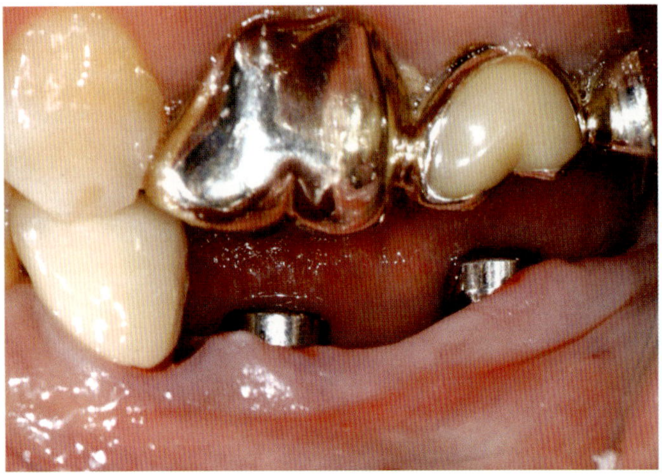

사실 이 케이스는 상악 #7 폰틱만 꺼진 게 아닙니다. #6은 내려왔죠. 임상에서 만나는 많은 경우에 (대합치) 교합평면 문제를 갖고 있지요. 이상적인 치료 방법을 몰라서 하는 고민은 아니잖아요?

어디서 타협을 해야 하나... 타협이란 이상적인 결과를 바라지 않는 게 전제죠. 뭔가는 포기해야 하는 상황에 있는 겁니다. 환자도 그걸 이해해야 합니다. 결국 결과를 감당하는 건 환자가 됩니다.

우리가 할 수 있는 건 어떻게 결정하느냐도 중요하지만, 결정이 되면 그 상황에서 최선의 결과를 이끌어 내야 하는 겁니다. 즉, 교합간섭 같은 문제는 절대 없어야 하겠구요, 그만큼 저작 효율이 떨어지는 것은 환자가 감당해야 하겠지요. 저런 경우 많은 접촉을 얻으면서 교합간섭을 피하기는 어렵겠죠?

임상을 하다 보면 어려운 선택의 기로에 서게 되는 경우가 많습니다. 그때 술자가 감당할 부분과 환자가 감당할 부분으로 나눠서 생각하시면 도움이 되실 것 같습니다.

Q 이처럼 다소 삐딱하게 심긴 경우에 어벗을 가늘고 짧은 걸로 바꾸면 음식물이 덜 끼는 보철을 만드는 데 도움이 될까요?

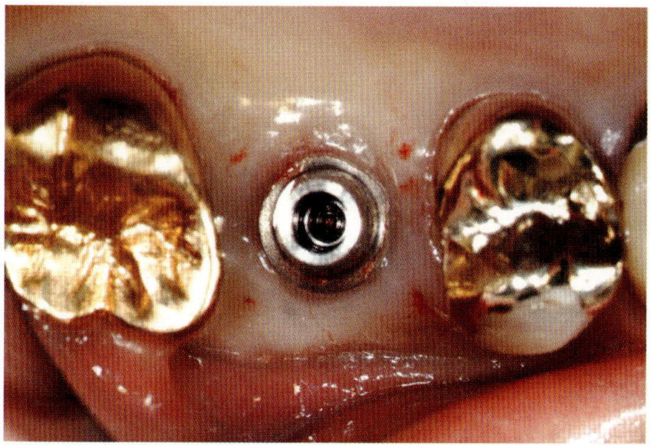
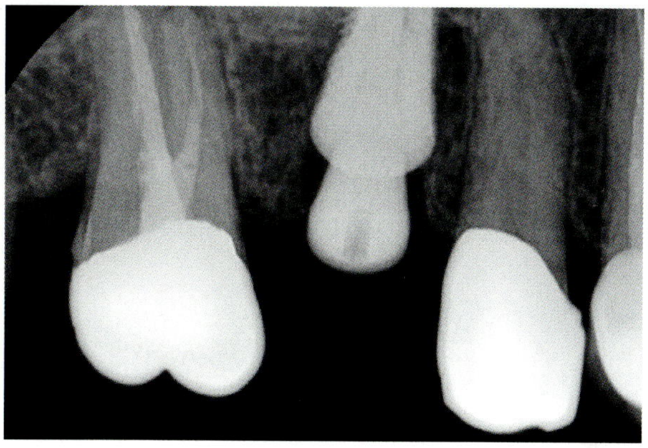

기울어져서 심어졌다면 인접치하고 path가 문제가 될 수 있겠지요. 그런 경우에 어벗의 직경과 길이는 기공물 path의 한계에 영향을 주게 됩니다. 짧고 가는 어벗이 path를 더 많이 허용하기 때문에, 결국 도움이 됩니다. 물론 인접치 contact surface도 조금 수정해주는 게 좋지요.

Q 다음은 어떤 임상가의 주장입니다. 어떻게 생각하십니까?

"상·하악 7번의 경우 vestibule 깊이가 거의 없는 경우 있잖아? 크라운 마진에서 바로 cheek이 올라가는 경우는 periimplantitis 확률이 매우 높지. 환자가 안 닦는게 아니고 못 닦는 상황은 절대 만들면 안 됨. 이 경우는 안 심는게 답.

잇솔질을 대충 하는 사람도 염증이 안 생길 환경을 확보하는 게 치과의사의 할 일이라고 생각해. 환자들에게 잘 닦으라고 권유는 하지만... 못 닦아도 탈이 잘 안나는 환경을 만들어주는게 나의 몫이니까."

저는 반대합니다. 그럼 못 먹는 불편은 어쩌라구... 본인 책임을 면하고자 함이지... 환자의 최대 이익은 아니라고 생각합니다. 설령 페리임플란타이티스로 픽스쳐를 빼는 일이 생겨도 몇 년간은 잘 먹고 살 겁니다.

내가 그런 상태의 환자라면 페리임플란타이티스 생길 확률이 높으니까 안 심고 그냥 살까요? 절대 아니죠. 당연히 심고 잘 먹고 살 겁니다.

Q 시멘트는 ZPC 쓰세요?

ZPC를 제일 선호하는데 위생사들이 부담스러워해요. 믹싱이 어려워서... 대신 카복실레이트 시멘트(폴리 F)를 사용하고 있습니다. 임시용 접착제나 소위 임플란트 전용 접착제라는 실리콘 계열은 안 씁니다. 레진 계열은 여분 시멘트 제거에 불리해서 덜 선호하구요.

임플란트 보철은 임플란트 전용 접착제나 임시접착제가 좋다 ?

임시접착을 통해 원하는 것은 치과의사가 필요할 때 보철물을 쉽게 빼낼 수 있는 거겠죠. 그런데 실제는 달라요. 안 빠져야 할 때 빠지고 정작 빼려 하면 안 빠지고... -_-

결국 현재는 스크류를 이용한 착탈이 가장 합리적인 방법입니다. 그러면 접착은 영구접착으로 해야 합니다.

잔존 시멘트의 문제

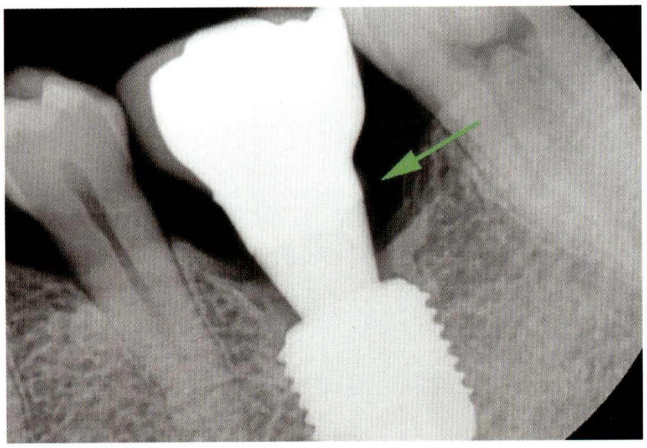

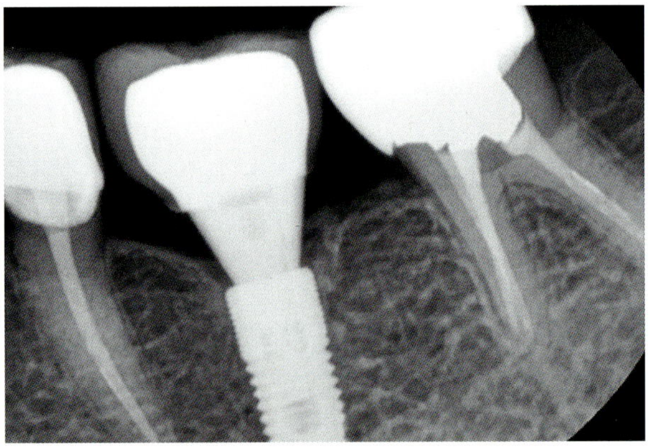

물론 일부러 시멘트를 남길 필요는 없겠고,

또한 가급적 수프라 마진으로 처리해서 시멘트 제거를 확실히 해야겠지만,

이처럼 깊게 심고 칼라가 긴 경우는 시멘트가 잔존해도 별 문제없이 지나갈 때가 많습니다.

시멘트가 마진에 붙어만 있는 경우는 대부분 별일 없고,

떨어져 나와서 잇몸을 자극하면...

이것도 일종의 micromobility로 염증과 골소실을 일으키는 것 같아요. 근데 결과는 몇 년 후에 나타납니다. 당장은 문제 없어서 모르고 넘어가죠. 괜찮은 줄 알고 있다가 몇 년 후 갑자기 확 망가져서 나타납니다. 몇 번 당하고 나면 수프라 마진으로 하거나 스크류를 풀어서 시멘트 제거하거나 하게 됩니다.

Q SCRP 보철로 세팅할 경우, 치은연하 마진이라면 세팅 당일에 abutment를 풀어서 잉여 시멘트를 제거하고 다시 장착하시나요? 아니면 안 빼고 초음파 스케일러로 제거하시나요?

저는 어지간하면 수프라 마진이나 아주 얕은 서브마진 처리해서 그냥 익스플로러로 제거합니다. 스케일러는 어벗 표면에 스크래치가 생길 수 있어서 연조직반응에 불리할까봐 내키지 않네요.

보철물 세팅 후 어벗을 풀어서 시멘트 제거하고 다시 체결하면, 스플린트의 장점이 사라지고 장기적 예후가 불안해지죠. 기껏 sink down & retightening으로 얻어낸 conical connection의 견고성을 무위로 돌리면 안 되죠.

단, 전치부 싱글이라면 마진이 깊기 때문에, 풀어서 시멘트 제거하고 다시 원위치시키는 걸 원칙으로 합니다.

Q 이처럼 보철물 마진의 부적합이 있더라도... 별 문제가 없는 경우가 많던데... 저만 느끼는 걸까요?

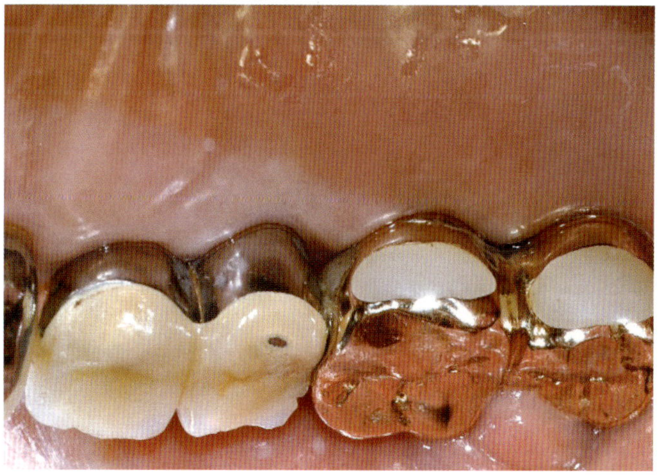

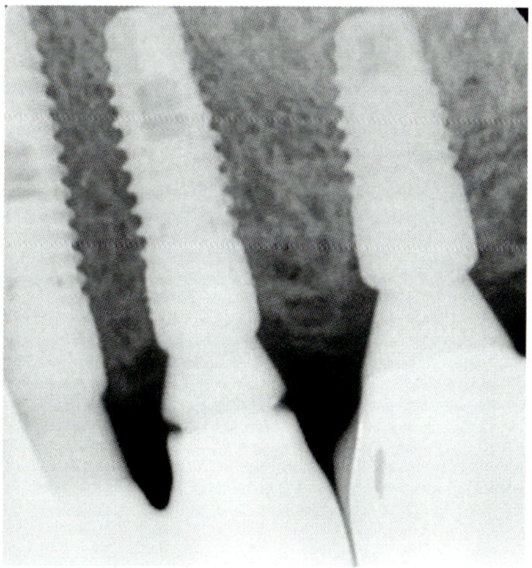

픽스쳐-어벗 간의 갭은 미세동요로 문제가 되지만, 시멘트 접착의 보철물 갭은 자연치하고 달라서 우식도 발생하지 않고 문제가 없습니다. 저는 한 번도 문제된 적이 없어요. 갭이 플라그하고 상관이 있으면 문제가 될 수 있지요. 하지만 그건 잘 닦으면 해결될 문제이고, retention/support/stability에만 문제가 없다면 갭 자체가 문제를 만들지는 않는 것 같습니다.

또, 스플린팅에 대한 생각을 좀 해보면...

스크류 체크나 여러 가지 이유로 스크류를 풀어보면 의외로 한쪽이 시멘트가 녹아 있는 경우가 많더군요. 물론 움직임이나 다른 징후는 전혀 없었구요. 기공물이 정밀해서 시멘트가 녹아도 기능상 문제가 없어서 문제가 안 생겼을 수도 있고, 운이 좋아서 아직 문제가 안 생겼을 수도 있겠습니다.

그렇다고 모든 스플린트 케이스를 다 풀어서 확인해보고 있지는 않습니다. 단, 풀어본 경우만을 놓고 보면, 한쪽이 녹아 있는 게 20~30%는 되는 것 같습니다.

009 컨택

Q Contact surface 하방으로 이렇게 음식물이 저류되는 경우는 어떻게 생각하세요?

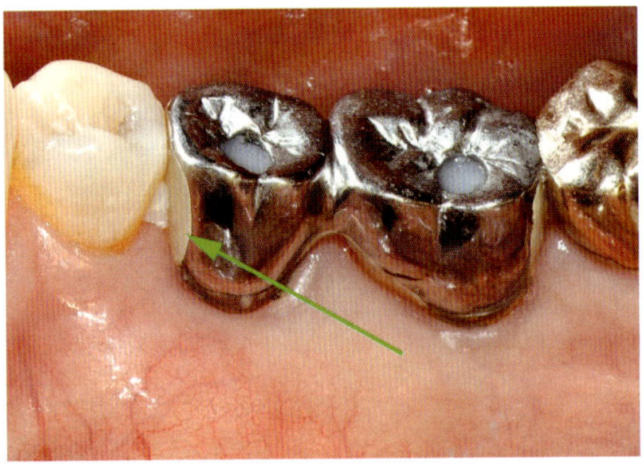

물양치만으로도 해결되는 경우가 대부분이라서 크게 신경 쓰지는 않습니다. 음식물이 안 들어가게 하는 게 목표가 아니라, 들어간 음식물이 쉽게 빠지도록 하는 것이 현실적인 목표죠. 밥알이 자유롭게 드나들도록.

Q 인접치와 음식물 끼는 경우, 이렇게 레진 등으로 박스를 만들어서 충전할 때가 있는데, 적절한 걸까요?

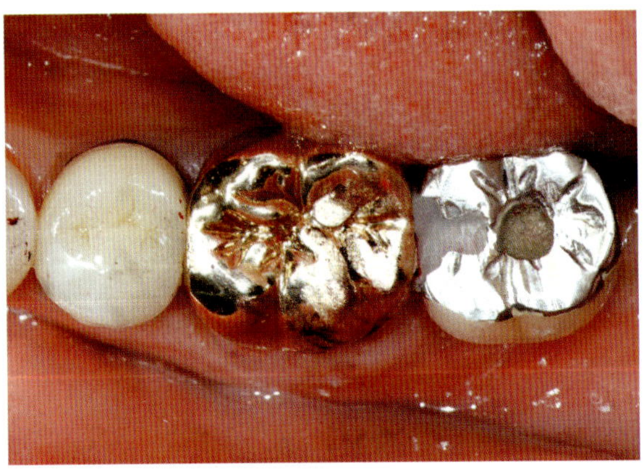

현실적으로 유효한 방법이 될 수 있겠습니다. 더 좋은 방법을 못 찾아서... 저도 그렇게 합니다.

하지만 보철물이 포셀린이나 지르코니아인 경우에는 풀어내서 기공소에 보내서 추가합니다.

- 어벗과 크라운을 분리하려면 열을 가할 텐데, 그때 어벗에 데미지는 없을까요?

어벗에 별 문제는 없을 것 같습니다. 그리 높지 않은 온도라서...

실제 문제는 구강내에서 오래 사용한 포세린이라는 게 문제죠. 포세린은 다공성이라서 오래 사용하면서 속에 미세하게 뭔가 끼거든요. 그걸 adding 하려 가열하면 소위 '끓어'서 기포가 부글부글 올라옵니다. 잘못하면 다 털고 새로 올리기도 합니다.

Q 인접면 크라운을 새로 만들까 말까 하는 경우에, 저는 일단은 쓰게 한 후에 추후 음식물이 끼면 그때 리메이크 하는 걸 선호합니다. 임플란트 보철 제작 후 오랜 시간이 지나면 근심에 음식물 끼는 경우가 가끔 있어서... 혹시 대비하는 의도도 있는데, 적절한 방법일까요?

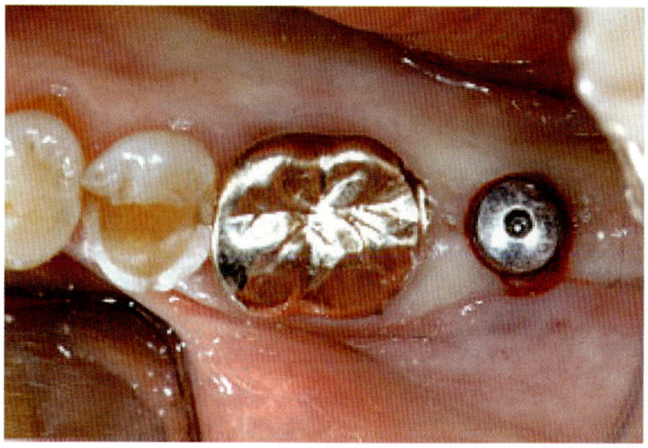

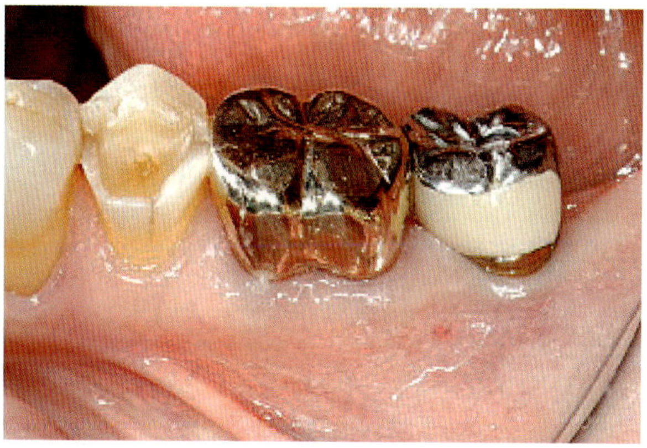

괜찮은 방법이라고 생각합니다. 하지만 이론적으로는 인접 크라운의 인접면 상태가 이상적이지 못하다면? 거기에 맞게 임플란트 크라운 인접면을 만들게 될 거고... 이후 인접치 크라운을 새로 만들면 또 그 인접면에 맞게 만들 수밖에 없겠죠? 인접치 크라운 상태를 잘 평가해서 결정하시는 것이 좋을 것 같습니다. 필요하면, 인접면을 잘 다듬고 폴리싱 해줘야죠.

010 치간공극

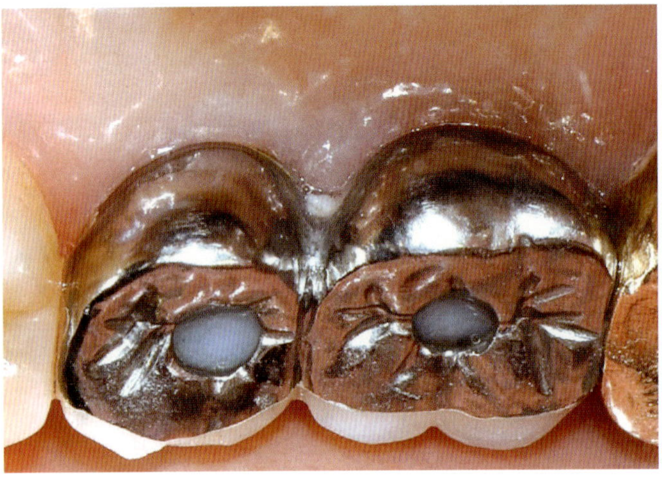

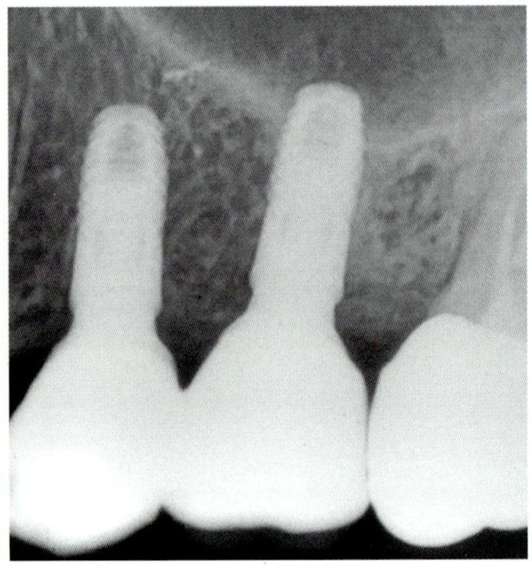

치간공극을 적절히 만들지 않고 이렇게 막아버리면, 염증을 피하기 어렵습니다.

그렇다고 임상에서 항상 가시적인 문제가 생기는 건 아닙니다만...

어벗 마진 사이의 최소 거리는 소구치 기준 1.5mm, 대구치 기준 2mm이며,

수직적으로도 2mm가 추천됩니다.

즉, 대구치부 최소 치간공극은 밑변 2mm, 높이 2mm의 삼각형이고,

크라운이 긴 대구치 2개 사이라면 3mm-3mm 정도가 좋겠습니다.

결국, 치솔이 들어갈 공간을 확보한다는 거죠.

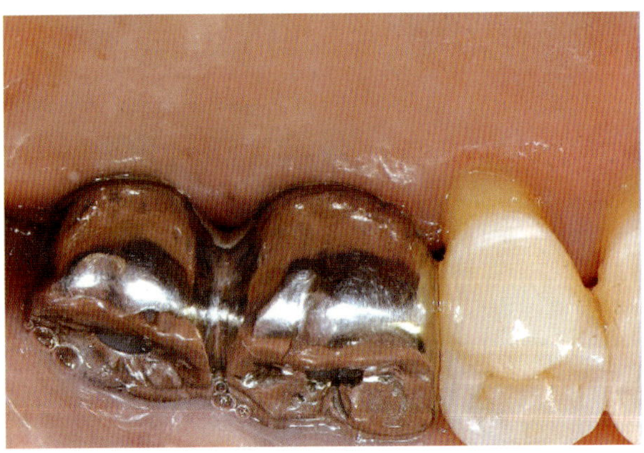

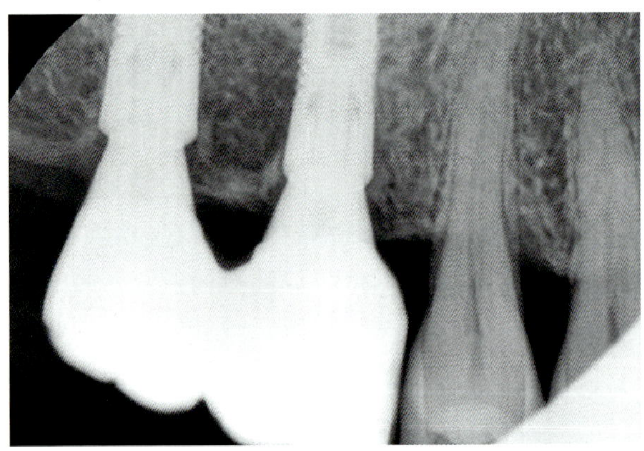

연조직 보호막이 제 기능을 하면,

치간공극이 조금 작더라도 별 문제없이 지나가는 경우가 많죠.

즉, 픽스쳐를 깊게 심으면, 여러모로 보철도 운신의 폭이 넓습니다.

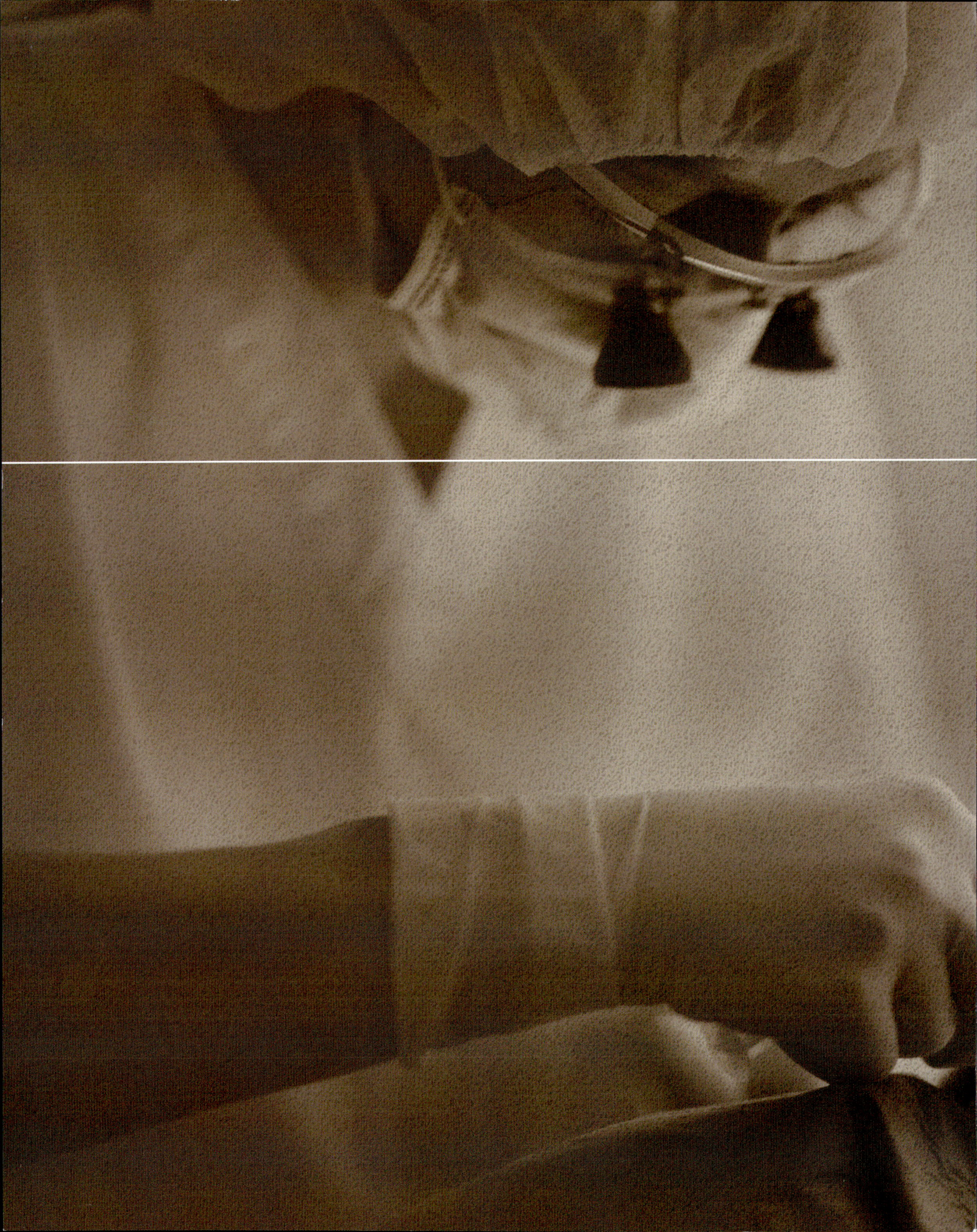

CHAPTER 4 픽스쳐

01-픽스쳐의 직경과 길이는 얼마가 적절할까
02-헥스 픽스쳐 vs 넌헥스 픽스쳐

01 픽스쳐의 직경과 길이는 얼마가 적절할까

- 경험적으로 보면 실제 골결합 면적이 아주 작더라도 충분히 저작기능을 하는 것을 볼 수 있습니다. 페리임플란타이티스로 골파괴가 진행된 경우에 뼈가 녹아서 수직으로 불과 3mm만 붙어 있어도 기능은 잘합니다. 다만 연조직의 염증으로 불편하고 골파괴가 계속 진행이 되는 것이 문제지만요.
- 이런 걸로 미루어 보아서 기능에 필요한 픽스쳐의 크기는 직경 3mm에 길이 4mm 이상이면 충분히 기능을 할 수 있을 것 같습니다.

그런데 그렇게 작은 픽스쳐는 구조상 만들 수가 없습니다. 또 현재 식약청 허가 기준은 그보다 훨씬 크게 되어 있습니다.

즉 현재 판매 중인 픽스쳐는 어떤 것도 다 기능에 충분한 골결합 면적을 갖고 있는 거죠.

다만 그 굵기가 너무 가늘면 연결부가 적어져서 연결부의 취약성이 불안하고, 파절의 가능성이 높아질 것입니다.

필요 이상의 큰 픽스쳐를 쓰면 장기적으로 유리할까?

우선 긴 길이는 식립 시에 초기 고정력 확보 이외에는 유리한 점이 없이 다 불리하게 작용됩니다.

1. Path에 한계
2. 식립 시 고경의 한계로 시술의 어려움
3. 문제 발생 시 제거의 어려움
4. 수직적 골량 부족 시 높이 심을 수밖에 없음
5. 골조직 손상이 더 커짐 (뼈가 우리 몸입니다. 임플란트가 일하는 게 아니고 뼈가 일을 합니다. 남은 뼈가 많은 것이 좋습니다.)
6. 위치에도 한계가 생긴다.

결론적으로, 직경 4.5×7mm-8.5mm면 충분할 것 같습니다. 물론 상황에 따라서는 이 이상의 크기가 필요할 수 있습니다. 그런 분명한 이유가 없이, 큰 걸 심으면 불편하기만 합니다.

작은 걸로 정확하게 심는 것이 여러모로 훨씬 좋습니다.

02 헥스 픽스쳐 vs 넌헥스 픽스쳐

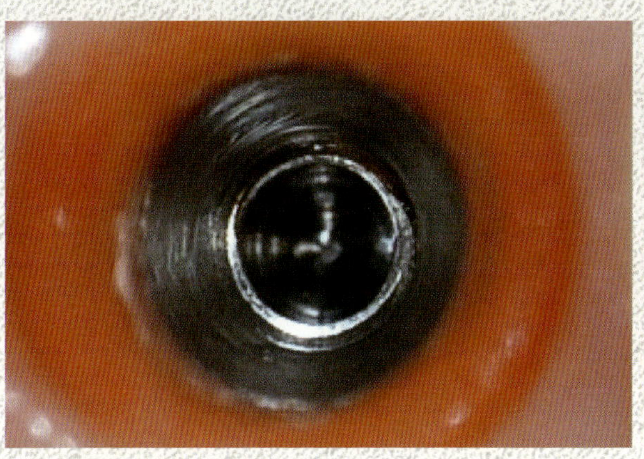

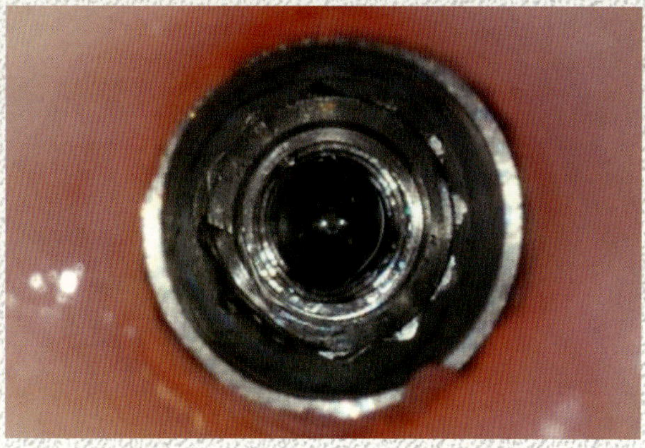

그와 마찬가지로 픽스쳐도 우측처럼 헥스나 더블헥스를 새긴 것보다는

좌측처럼 심플하게 원형으로 생긴 디자인을 선호합니다.

픽스쳐가 충분히 크다면 헥스가 있고 없고가 큰 문제가 되지는 않지만,

작은 직경이라면, 헥스가 있고 없고에 따라서 픽스쳐의 내구성에 차이가 클 수 있습니다.

최근에 찢어진 픽스쳐들을 자세히 관찰한 결과, 거의 모든 찢어짐은 헥스 모서리에 연결되어 있고, 또 헥스 모서리에서 크랙이 시작되는 양상도 발견되었습니다. 헥스 가공이 찢어짐에 영향을 주는 것으로 의심됩니다. 헥스에서 크랙이 시작된다면 굵은 픽스쳐라고 하여도 찢어지기까지 진행기간이 길어질 뿐이고 결국 찢어지는 것은 완전히 막을 수 없는 것입니다.

그 때문에, 3.6/4.0 직경을 넌헥스로 제작하는 회사가 몇 군데 있습니다.

(심지어는 판매하는 회사에서도 조용히 소리소문 없이 판매하기도 합니다. 이유는 모르겠어요.)

헥스 없이 보철을 어떻게 하느냐 생각하시는 분도 많지만,

여러 요소를 고려해보면, 헥스는 득보다 실이 훨씬 많다고 생각합니다.

사실 아스트라 초기에 직경 3.5하고 4.0은 헥스가 없었습니다. (초기에는 아스트라에 4.5, 5.0 ST가 없었으니 헥스가 있는 픽스쳐가 없었던 거죠.)

3.6 - 08 / 4.0 - 08 / 3.6 - 08

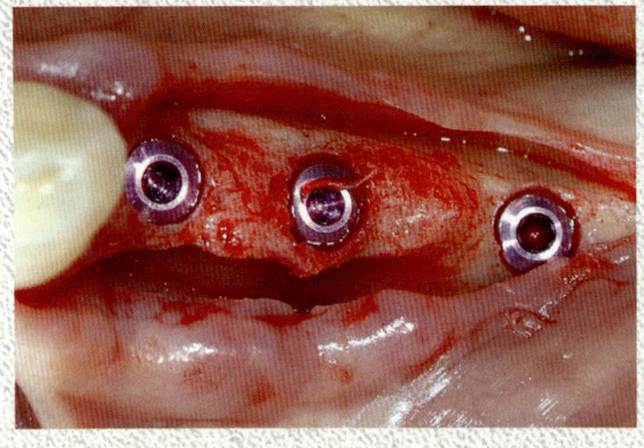

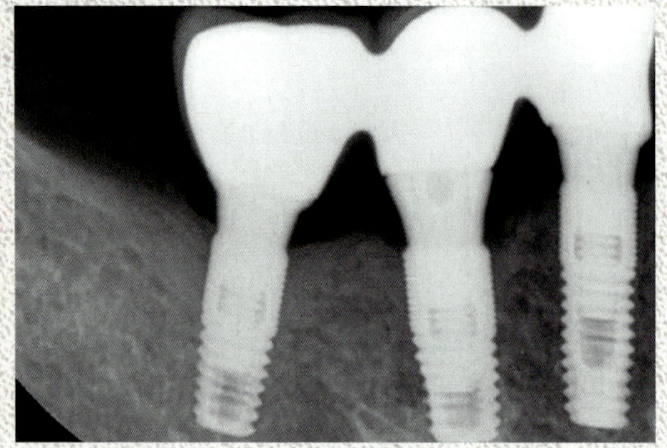

넌헥스 픽스쳐 3.6 2개와 4.0 1개로 로딩한 지 10년 후의 결과입니다.

3.6 - 08 / 3.6 - 08 / 4.0 - 08

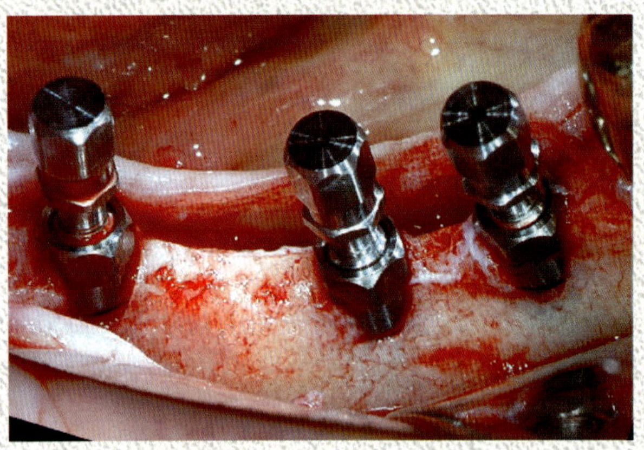

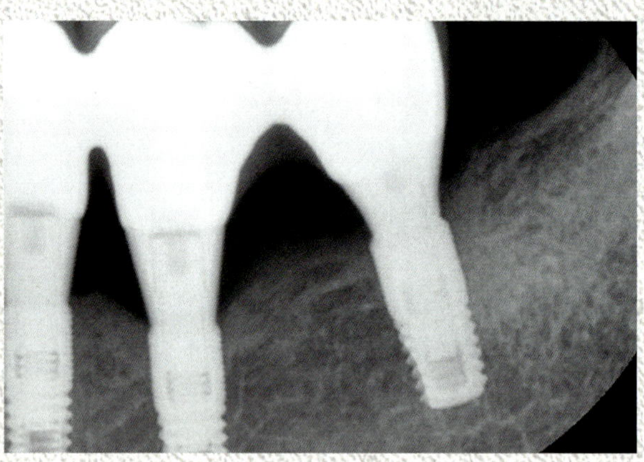

같은 환자의 반대쪽도 마찬가지 결과를 보입니다.

보통 구치부에서는 4.5mm 이상의 직경을 사용하지만,

넌헥스 픽스쳐라면, 4.0도 별 부담없이 사용할 때가 많고, 3.6도 가끔 씁니다.

물론 교합력이 아주 강한 환자는 조심하는 것이 좋습니다.

(좌) hex 4.0 - 10 / 4.0 - 8 / (우) non-hex 4.0 - 10 X 2

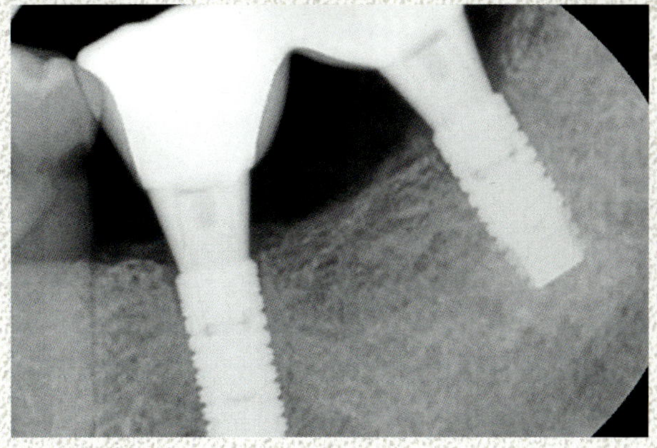

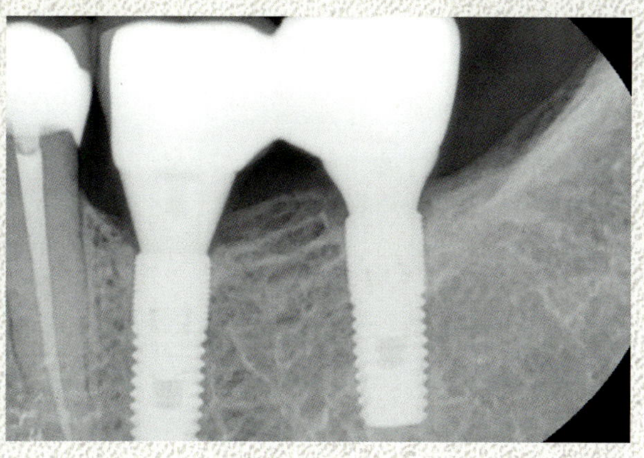

물론 다른 factor도 고려해야겠지만,

헥스가 있는 픽스쳐는 같은 4.0이라도 조금 약한 것 같고(좌측),

골반응도 우측 넌헥스 픽스쳐에 비해 대체적으로 떨어지는 모습을 보입니다.

(사실 요즘 판매되는 픽스쳐들은 호칭에 비해 실 직경이 약간씩(0.1-0.3mm) 크게 제작되고 있납니다. 몇 가지 이유가 있지만 파절 방지도 그 이유 중 하나입니다.)

둘 다 10년 경과 증례입니다.

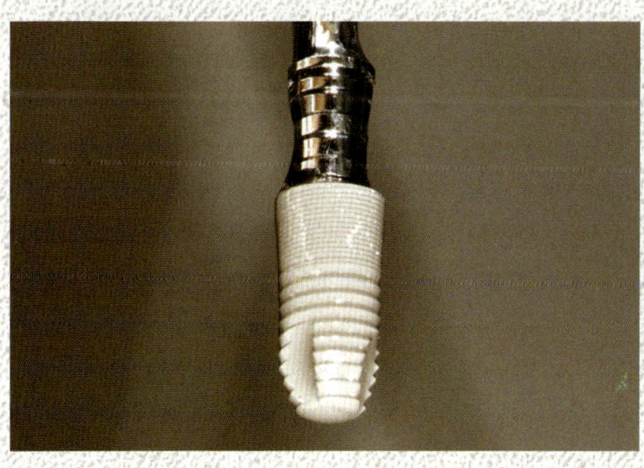

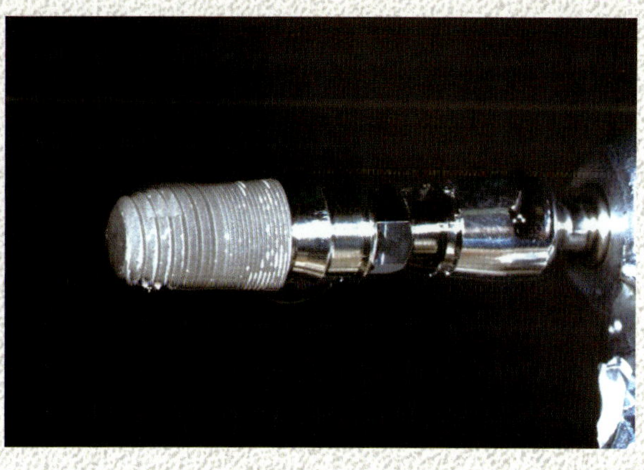

대신 넌헥스 픽스쳐는 감당해야 할 부분도 있습니다.

헥스 픽스쳐가 그 헥스에 걸어서 쉽게 식립/제거가 가능하지만(좌측),

넌헥스 픽스쳐는 전용 마운트를 사용해야 합니다(우측).

Non-hex 4.0 - 10

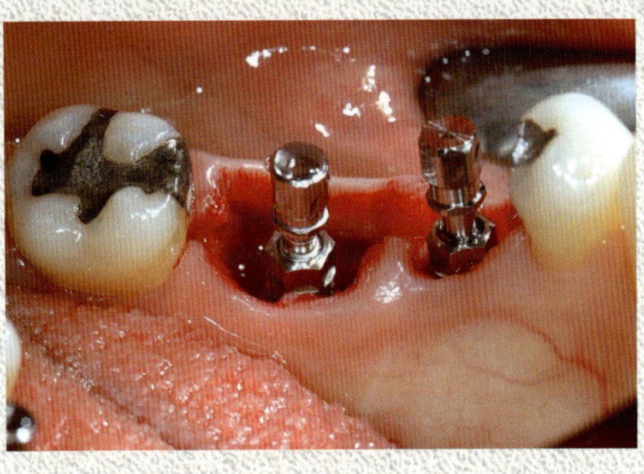 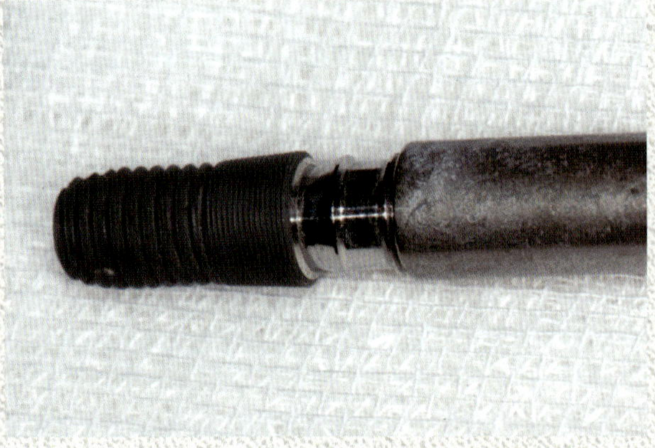

마운트를 쓰는 것은 보철 후를 예상하기 좋고, 여러 개를 심을 때 path 확인에도 유리하지만,

픽스쳐를 제거할 때는 우측 사진과 같은 전용 툴을 써야 합니다. 조금 귀찮기는 하죠.

하지만, 수술할 때 조금만 더 신경 쓴다면,

더 튼튼한 픽스쳐를 바라보며 두고두고 마음 든든할 수 있겠습니다.

Q 골반응도 오른쪽 넌헥스 픽스쳐에 비해 떨어지는 모습을 보입니다 → 헥스 또는 넌헥스가 골반응에 어떤 영향을 주는 걸까요?

골반응이 좋으려면 micromobility 없게 확실히 잡아줘야 하는데,

픽스쳐 껍데기가 얇은 경우에 내부의 흠집(헥스)까지 있으면...

어벗을 잡아주는 능력이 떨어져서, 골반응에 부정적인 영향을 주는 것 같습니다.

Q 헥스 픽스쳐와 넌헥스 픽스쳐의 바깥 wall의 두께는 유의한 차이가 있나요? 가능하면 픽스쳐가 어버트먼트와 깊게, 그리고 많이 표면적으로 만나면 안정적이지 않을까 하는 생각이 드는데, 거기다가 wall의 두께가 어떤 영향을 미칠지도 궁금합니다.

어벗뿐만 아니라, 픽스쳐도 넌헥스가 내구성에서 더 유리합니다. 바깥 wall 두께는 같더라도... 헥스가 새겨진 픽스쳐는 내부에 잠재적 weak point가 있는 셈입니다. 픽스쳐 내부에서 헥스 모서리 부분은 아주 얇습니다. 하지만 어느 정도 이상의 굵기라면, 헥스/넌헥스의 차이로 임상에서 큰 차이가 생기지는 않을 것 같습니다.

문제는 작은 직경의 픽스쳐죠. 그때는 헥스/넌헥스로 임상적 차이가 생길 수 있다고 생각합니다. 그래서 오스템 3.5 직경 픽스쳐를 거의 안 심고 있습니다.

물론 그냥 직경 이외에도 이유가 있습니다. 작은 직경에 헥스를 적용하려다 보니 헥스 크기가 안 맞아서 줄이게 되었습니다. 그 결과 스크류 직경도 줄여야(2.0 → 1.6) 하게 되었고... 그래서 2단 구조의 스크류가 되는 미묘한 구조를 가지게 되었습니다.

4.0 이상 직경의 레귤러 플랫폼하고 미니 플랫폼하고 두 가지 플랫폼이 되었지요. 호환이 되지 않으니 모든 보철 컴포넌트(임프레션 코핑, 아날로그 등...)를 전용만 사용하여야 합니다. 직원들이나 기공소에서 헷갈려서 문제가 발생하기도 합니다. 잘 챙기셔야 하죠.

또 스크류가 가늘어져서(리지드 어벗 같은 1바디 어벗은 2.0 스크류에 연결, 트랜스퍼 어벗 같은 2피스 어벗은 1.6 스크류에 연결됩니다.) 스크류 조일 때 20Ncm까지만 하셔야 합니다. 30Ncm에서는 스크류가 부러질 수도 있습니다.

복잡하죠? 그래서 웬만하면 잘 사용하지 않습니다. 불가피한 경우에만 신경 써서 사용하지요.

(단위. mm)

TS III SA

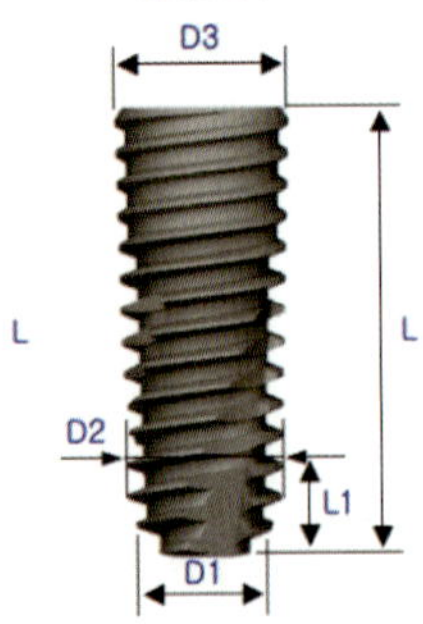

TS III HA

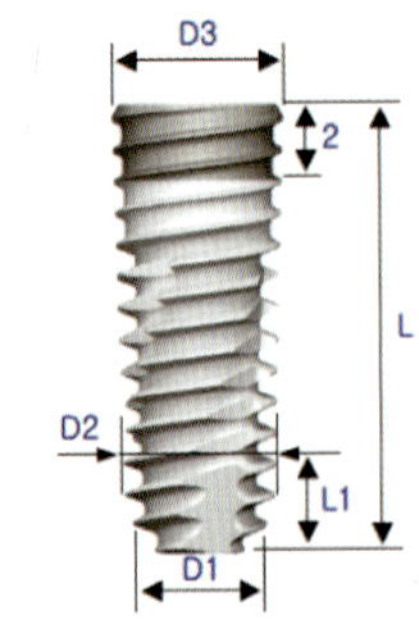

Fixture	L	D1	D2	D3	L1
Fixture 3.5	8.5	2.5	3.4	3.8	1.3
	10.0	2.5	3.3	3.8	1.3
	11.5	2.5	3.2	3.8	1.3
	13.0	2.5	3.2	3.8	1.3
	15.0	2.5	3.1	3.8	1.3
Fixture 4.0	L	D1	D2	D3	L1
	7.0	2.8	4.0	4.3	1.0
	8.5	2.8	3.9	4.3	1.3
	10.0	2.8	3.8	4.2	1.3
	11.5	2.8	3.7	4.2	1.3
	13.0	3.1	3.7	4.2	4.0
	15.0	3.1	3.7	4.2	5.0
Fixture 4.5	L	D1	D2	D3	L1
	7.0	3.1	4.4	4.7	1.0
	8.5	3.1	4.3	4.6	1.3
	10.0	3.1	4.2	4.6	1.3
	11.5	3.1	4.1	4.6	1.3
	13.0	3.5	4.1	4.6	4.0
	15.0	3.5	4.1	4.6	5.0
Fixture 5.0	L	D1	D2	D3	L1
	7.0	3.7	4.9	5.1	1.0
	8.5	3.7	4.8	5.1	1.3
	10.0	3.7	4.8	5.1	1.3
	11.5	3.7	4.7	5.1	1.3
	13.0	4.0	4.8	5.1	4.0
	15.0	4.0	4.7	5.1	5.0

오늘 자료를 보니 오스템 호칭 3.5 픽스쳐가 실 직경은 3.8mm더군요. 이전 GS3에서의 3.5하고 4.0 수치가 지금 TS3보다 작을 것 같습니다. 불안해서 늘린 것 같습니다.

픽스쳐의 명목상 직경과 실제 직경은 차이가 있습니다. 심지어, 픽스쳐 길이에 따라서도 직경이 조금씩 달라져요.

예를 들어, 직경 4.0 픽스쳐라도, 길이 8.5 이하는 실제 직경이 4.3mm이고, 길이 10 이상에서는 실제 직경이 4.2mm입니다. 자기가 사용하는 픽스쳐라면, 이런 실제 수치를 알아두는 것이 좋습니다.

Q 픽스쳐 내부 헥스가 있으면 보철에 유리한 점이 무엇인가요? 만약 픽스쳐 레벨 인상이라면 헥스가 인덱스 역할을 하기 때문에 보철이 유리한 건가요? 헥스 어벗을 안 쓴다면 필요없지 않나요? 헥스 그게 뭐가 중한지 전혀 모르고 있어서요...

저는 넌헥스 어벗만 씁니다. 사실은 픽스쳐 역시 넌헥스만 쓰고 싶습니다. 특히 작은 직경들.

어벗 선택과 provisional 제작을 위한 픽스쳐 레벨 인상을 뜰 때도, 넌헥스 코핑을 사용합니다.

넌헥스 어벗의 가장 큰 장점은 연결 실수가 거의 없다는 점입니다. 헥스는 임상에서 실제로 많은 문제를 일으키는데 정작 사용자들이 그 문제의 원인을 잘 모르고 간과하는 경우가 있습니다.

많은 분들이 픽스쳐 레벨에서 인상을 떠서 어벗 선택하고 최종보철물까지 만들죠. 이게 가장 문제의 소지가 많은 부분이라고 생각됩니다. 이 과정을 개선하는 것이 이 책이 나오게 된 큰 이유일 겁니다.

1. 적절한 크기의 픽스쳐로 트라우마 적은 수술법으로 깊이 심고,

2. 너무 굵지 않고, G/H가 충분히 긴 어벗을 골라서

3. 어벗을 확실히 잘 연결하고, 여러 번 리타이트닝 해주고 (가능하면 provisional도 하고)

4. 교합 잘 맞춰주면

임플란트로 고민할 일이 별로 없을 것이라고 생각합니다. 이게 전부에요.

다시 한 번 강조하면, 가장 중요한 점은

"아스트라 타입 임플란트에서 픽스쳐하고 지대치 연결이 안정적인 상태가 되기 위해서는 한 번의 규정 토크로 조이는 것만으로는 부족하기 쉽다."

는 것입니다.

'픽스쳐와 지대치의 안정적인 연결'을 얻지 못했다면 다른 걸 이야기해봐야 소용없습니다.

에필로그

임상가는 환자를 위해 최선의 노력을 다하지만, 그것이 언제나 최고의 결과를 가져다 주지는 않습니다.
최선이라 여겼던 자신의 선택이 결과적으로 언제나 옳은 것은 아니기 때문이죠.
따라서, 치과의사는 항상 자신의 오류 가능성을 인정하고, 이를 최소화하기 위해 노력해야 합니다.
그러기 위해서는 몇 가지를 마음에 새겨야 하는데,

1. 상관관계와 인과관계를 구분해야 합니다.
   둘 사이에 약간의 연관성이 있을 법한 상관관계를
   원인과 결과로 규정해버리는 인과관계와 혼동하면 위험합니다.
   하지만, 현실에서는 이 상관관계와 인과관계를 혼동하는 경우가 너무나 흔하죠.
   심지어 원인과 결과를 거꾸로 받아들이기도 하는 것이 현실입니다.

2. - 아무리 원하는 결과라도 반복적으로 재현되지 않는다면,
   - 또한, 내 눈에 확실히 보인다 해도 다른 사람들에 의해 관찰될 수 없다면,
   임상적으로 그것은 진리가 아닐 확률이 높습니다.
   그래서 임상가는 자신의 증례를 계속 누적해서 데이타베이스화하는 데 힘써야 하고,
   동료들과 커뮤니티를 이뤄가며 상호 검증에 힘쓸 필요가 있습니다.
   어쩌다가 운이 좋아서 이루어진 것을 가지고,
   수많은 실패를 딛고 이루어낸 노력의 결과물이라 받아들이면 곤란합니다.
   임상지식은 적어도 10에 8 이상의 확률로 그 결과를 예상할 수 있어야 합니다.

3. 복잡한 설명보다 단순한 설명이 더 좋고, 하나만 설명하는 가설보다 최대한 많은 것을 설명할 수 있는 이론이 좋습니다.
불필요한 것들을 잘라내는 이 오컴의 면도날이나,
KISS(Keep It Simple, Stupid) principle은
치과임상에도 동일하게 적용될 수 있습니다.
자기 임상의 근거를 수많은 논문을 통해 검증하는 것도 중요하겠지만,
그 원리를 어린아이에게 설명해줄 정도로 단순화하는 것 역시 필요합니다.

4. 나의 생각과 믿음 역시 진리가 아닐 수 있습니다.
치수염 치아는 전신감염의 원인이 된다며 발치를 시행했던 예전의 사례나,
임플란트 식립 후 osseointegration에 방해될까 봐 엑스레이 촬영조차 꺼려했던 과거를 돌이켜 볼 때,
앞으로 백 년 후 치과의사의 눈에 비친 현재 우리의 치과임상은 오류투성이일 것입니다.
다만, 그 오류의 가능성 자체를 두려워할 것이 아니라,
차분히 생각해보고 오류를 하나씩이라도 걷어내는 것이 우리의 할 일이라 생각합니다.

오늘도 성실하게 치과임상에 임하고 계신 동료 치과의사들에게
이 졸고가 약간의 힌트 혹은 반면교사가 되기를 희망합니다.

– 치과의사 **이 광 훈/라 성 호** 올림

[저자 약력]

이 광 훈 원장

- 서울대학교 치과대학
- F&I 임플란트 연구회 초대회장
- 서울플러스치과 원장

라 성 호 원장

- 서울대학교 치과병원 보존과
- 대한치과현미경학회 이사
- 동부이촌동 서울미소치과 원장

치과 개원의를 위한 **임플란트 이야기**

발행일 2018년 2월 5일
저 자 이 광 훈·라 성 호
발행인 최 용 원
편 집 이 은 의
표 지 이 은 의
교 정 염 정 혜
발행처 **대한나래출판사**
등 록 제2012-000051호(1994.6.10)

주 소 서울특별시 성동구 성수이로 147 (성수동2가 289-319번지)
아이에스비즈타워 903호
전 화 (02) 922-7080
팩 스 (02) 922-0841
이메일 nrpub@naver.com

ISBN 978-89-5741-568-9 **정가 70,000원**